临床皮肤病
中西医结合诊疗手册

茅伟安　　茅婧怡　　主编

张慧敏　　主审

科学出版社

北京

内 容 简 介

本书分总论、各论两部分。第一部分为总论,分四节详述了中医、西医、中西医结合皮肤病学的发展史,以及中西医结合治疗皮肤病的代表人物。各论部分立足中西医结合,从中医、西医及中西医结合角度,全面、系统介绍了百余种常见、多发、疑难皮肤病的基本知识,皮肤病的诊断要点、西医治疗、中医治疗及预防与护理等内容,详细分析总结近年来临床用之有效的西医方法和中医辨证施治的具体方案,列举用之有效的中医方法和中药汤剂。全书从临床实际出发,内容丰富,既有总结性病情概述,又有详尽的诊疗细节,简明扼要,详略得宜。

本书适用于广大的基层医务人员,皮肤科、中医、儿科等临床医务工作者及医学生的日常学习。

图书在版编目(CIP)数据

临床皮肤病中西医结合诊疗手册/茅伟安,茅婧怡主编. —北京:科学出版社,2022.1
　ISBN 978-7-03-070892-2

Ⅰ.①临… Ⅱ.①茅… ②茅… Ⅲ.①皮肤病-中西医结合-诊疗-手册 Ⅳ.①R751-62

中国版本图书馆 CIP 数据核字(2021)第 258407 号

责任编辑:陆纯燕 / 责任校对:谭宏宇
责任印制:黄晓鸣 / 封面设计:殷 靓

科学出版社 出版
北京东黄城根北街 16 号
邮政编码:100717
http://www.sciencep.com
南京文脉图文制作设计有限公司排版
广东虎彩云印刷有限公司印刷
科学出版社发行 各地新华书店经销

＊

2022 年 1 月第 一 版 开本:B5(720×1000)
2025 年 3 月第六次印刷 印张:22 1/2
字数:428 000
定价:120.00 元
(如有印装质量问题,我社负责调换)

《临床皮肤病中西医结合诊疗手册》
编辑委员会

皮肤病学是研究皮肤病和相关疾病的学科，包含皮肤及附属器的功能、结构，以及相关疾病的病因、病机、临床表现、诊断、治疗、预防等。早在公元前 1600 年的埃及文献中就有不少关于皮肤病的记载。随着科学技术在医学层面的进步，皮肤科领域开始着重强调基础科学研究，从生理、病理等基础方面深入研究皮肤病的病因病机，使得相关学术研究水平逐渐提升。

中医皮肤病学是以中医学理论和方法为指导原则，研究皮肤和皮肤附属器疾病的一门学科。其历史悠久、内容丰富，在历史和现代的临床实践中都占有重要地位，最早的起源可追溯到原始社会。

中西医结合治疗皮肤病是 20 世纪 60 年代初提出的，是在中西医团结合作的基础上，主要由中西医兼通的医学人才，用现代科学（包括现代医学）方法，研究、继承、发扬中国传统医药学遗产，丰富现代医学科学，发展具有中国民族特点的统一的新医药学。自明清时期，西方医学传入中国，有一部分医家认为传统中医可以取西方医学之所长，为我所用。中华人民共和国成立以来，随着中国中西医结合事业不断推进，中西医结合皮肤病学科的学术研究也得到了进一步的发展。我国皮肤病学科的中西医结合之路始于 20 世纪 50 年代，西医学习中医运动培养了一批中西医贯通的皮肤科人才。

近年来，皮肤病发生率的逐年提高给患者带来极大困扰，严重影响患者的生活质量。随着医疗技术的发展，常见皮肤病在西医、中医治疗方面取得不少新的成就。已有的一些文献书籍难以满足广大皮肤病同道对不断更新的知识的强烈愿望,鉴于此,自 2018 年开始,我们组织志同道合的医技人员、皮肤科医师及相关专家,对现有的文献书籍进行更新补充,收集汇总一些常见皮肤病的治疗方法等,介绍给读者以供参考。

本书分总论和各论两部分,总论主要对中医、西医及中西医结合治疗皮肤病的发展简史和代表人物进行介绍。各论部分立足中西医结合,从中医、西医及中西医结合角度,向临床工作者和患者系统介绍常见皮肤病的一些基本知识,皮肤病的诊断要点、西医治疗、中医治疗及预防与护理等内容。详细分析总结近年来临床用之有效的西医方法和中医辨证施治的具体方案,列举用之有效的中医方法和中药汤剂,旨在减缓病症、减少患者的痛苦。

本书中西医互补,注重中西医结合,总结吸纳新知识,联合日常预防与护理,强调综合性和个体化诊疗。纲目清晰,内容丰富,既有总结性病情概述,又有详尽的诊疗细节,简明扼要,详略得宜,可为皮肤科医师、皮肤病患者和皮肤病爱好者提供参考。

本书特邀有专长和丰富经验的作者团队撰写,认真收集和梳理各常见皮肤病的中、西医诊疗知识,但因皮肤疾病的研究和发展科学十分复杂,无论在内容的编排,抑或在文句用词等方面都可能存在缺憾,不足之处敬请各位专家、学者和广大读者朋友指出。

茅伟安

2020 年 5 月

目录
C<small>ONTENTS</small>

第一章　总论

第一节 中医治疗皮肤病的发展简史

中医皮肤科学是以中医学理论和方法为指导原则，研究皮肤和皮肤附属器疾病的一门学科。中医皮肤科学历史悠久、内容丰富，在历史和现代的临床实践中都占有重要地位，最早的起源可追溯到原始社会。殷墟出土的甲骨文（公元前14世纪）中就有关于"疥"（疥癣）、"疕"（银屑病）诊疗摄护，以及胸、颈、肘等部位疮疡痈疽的记载。皮肤病在中医学体系中一直属于中医外科学范畴，周朝（约公元前1122年）将中医外科专业发展为一独立学科，设立医官，管理医政，创立疡医分科。《周礼·天官》中记载当时医生分为食医、疾医、疡医、兽医四类，其中疡医即为诊治外科包括皮肤病的医生。疡医治病以"掌肿疡、溃疡、金疡、折疡之祝药、劀杀之齐⋯⋯凡疗疡，以五毒攻之，以五气养之，以五药疗之，以五味节之"，可见我国商周时代疡医就掌握了外敷药、外科刮脓、用腐蚀药去坏死组织的方法，这也是世界医学史上最早应用砷、汞制剂的记载。

我国古代不同时期外科专著所记载的病种不尽相同。公元前11世纪，先秦时期的《山海经》记载了"疕、疣、疽、肿、痤、白癣、疥、骚、痈、胝、皮张、腊、曝"等10多种皮肤病。马王堆汉墓出土的《五十二病方》约成书于战国晚期（约公元前5世纪），是我国发现最早的方书。《五十二病方》中记载了冻疮、疣、虫咬等皮肤病的病名及治疗方法。中国最早的医学典籍《黄帝内经》标志着中医理论著作、中国医学体系的形成。《黄帝内经》中有诸多关于皮肤病的论述，包括皮肤及皮肤附属器的解剖、生理、病理。《黄帝内经》中涉及疮疡、痈、痤、麻风等30余种皮肤病，如《素问·气交变大论》曰："岁木不及⋯⋯炎暑流火⋯⋯病寒热疮疡，痱胗痈痤。"又如《素问·长刺节论》曰："病大风，骨节重，须眉堕，名曰大风。"

成书于西汉以前（公元前1～公元200年）的《神农本草经》是中国第一部本草学专著。该书共收录药物365种，其中治疗皮肤病药物达100多种。

至晋代中医外科继续发展，约成书于公元265年的《肘后备急方》列述了45种皮肤病。《刘涓子鬼遗方》成书于公元499年，是我国现存的第一部中医外科学专著，书中记述了20多种皮肤病、140多首方剂，书中首次记载的水银膏治疗"疥癣恶疮"等皮肤病，早于其他国家600多年，为中医皮肤病学的发展做出了重大贡献。隋代巢元方等（公元610年）撰写的《诸病源候论》和唐代孙思邈（公元652年）撰写的《备急千金要方》对中医皮肤病的病因、病机、证候、治疗有了比较全面的论述。《诸病源候论》所载皮肤病叙述深入，书中列述的 50 卷中有 15 卷与皮肤病相关，其中成人皮肤病 100 余种，小儿皮肤病 40 余种，其中详述了瘾疹、风瘙痒的病因病机和诊疗方法。《诸病源候论》中述"漆有毒，人有禀性畏漆，但见漆便中其毒，喜面痒，胸背肬腸，皆悉瘙痒，面为起肿，绕眼微赤……若火烧漆其毒则厉，著人急重，亦有性自耐者，终日烧煮，竟不为害也"，详细描述了大漆皮病的症状。《备急千金要方》分类介绍了皮肤病、美容、小儿皮肤病。宋代陈自明的《外科精要》（1263 年）是第一部以"外科"命名的专著。元代齐德之《外科精义》强调整体观念，倡导内外兼治、攻补兼施。

明清时期，中医皮肤病学进一步完善和提高，在治疗传染病领域蓬勃发展。梅毒于明代弘治十五年（1502 年）进入中国，并逐步蔓延，引起了医家的重视。明代韩懋编写的《杨梅疮论治方》是我国第一部诊治梅毒的专著，陈司成撰写的《霉疮秘录》是我国第一部系统性梅毒专著。明代薛己所著的《疠疡机要》是古代第一部麻风专著；沿用至今的皮肤科经典方剂——仙方活命饮，也出自他执笔的《薛氏医案》。1550 年出版的《解围元薮》是我国第二部麻风专著，随后肖晓亭撰写的《疯门全书》治法多样，涉及麻风病程各个阶段，并提出多种行之有效的防传染措施。这三本麻风病专著充分反映了我国古代防治麻风的丰富经验和治疗特色。

明清时期，皮肤外科方面也出现了诸多大家。明代王肯堂编著的《疡医证治准绳》（1602 年）整合了明代以前皮肤外科之大成。中医外科学大家陈实功积累了丰富的外科临床经验和理论见解，撰写的《外科正宗》（1617 年）是中医皮肤病著作中最为完善的。书中所论述的病种中近一半隶属皮肤病范畴，其中"奶癣"的命名也最早见于本书。清代祁坤撰 1665 年出版的《外科大成》是中医外科综合性著作，创立了皮外科部位分类法。1742 年，《医宗金鉴·外科心法要诀》的撰成标志着第一本中医皮外科教科书的出现，该书拟"部位分类法"排列病种的方法对后世影响深远，至 20 世纪部分中医皮肤科著作仍使用此分类。清代吴师机的《理瀹骈文》是治疗皮肤病的膏药专著，记述并建立了皮肤病外治法。明清时代的外科流派对后世中医皮肤科学术流派有很大的影响。

中华人民共和国成立以来，中医皮肤病学逐渐从中医外科分化出来。上海中医学院 1960 年版的《中医外科学讲义》将"皮肤病"列为专章，以皮肤的形态为主要分类方法论述中医皮肤病。在关于"皮肤病分类和形态"章节中指出："皮肤病各有不同，它的分类一般由病因、症状、形象、颜色等来分。"书中详述了风、水疱、脓疱、斑、疹、痣、雀斑、丹毒、痞、疣、疔、皲裂、胼胝、脱毛、癣 15 种皮损的外在表现。自 1960 年起，多个中医院校先后编著了各版含有中医皮肤病学的中医外科学相关全国高等院校统编教材，包括

《中医外科学简编》、《中医外科学中级讲义》、《中医外科学》（1964 年）、《中医外科学》（1974 年）、《中医外科学》（1986 年）、《中医外科学》（1991年）等。

现代中医皮肤科已形成了以赵炳南、朱仁康、顾伯华为代表的三大学术流派。赵炳南学派以赵炳南为代表，赵炳南有"现代中医皮外科奠基人"之称，学术上取法于《医宗金鉴》，善从湿、热论治皮肤病。以朱仁康为核心的朱仁康学派，学术上以《疡科心得集》为宗。顾伯华代表的顾氏外科是我国近百年来颇有影响力的中医外科学派，其治法取自《外科正宗》。

第二节　西医治疗皮肤性病的发展简史

皮肤病学是研究皮肤病和相关疾病的学科，包含皮肤及附属器的功能、结构，以及相关疾病的病因、病机、临床表现、诊断、治疗、预防等。在公元前1600 年的埃及文献 *Ebers Papyrus* 中就有不少关于皮肤病的记载，医学文化流传至希腊、古罗马。约公元前 400 年，希腊的希波克拉底（Hippocrates）就强调皮肤病的病因学说，他认为皮肤病分为局部性和全身性两种。古罗马医学家Celsus（约公元前 30 年）编著的《罗马百科全书》（*De Re Medica*）记录了多种皮肤病，并强调皮肤形态学说，该书在成书之后的 1 000 多年里一直是皮肤外科、整形外科医师们的参考指南。随后盖伦（Galen）提出了皮肤病的体液学说。这三种学说对 18 世纪的皮肤病学影响巨大。Mercurialis 于 1576 年撰写了世界上第一部皮肤病学专著。1700 年，Ramazzini 所著职业病专书《论手工业者的疾病》（*De Morbis Artificium Diatriba*）是第一部职业性皮肤病学专著。

18 世纪是现代皮肤病学的里程碑，涌现出了不少著名医师，皮肤病学在英国、法国等欧洲国家迅速发展。1714 年，英国的 D. Turner 综合了Mercurialis 的理论，整理出版了 *De Morbis Cutaneis*。法国的 J. Autruce（1684～1744 年）详细描述了皮肤的组织和解剖关系。法国的 Lorry（1726～1783 年）在希波克拉底病因学说的基础上，强调了病机学说的重要性。维也纳的 J. V. Plenck（1733～1807 年）、英国的 R. Willan（1757～1812 年）根据皮肤损害形态学进行皮肤病分类。Lorry 在此基础上整合每一种皮肤病病名对应的生理、病理、病因、症状，为 19 世纪皮肤病的发展起到了先驱作用。

1816～1880 年，奥地利的 F. Hera 根据病理学进行皮肤病分类，强调皮肤病的外用疗法，他后来也成为世界上最有声望的皮肤病学家。伴随着显微镜和玻片染色技术的改进，病理组织切片技术在 19 世纪后半期不断发展，为真菌和其他微生物的研究提供了良好的基础。在此期间，依次发现了黄癣菌、花斑癣菌、红癣菌、软下疳链杆菌、麻风杆菌、淋病双球菌等。1954 年，美国 S. Rothman 撰写出版了《皮肤的生理和生物化学》（*Physiology and Biochemistry of the Skin*），这本书对后世皮肤病的研究产生了深远影响，由此皮肤病学科的研究趋势逐渐从形态学和组织，向更深层次的生理和生化等基础方向发展。

20 世纪早期，梅毒的研究在皮肤科领域掀起了巨大的波澜。F. Schaudinn 和 E. Hoffmann 发现了梅毒螺旋体；A. Wassermann 随之发明了梅毒血清补体结合试验；P. Ehrlich 发现了"606"和"914"，对当时梅毒的控制具有相当大的意义。1874~1875 年，由嘉约翰口译，林湘东、林应祥笔述，整理出版的《皮肤新编》（*Manual of Gutaneous Disease*）和《花柳指迷》（*A Guide Book of Syphilis*），分别是我国第一部西医皮肤科著作和第一部西医梅毒专著。

第一次世界大战前后，医学界召开了多次皮肤科学国际会议，将最新研究进展介绍到各国。1883 年，美国长老会医生聂会东（James Boyd Neal）在山东登州开设医院。1887 年，传教士梅藤根（Missionaries Mei Fujine）在杭州建立麻风病院。20 世纪初，更多外籍人士开始在我国创办医院和医学院、开设皮肤科门诊。中华人民共和国成立后，医学院校激增，为皮肤科门诊的广泛开展提供了条件。1953 年，中华医学会皮肤科学会正式成立，各大城市相继成立分会，皮肤病学科的队伍迅速壮大。同年，上海第一医学院举办了首届皮肤性病学专业班，《中华皮肤科杂志》创刊。1954 年，中央皮肤性病研究所（后改名为中国医学科学院皮肤性病研究所）成立于北京。1958 年，上海第一医学院编写了第一版高等医学院校教材《皮肤病学》。此后相继有杨国亮主编的《皮肤病及性病学》、王国超主编的《皮肤病学》、张学军主编的《皮肤性病学》等皮肤病学相关教材出版，为培养皮肤病学科专业人才起到了重要作用。

20 世纪上半叶，皮肤病学科在世界范围内发展缓慢，该时期除皮肤组织病理学外无其他检查方法。20 世纪下半叶，其他基础学科长足发展，丰富了皮肤病学科的研究手段。随着科学技术在医学层面的进步，皮肤科领域着重强调基础科学研究，从生理、病理等基础方面深入研究皮肤病的病因病机，使得相关学术研究水平逐渐提升。近 20 年来，皮肤科领域的新发现、新进展层出不穷，为临床治疗和研究提供了更多思路。

第三节　中西医结合治疗皮肤病的发展概况

中西医结合是 20 世纪 60 年代初提出的，就是"在中西医团结合作的基础上，主要由中西医兼通的医学人才，用现代科学（包括现代医学）方法，研究、继承、发扬中国传统医药学遗产，丰富现代医学科学，发展具有中国民族特点的统一的新医药学"。

自明清时期，西方医学传入中国，有一部分医家认为传统中医可以取西方医学之所长，为我所用。由此萌发了"中西医汇通思想"的思潮，史称"汇通派"，涌现了王学权、杨则民、唐宗海等医学家。该时期出现的《皮肤新编》《中西医学汇综》等中西医汇通著作中都记载了中西药并用的经验。但那时的学术思想仅是取长补短以取得更好的疗效，并不是用现代科学方法来发扬中医学。1926 年，由汪洋编著的《中西皮肤病学讲义》是第一部由中国人编纂的皮肤病学专著。该书一方面以西方医学理论论述了 31 种皮肤病的病因、证候、治疗、预后等，另一方面用中医术语讲述了 18 种症的病因、证候、诊断、理法、方药。1933 年，中医皮肤病著名医家朱仁康出版的《中西医学汇综》，成为了一部对后世具有重要意义的中西医汇通著作，该书将中西医病名互相对照、中西学说相互融合，奠定了中西医结合皮肤病学的基础。

中华人民共和国成立以来，随着中国中西医结合事业不断推进，中西医结合皮肤病学科的学术研究也得到了进一步的发展。我国皮肤病学科的中西医结合之路始于 20 世纪 50 年代，西医学习中医运动培养了一批中西医贯通的皮肤科人才。他们在实践中积累经验、不断探索，取得了不少有益的临床成果。例如，内服茵陈，外用雄黄、铜绿等中药与灰黄霉素联合应用治疗头癣，能够增强灰黄霉素的抗真菌功能，起到增效减毒的作用；天疱疮采用激素、免疫抑制剂与中药相结合的中西医结合综合治疗后，病死率明显下降；在红斑狼疮的治疗方面，于常规药物的基础上结合养阴补肾法，不仅可抑制体液免疫，还可调节、提高细胞的免疫功能。20 世纪 70 年代，张志礼提出了皮肤病中医辨证与西医辨病相结合的理论，注重中医治病的整体观念，强调外病内治、内外结合的方法。由此，中西医结合皮肤病学科逐渐发展为中医辨证与西医辨病相结合的模式，这种诊疗模式是以西医的标准统一病名。1976 年，天津市南开医院皮肤病科编著的《中西医结合治疗常见皮肤病》，标志着我国第一本以"中西医结合"命名的皮肤病学专著问世。该书总结了天津市南开医院皮肤病科1963～1973 年采用中西医结合方法治疗皮肤病的经验。1987 年，边天羽、俞锡纯编著的《中西医结合皮肤病学》是在《中西医结合治疗常见皮肤病》基础上完成的，该书是一部系统、完整的中西医结合皮肤病学专著。其他具有代表性的高水平中西医结合皮肤病学专著有 1984 年版刘辅仁、张志礼的《实用皮肤科学》，1990 年版秦万章的《皮肤病研究》，2003 年版陈德宇撰写的全国高校协编教材《中西医结合皮肤性病学》等，上述专著不仅推动了我国中西医结合皮肤病事业的发展，也为全国高等医学院校教材第一版《中西医结合皮肤性病学》奠定了基础。20 世纪 80 年代后期开始，中国形成了独立的中西医结合皮肤病学科。

第四节 中西医结合治疗皮肤病的代表人物

一、赵炳南

1. 简介

赵炳南，原名赵德明，河北省宛平人，从医 60 余年。1912 年赵炳南开始在北京德善医室学习中医皮肤疮疡外科，师从丁德恩先生，学成后设馆行医。因医技卓越被华北国医学院聘任为外科教授，曾任北京市中医公会外科委员。1956 年至北京中医医院工作，曾任北京中医医院皮外科主任、副院长、名誉院长，北京首都医学院中医系教授。卫生部中医研究院于 1954 年开办的第一届西医学习中医研究班中，赵炳南担任中医外科学的授课老师。

2. 学术思想

赵炳南有"现代中医皮外科奠基人"之称，学术上取法于《医宗金鉴》，创立了中医皮肤科疾病辨证论治体系，重视整体观"皮疮疡虽形于外，而实发于内"、首辨阴阳"若阴阳不辨，妄自给药"，提出了"湿滞""顽湿""血燥"等理论。研发如凉血五花汤、凉血五根汤、解毒清热汤、解毒清营汤、解毒凉血汤、解毒养阴汤、消痈汤全虫方等诸多疗效显著的经验方，以及拔膏、熏药、黑布药膏、引血等独特疗法，为中医皮肤科事业的发展做出了巨大贡献。

3. 专著

（1）《赵炳南临床经验集》（1975 年）：全书分为四部分。第一部分为医案，着重介绍常见病多发病的治法；第二部分介绍药、膏、黑布膏三种独特疗法；第三部分列举经验方、常用成方，各 100 首；第四部分罗列皮肤科、中医外科通用方。

（2）《简明中医皮肤病学》（1983 年，与张志礼合编）：书中详述了中医皮肤病的中医基础理论、辨证施治思路、治疗方法及临床常用方剂，对常见皮肤病的中西医病名对照提出了参考意见。

（3）《实用皮肤科学》（1984 年，与西安医学院合编）：是我国第一部以中西医结合为特色，附有大量皮肤病图谱的大型皮肤科参考书。

二、朱仁康

1. 简介

朱仁康，江苏无锡人，从事中医工作 70 余年。朱仁康早年师从长兄及江南外科名医章治康先生学医，后在江苏、上海行医，精于疮疡、皮肤外科。

1956 年由卫生部选调至北京，在中医研究院工作。1956 年在西苑医院任中医外科（疮疡外科）主任，1963 年该科合并入广安门医院外科研究所，其任外科主任、皮肤科主任。朱仁康曾任中华全国中医学会外科学会主任委员、中华全国中医学会第一届理事、《国医导报》主编、第六届全国政协委员等。

2. 学术思想

朱仁康在长期临床实践中，刻苦钻研中医学，擅长治疗皮炎湿疹、银屑病、扁平疣、多发性疖肿、乳腺炎、丹毒、脉管炎等病症。朱仁康是中国中西医结合的倡导者之一，注重学科之间的相互渗透。他以温病学说卫气营血辨证为基础，把同有热证表现皮肤病的治疗归纳为"在卫汗之，到气清气，透热转气，凉血散血"四大治法。朱仁康博采众长，敢于创新，共创制中医外科经验方 50 余种。其治疗顽固银屑病的"克银方"具有疗效好、副作用少、复发率低的优势，研究成果被评为卫生部甲级成果奖，其他如清热利湿方、枇杷清肺饮、宁荨丸、五白散等均疗效颇佳。

3. 专著

（1）《中西医学汇综》（1932 年）：是临证综合类中医著作，列述了妇、儿、外、皮肤、五官诸科疾病的治疗方药。

（2）《实用外科中药治疗学》（1955 年）：是朱仁康编著的一本外科类中医文献。全书分为总论、分论两部分。总论阐述皮肤病、炎症、化脓性病症、外科结核病、外伤病、坏疽及溃疡等外科疾病；分论阐述头、颈项、面等 23 个部位病证的证治，从病因、症状、中医学说、诊断、治疗等方面介绍疾病。

（3）《朱仁康临床经验集》（1979 年）：全书分为三部分。第一部分为论述，包括疮疡分类、病因病机、疮疡辨证、疮疡论治；第二部分为医案，包括 54 个病症、141 个医案；第三部分为经验方及常用方。

（4）《中医外科学》（1987 年）：充实了当代外科临床成就和科研成果，代表了当代中医外科的最高水平。

三、刘辅仁

1. 简介

刘辅仁，河南开封人。1940 年毕业于河南大学医学院，其前身是开封内地会福音医院护士学校。曾任西安医学院（现西安交通大学医学部）第二附属医院皮肤科主任，中华医学会皮肤性病学分会常务理事、副主任委员、顾问，中国中西医结合学会皮肤性病专业委员会顾问，亚洲皮肤科学会顾问等。曾被中华医学会授予"特殊贡献老专家奖"，被国家教育委员会授予"特殊贡献荣誉奖"，被中华医学会授予"对医学科学及学会发展建设有突出贡献专家"称号。2007 年获中国皮肤性病医师协会"杰出贡献奖"。2008 年获中华医学会皮肤性病学"分会专家会员"荣誉称号。

2. 学术思想

刘辅仁是我国现代皮肤病学科中西医结合方向的倡导者和开拓者，长期致力于中西医结合治疗皮肤性病的研究，并积累了丰富的临床经验。刘辅仁创制了国家非处方药黑豆馏油、复方昆芪胶囊等制剂，并组织创办了《中国皮肤性病杂志》《中国医学文摘·皮肤科学》杂志，为推动祖国中医药事业的发展做出了贡献。

3. 专著

刘辅仁先后编写了《皮肤性病学讲义》《皮肤性病手册》《实用皮肤科学》《实用皮肤病性病诊疗手册》等10余部著作。

四、边天羽

1. 简介

边天羽，浙江诸暨人，从医50余年。1950年毕业于国立中正医学院（现中国人民解放军陆军军医大学），后参加卫生部组织的西医学习中医研究班，从师于赵炳南、董晓初，创建了中西医结合治疗皮肤病基地——天津市长征中西医结合医院、天津市中西医结合皮肤病研究所。曾任天津市南开医院皮肤科主任、天津长征中西医结合医院院长及名誉院长、中西医结合皮肤病研究所所长、中国中西医结合学会理事、中国中西医结合学会皮肤性病专业委员会副理事长、中国中西医结合学会天津分会副理事长、中华医学会天津分会副主任委员、《中华皮肤科杂志》编委、天津市政协第五至九届常务委员等。曾担任第二批全国老中医药专家学术经验继承工作指导老师。

2. 学术思想

边天羽是中西医结合诊疗皮肤病的开拓者和奠基人之一，在临床、教学、科研工作上取得了突出成绩，创立了中西医结合诊治皮肤病的完整理论体系。在赵炳南温病学派的基础上，提出"气血风热证"，并主张用凉血清热祛风法和凉血消风汤方治疗。边天羽完善了中医皮肤病理论，总结出40个证候，根据"一方一针"的原则，研制出40余种有效的中药颗粒冲剂。

3. 专著

1987年，边天羽与俞锡纯共同编著了《中西医结合皮肤病学》，本书是一部系统、完整的中西医结合皮肤病学专著。1997年编著了《临床皮肤病性病》。

五、张志礼

1. 简介

张志礼，山西原平人。1955年毕业于西北医学院，后参加北京市第一届西学中研究班，师承赵炳南先生。先后在北京第三医院、北京同仁医院、北京市中医研究所、北京中医院任职，曾任中国中西医结合学会皮肤性病专业委员会主任委员、中华医学会皮肤病学分会副主任委员、亚洲皮肤科学会会员、国家科技奖励评审委员会委员、国家中医药管理局科学技术成果评审委员会委员、《中华皮肤科杂志》副主编等。1997 年被国家列为全国著名中医、中西医结合专家继承导师。

2. 学术思想

张志礼是我国中西医结合皮肤科学的创建者和开拓者之一，长期从事中医、中西医结合皮肤性病科的临床、教学、科研工作。张志礼创办了赵炳南皮肤病医疗研究中心，他在继承和发扬赵炳南医学精髓的基础上，最先提出皮肤病中医辨证与西医辨病相结合的理论。

3. 专著

张志礼主编了《赵炳南临床经验集》《中西医结合皮肤性病学》等专著。

六、秦万章

1. 简介

秦万章，江苏高邮人。1957 年毕业于上海第一医学院，1964 年毕业于卫生部西学中研究班，师从赵炳南先生。1981 年至今，在复旦大学附属中山医院皮肤科工作。历任上海中山医院终身教授、名誉院长、国家中医高级职称晋升带徒导师。任中华医学会皮肤性病学会副主任委员，中国中西医结合皮肤性病专业委员会主任委员、名誉主任委员等职。其是上海名老中医药专家继承人，《临床皮肤科杂志》《中国中西医结合皮肤科杂志》杂志的编委。

2. 学术思想

秦万章学贯中西，成绩卓著，致力于研究中西医结合治疗自身免疫性疾病及有关皮肤病，提出了"新血证论"和"皮肤病从虚论治"的学术观点。其在红斑狼疮常规治疗的基础上，采用养阴补肾法相结合的中西医结合治疗，不仅抑制了体液免疫，还调节提高了细胞免疫功能，研究成果获得了 1965 年卫生部科技成果二等奖。1975，秦万章发表了关于"雷公藤治疗红斑性狼疮等结缔组织病的研究体会"的文章，受到了国内外皮肤科学工作者的广泛关注。

3. 专著

秦万章主编了《中西医结合研究丛书·皮肤病研究》《中国中医秘方大全·外科分册》《活血化瘀研究》《雷公藤治病顾问》等专著 10 余部。

第二章 病毒性皮肤病

第一节 单 纯 疱 疹

单纯疱疹（herpes simplex）是由单纯疱疹病毒（herpes simplex virus，HSV）引起的急性疱疹性皮肤病。病毒侵入皮肤黏膜后，局部增殖，沿神经末梢上行至支配皮损区域的神经节内潜伏。潜伏状态的病毒在受凉、劳累、机械刺激等诱因下被激活，移行至末梢神经分布的上皮，形成疱疹。临床上以红斑基础上簇集水疱群为主要特征，多见于皮肤、黏膜交界处。临床根据病毒抗原性质的不同分为两个亚型，即 Ⅰ 型（HSV‐1 型）和 Ⅱ 型（HSV‐2 型）。HSV‐1型多发生于幼儿，多引起腰以上皮肤黏膜及脑部感染。HSV‐2 型多发生于成年人，多引起腰以下皮肤黏膜及生殖器感染。单纯疱疹具有自限性，绝大多数预后良好，但易复发。中医称为"热疮"，又称"火燎疮"。

【诊断要点】

1. 临床表现

（1）临床上以红斑基础上簇集水疱群为主要特征，部位以皮肤、黏膜交界处为主，其余为口腔黏膜、口唇部、鼻唇沟、眼睑、外阴等部位。

（2）原发感染潜伏期为 2~12 天。发病前可有发热、咽痛、乏力等前驱症状，后出现红斑，继而出现密集成群的针头大小的水疱，破裂后形成浅表溃疡，逐渐结痂。

（3）本病病程为 1~2 周，容易反复发作。初次发病者皮损范围较广，自觉症状明显。复发常见于成人，在同一部位反复发作，自觉症状稍轻，病程稍短。

2. 组织病理

表皮内水疱形成，早期改变为气球变性，继而发展为网状变性的多房性水疱，后聚合成单房性水疱。水疱内含棘层松解细胞及多核巨细胞，核内可发现嗜酸性包涵体。真皮内炎症细胞浸润，真皮乳头水肿。

3. 辅助检查

（1）病原学检查：病毒培养是诊断 HSV 感染的金标准；必要时行免疫荧光法和聚合酶链反应（polymeras chain reaction，PCR）检测，分别检测抗原和HSV‐DNA 有助于明确诊断。

（2）血清学检查：患者血清中可发现特异性免疫球蛋白 M（IgM）抗体，有助于早期诊断。

（3）疱液涂片检查：Tzanck 涂片可见多核巨细胞和核内嗜酸性包涵体。

4. 鉴别诊断

单纯疱疹与带状疱疹：两者都表现为红斑基础上的簇集水疱。带状疱疹由水痘-带状疱疹病毒引起，水疱沿一侧神经呈带状分布，局部多有明显的神经痛，以中老年人多见。单纯疱疹是由 HSV 感染引起，疱疹多分布于口腔黏膜、口唇部、鼻唇沟、眼睑、外阴等部位，幼儿及成人都可发病。

【治疗】

1. 西医治疗

（1）局部治疗：以干燥收敛疱疹，预防继发感染为主。可选用 3% 阿昔洛韦软膏，1% 喷昔洛韦乳膏，每天 3~4 次，外涂。继发感染时可用 0.5% 新霉素软膏。疱疹性结膜角膜炎用 3% 阿昔洛韦滴眼液滴眼。疱疹性口炎用 1∶1 000 新洁尔灭溶液含漱。

（2）系统治疗

1）抗病毒治疗：核苷类药物是抗 HSV 最有效的药物，包括阿昔洛韦、伐昔洛韦、泛昔洛韦和更昔洛韦。

初次发病者：阿昔洛韦，每次 200 mg，每天 5 次，口服；或伐昔洛韦，每次 300 mg，每天 2 次，口服；或泛昔洛韦，每次 250 mg，每天 3 次，口服，以上药物连用 7~10 天为 1 个疗程。

复发者：采用间歇疗法。最好在出现前驱症状时或出现皮损 24 h 内及时用药，用药与初次发病者相同，连用 5 天为 1 个疗程。

频繁发作者（复发 ≥6 次/年）：可采用持续抑制疗法。阿昔洛韦，每次 400 mg，每天 3 次，口服；或伐昔洛韦，每次 500 mg，每天 1 次，口服；或泛昔洛韦，每次 250 mg，每天 2 次，口服。以上药物连用 6~12 个月为 1 个疗程。

皮损泛发、感染严重者：阿昔洛韦，每次 5~10 mg/kg，每 8 小时使用 1 次，静脉滴注，连用 5~7 天为 1 个疗程。

2）对症治疗：必要时可给予免疫增强剂。

2. 中医治疗

（1）内治

1）肺胃蕴热证

证候：簇集状疱疹，皮损色红，灼热刺痛，可伴有身热，心烦郁闷，大便干，小便黄，舌红，苔黄，脉弦数。

治则：疏风清热。

方药：辛夷清肺饮合竹叶石膏汤加减（辛夷清肺饮：辛夷 6 g、百合 6 g、知母 10 g、黄芩 10 g、石膏 20 g、枇杷叶 6 g、升麻 3 g、栀子 10 g、麦冬 10 g、甘草 10 g、板蓝根 15 g、金银花 15 g、连翘 10 g；竹叶石膏汤：竹叶 10 g、石膏30 g、半夏10 g、麦冬15 g、甘草6 g、粳米15 g、人参6 g）。

用法：每天1剂，水煎，分2次（每次200 mL）口服。

2）湿热下注证

证候：疱疹多见于外阴，灼热疼痛，皮损潮红，易糜烂渗出，伴有鳞屑，发热，尿赤，尿频，尿急，尿痛，舌红，苔黄，脉数。

治则：清热利湿。

方药：龙胆泻肝汤加减〔龙胆草6 g、栀子9 g、黄芩9 g、泽泻12 g、木通9 g、车前子（包煎）9 g、当归3 g、生地黄9 g、柴胡6 g、生甘草6 g〕。

用法：每天1剂，水煎，分2次（每次200 mL）口服。

3）阴虚内热证

证候：反复发作，经久不愈，可见明显浅表溃疡，或局部粗糙增厚，口唇干燥，午后微热，舌红，苔薄，脉细数。

治则：扶正祛邪，养阴清热。

方药：增液汤加板蓝根15 g、马齿苋15 g、紫草3 g、石斛12 g、薏苡仁15 g（增液汤：玄参30 g、麦冬24 g、生地黄24 g）。

用法：每天1剂，水煎，分2次（每次200 mL）口服。

（2）外治：以清热、解毒、燥湿、收敛为主。可用金黄散蜂蜜调敷，或青黛散麻油调敷，或黄连膏外涂，每天2~3次。

【预防与护理】

（1）避免诱发因素如受凉、劳累及搔抓等。

（2）清淡饮食，多食蔬菜、水果，避免辛辣刺激饮食。

（3）保持皮肤清洁，防止继发感染。

第二节　带状疱疹

带状疱疹是由水痘-带状疱疹病毒（varicella-zoster virus，VZV）引起的急性疱疹性皮肤病。水痘-带状疱疹病毒是人类疱疹病毒3型（human herpes virus 3，HHV-3）。病毒经飞沫和（或）接触传播，原发感染主要引起水痘。残余的水痘-带状疱疹病毒在脊髓后根神经节或颅神经感觉神经节内潜伏。在劳累、创伤、恶性肿瘤、长期服用皮质类固醇或免疫抑制剂等诱因下导致病毒被激活，移行至该神经所支配区域的上皮，形成水疱。临床上以沿一侧神经带状分布的水疱和神经痛为主要特征，多见于肋间神经、三叉神经、腰骶神经支配区域。带状疱疹具有自限性，治愈后可获得较为持久的免疫，不易复发，但部分老年患者可有顽固的后遗神经痛（皮损消退后神经痛持续存在者）。中医称为"蛇串疮"，又称"缠腰火丹""火带丹""蛇丹"。

【诊断要点】

1. 临床表现

（1）典型带状疱疹

1）临床上以沿一侧神经带状分布的水疱和神经痛为主要特征，皮疹及局部神经痛多发于肋间神经、三叉神经、腰骶神经支配区域。

2）发病前可有发热、咽痛、乏力等前驱症状，可伴局部淋巴结肿大。典型皮疹为红斑基础上的簇集水疱，沿一侧神经带状分布。常先出现红斑，后出现粟粒状丘疹，继而形成绿豆大小水疱，疱群之间间隔正常皮肤。皮疹消退后，水疱干涸，逐渐结痂。

3）神经症状表现为局部有明显的神经痛，往往年龄越大疼痛越明显。部分老年患者可有顽固的后遗神经痛，持续数月，甚至更长时间。病毒侵犯三叉神经眼支可出现眼带状疱疹；侵犯面神经及听神经可出现耳带状疱疹；侵犯中枢神经系统可出现病毒性脑炎和脑膜炎。

4）本病病程为2~3周，老年人为3~4周，有自限性，治愈后可获得较为持久的免疫，不易复发。

（2）不典型带状疱疹

1）顿挫型带状疱疹：仅有红斑、丘疹而没有水疱。

2）无疹型带状疱疹：仅有皮区疼痛而没有皮疹。

3）内脏神经纤维受累型带状疱疹：可出现急性胃肠炎、膀胱炎。

4）播散型带状疱疹：病毒经血液播散导致广泛性水痘样疹并侵犯肺和脑等器官，多见于恶性肿瘤或年老体弱患者。

2. 组织病理

表皮内水疱形成，内含棘刺松解细胞及多核巨细胞，核内可发现嗜酸性包涵体。真皮内炎症细胞浸润。

3. 辅助检查

（1）血常规检查：白细胞总数正常或稍低。

（2）病原学检查：病毒培养可发现水痘-带状疱疹病毒；必要时行免疫荧光法和 PCR 检测，分别检测抗原和 VZV-DNA 有助于明确诊断。

（3）血清学检查：患者血清中可发现特异性 IgM 抗体，有助于早期诊断。

（4）疱液涂片检查：Tzanck 涂片可见多核巨细胞和核内嗜酸性包涵体。

4. 鉴别诊断

（1）单纯疱疹：两者都表现为簇集水疱群。单纯疱疹是由 HSV 感染引起，疱疹多分布于口腔黏膜、口唇部、鼻唇沟、眼睑、外阴等部位，幼儿及成人都可发病。带状疱疹由水痘-带状疱疹病毒引起，水疱沿周围神经单侧呈典型带状分布，且自觉疼痛明显，以中老年人多见。

（2）伴有神经痛的其他疾病：如肋间神经痛、胸膜炎、心绞痛、坐骨神经痛等。

【治疗】

1. 西医治疗

（1）局部治疗：以干燥收敛疱疹，预防继发感染为主。水疱未破时，可选用炉甘石洗剂，外用湿敷，或3%阿昔洛韦软膏、1%喷昔洛韦乳膏外涂；水疱溃破，可用3%硼酸溶液，外用湿敷；伴有继发感染时，可用1:5 000呋喃西林溶液外用湿敷，或0.5%新霉素软膏外涂。眼带状疱疹需请眼科医生协助治疗，可用3%阿昔洛韦滴眼液滴眼。

（2）系统治疗

1）抗病毒治疗：应在发病早期，即皮疹出现48~72 h内迅速进行抗病毒治疗，以抑制病毒复制和传播。治疗带状疱疹选用阿昔洛韦、伐昔洛韦、泛昔洛韦、更昔洛韦等核苷类药物和溴夫定。阿昔洛韦，每次400~800 mg，每天5次，口服；或伐昔洛韦，每次300~1 000 mg，每天3次，口服；或泛昔洛韦，每次250~500 mg，每天3次，口服；或溴夫定，每次125 mg，每天1次，口服。以上药物连用7~10天为1个疗程。皮损泛发、感染严重者，予阿昔洛韦，每次5~10 mg/kg，每8小时静脉滴注1次，连用5~7天为1个疗程。

2）镇痛：对于轻中度疼痛，可选用非甾体抗炎药或曲马多；中重度疼痛可选用阿片类药物（吗啡、羟考酮等）或钙离子通道调节剂（加巴喷丁、普瑞巴林等）。

3）糖皮质激素治疗：关于带状疱疹患者是否要应用激素治疗、能否预防后遗神经痛仍存在争议。普遍观点认为发病早期使用能够抑制炎症，能够缩短急性期疼痛的时间，但对后遗神经痛无治疗效果，可选用泼尼松，每次30~40 mg，每天1次，口服，逐渐减量，连用7~10天为1个疗程。高血压、糖尿病、消化性溃疡及骨质疏松患者慎用糖皮质激素。

2. 中医治疗

（1）内治

1）肝经湿热证

证候：发病初期，皮疹鲜红，焮红灼热刺痛，疱壁紧张，口苦咽干，口渴，心烦易怒，大便干，小便黄，舌红，苔黄，脉弦滑数。

治则：清肝利湿，解毒止痛。

方药：龙胆泻肝汤加减［龙胆草 6 g、栀子 9 g、黄芩 9 g、泽泻 12 g、木通 9 g、车前子（包煎）9 g、当归 3 g、生地黄 9 g、柴胡 6 g、生甘草 6 g］。

用法：每天 1 剂，水煎，分 2 次（每次 200 mL）口服。

2）脾虚湿蕴证

证候：皮疹淡红，疼痛稍轻，疱壁松弛，糜烂渗出较多，口不渴，不思饮食，食后腹胀，大便溏薄，舌淡，苔白或白腻，脉沉缓或滑。

治则：健脾除湿，行气活血止痛。

方药：除湿胃苓汤加减（茯苓 12 g、猪苓 12 g、泽泻 15 g、苍术 10 g、厚朴 10 g、陈皮 10 g、桂枝 9 g、白术 9 g、甘草 3 g、滑石 16 g、防风 8 g、栀子 8 g、木通 6 g）。

用法：每天 1 剂，水煎，分 2 次（每次 200 mL）口服。

3）气滞血瘀证

证候：多见于老年人，皮疹减轻或消退后仍疼痛不止，舌暗，苔白，脉弦细。

治则：理气活血，通络止痛。

方药：柴胡疏肝散合桃红四物汤加减（柴胡疏肝散：柴胡 10 g、枳壳 10 g、甘草 6 g、川芎 15 g、白芍 10 g、香附 6 g、栀子 9 g、益母草 10 g、生地黄 10 g；桃红四物汤：白芍 9 g、川当归 9 g、熟地黄 9 g、川芎 9 g、桃仁 9 g、红花 6 g）。

用法：每天 1 剂，水煎，分 2 次（每次 200 mL）口服。

（2）外治

1）初起：可外敷玉露膏，或外搽三黄洗剂，每天 3 次。

2）水疱破裂：可外涂黄连膏、青黛膏，或青黛散麻油调敷。糜烂坏死明显者，予九一丹换药。

（3）针刺：以清热燥湿、解毒止痛为治疗原则，取夹脊、合谷、曲池穴及局部围刺。毫针刺泻法，每天 1 次，每次留针 30 min，连用 10 天为 1 个疗程。

【预防与护理】

（1）注意休息，保持心情舒畅。

（2）清淡饮食，避免摄入肥甘厚腻及辛辣刺激之品。

（3）保持皮肤干燥、清洁。

第三节 水 痘

水痘（varicella）是由水痘-带状疱疹病毒（VZV）引起的传染性极强的儿童期疱疹性皮肤病。经飞沫和（或）接触传播，造成流行。临床特点为轻微的全身症状，皮疹分批出现，丘疹、疱疹、脓疱疹、痂皮等各类皮疹同时存在。主要损害皮肤和黏膜，少有累及内脏。人群普遍易感，主要见于 2~6 岁的儿童，感染后可获得持久免疫。中医亦称为"水痘"，也称"水花""水疮""水疱"。

【诊断要点】

1. 临床表现

（1）典型水痘

1）多见于 2~6 岁的儿童，成人少见。儿童发病全身症状较轻，成人则症状较重，皮疹亦更明显。

2）临床以分批出现的皮疹，和丘疹、疱疹、脓疱疹、痂皮等同时并见为典型特征。皮疹呈向心性分布，多发于头面部、颈部及躯干，也可累及口腔黏膜、眼结膜。

3）潜伏期约为 2 周，发病前可有发热、咽痛、乏力等前驱症状，前驱症状出现后 1~2 天出现皮疹。发病急，初期皮疹为红色斑丘疹，继之出现绿豆大小透明水疱，后水疱混浊可见脐凹。水疱溃破后出现糜烂、结痂。痂皮脱落后多不留痕迹，若有继发感染时可留下轻度凹痕。

4）本病病程，儿童为 1~2 周，成人稍长。有自限性，一般预后良好，治愈后可获得持久免疫。

（2）重症水痘：多发于恶性疾病或免疫力低下的患儿，可出现持续性高热和明显全身中毒症状，并发水痘性肺炎、脑炎、败血症。

2. 组织病理

水痘和带状疱疹具有相同的组织病理学。

3. 辅助检查

（1）血常规：白细胞总数正常或稍低。

（2）病原学检查：病毒培养可发现水痘-带状疱疹病毒；必要时行免疫荧光法和 PCR 检测，分别检测抗原和 VZV-DNA 有助于明确诊断。

（3）血清学检查：患者血清中可发现特异性 IgM 抗体，有助于早期诊断。

（4）疱液涂片检查：Tzanck 涂片可见多核巨细胞和核内嗜酸性包涵体。

4. 鉴别诊断

（1）丘疹性荨麻疹：与节肢动物叮咬有关。临床表现为绿豆至黄豆大小风团样丘疹，质地较硬，顶端小疱，成批出现，瘙痒明显。水痘亦可有轻微瘙痒，但以分批出现向心性分布的皮疹，丘疹、疱疹、脓疱疹、痂皮同时并见为特征性表现，可以鉴别。

（2）单纯疱疹：是由 HSV 感染引起，疱疹多分布于口腔黏膜、口唇部、鼻唇沟、眼睑、外阴等部位，一般不伴有全身症状；幼儿及成人均可发病。

水痘是由水痘-带状疱疹病毒引起，前驱症状出现后 1~2 天分批出现"四代同堂"，伴有轻微全身症状；多见于 2~6 岁的儿童，成人少见。

【治疗】

1. 西医治疗

本病具有自限性，治疗以一般治疗和对症治疗为主。

（1）一般治疗：隔离至全身水疱干燥、结痂脱落为止，不少于发病后 2 周。水疱避免搔刮破裂。保持皮肤干燥清洁。加强护理和适当营养支持。

（2）局部治疗：水疱未破时，可选用炉甘石洗剂湿敷；有继发感染时，可用 0.5% 新霉素软膏外涂。眼睛受累时，可用 3% 阿昔洛韦滴眼液。

（3）系统治疗

1）抗病毒治疗：应在皮疹出现 48 h 内尽早使用。可选阿昔洛韦，每次 20 mg/kg，每天 4 次，口服，连用 5~7 天为 1 个疗程。严重者，选用阿昔洛韦，每次 5 mg/kg，每 8 小时静脉滴注 1 次，连用 5~7 天为 1 个疗程。

2）抗感染：有继发感染者，应及时应用抗生素。

2. 中医治疗

（1）内治：新生儿中药量为成人量的 1/6，婴儿为成人量的 1/3~1/2，幼儿及幼童为成人量的 2/3，学龄期儿童用成人量。下述方剂所用克数为成人量。

1）邪伤肺卫证

证候：发病早期，皮疹色红，疱液清澈，根盘红晕不明显，发热轻微，或无发热，鼻塞流涕，咳嗽，舌苔薄白，脉浮数。

治则：疏风清热，利湿解毒。

方药：银翘散加减（金银花 30 g、连翘 30 g、桔梗 18 g、薄荷 18 g、竹叶 12 g、甘草 15 g、荆芥 12 g、淡豆豉 15 g、牛蒡子 18 g）。

用法：每天 1 剂，水煎，分 2 次（每次 200 mL）口服。

2）毒炽气营证

证候：皮疹分布密集，根盘红晕显著，疹色紫暗，疱液混浊，壮热不退，烦躁不安，口渴欲饮，面红目赤，大便干结，小便黄赤，舌红或舌绛，苔黄糙而干，脉洪数。

治则：清热凉营，解毒渗湿。

方药：清胃解毒汤加减（生石膏 15 g、知母 12 g、谷精草 12 g、金银花 12 g、蝉蜕 6 g、甘草 3 g）。

用法：每天 1 剂，水煎，分 2 次（每次 200 mL）口服。

（2）外治：水痘破裂、继发感染者用青黛 30 g、煅石膏 50 g、滑石 50 g、黄柏 15 g、冰片 10 g、黄连 10 g，研磨成粉，麻油调敷。

【预防与护理】

（1）推荐 2 岁儿童开始接种水痘减毒活疫苗。

（2）保持室内空气流通，避免接触水痘患儿。

第四节　风　　疹

风疹（rubella）是由风疹病毒（rubella virus，RV）引起的急性出疹性传染病。本病主要通过飞沫传播，也可经接触传播及孕妇胎盘传播。风疹病毒进入人体后在咽部及颈部淋巴结生长增殖，后经血扩散到身体其他部位。临床主要特点是前驱期短，低热，有皮疹，耳后、枕部淋巴结肿大。风疹主要见于 6 个月至 5 岁儿童，亦可见于成年人。一年四季均可发病，多见于冬、春季。一般病情较轻，病程短，预后良好。中医亦称为"风疹"，也称"风痧"。

【诊断要点】

1. 临床表现

（1）与确诊的风疹患者在 14～21 天内有接触史。多见于 6 个月至 5 岁儿童，偶发于成人。妊娠 4 个月内的风疹患者，可致流产、早产、畸胎。

（2）临床主要特点是前驱期短，低热，有皮疹，耳后、枕部淋巴结肿大。

（3）潜伏期为 14～21 天，发病前可有发热、咽痛、乏力等前驱症状，发热约 1 天后出现淡红色斑丘疹。皮疹初始于面部，24 h 内迅速从颈部、躯干、上肢到下肢，布满全身，伴有枕骨下及后颈部淋巴结肿痛。出疹后 1～4 天发热渐退，皮疹消退，可有皮肤脱屑，但无色素沉着。

（4）婴儿及儿童愈后可获得终身免疫，预后良好。

2. 组织病理

皮肤和淋巴结表现为非特异性炎症改变。

3. 辅助检查

（1）血常规检查：白细胞减少，淋巴细胞增高。

（2）病原学检查：病毒分离可发现风疹病毒；必要时行 PCR 以检测 RV-RNA，有助于明确诊断。

（3）血清学检查：患者血清中可发现特异性 IgM 抗体，有助于早期诊断。

4. 鉴别诊断

（1）麻疹：风疹和麻疹均是由病毒引起的急性呼吸道传染病，出疹顺序均为面部、躯干、四肢。麻疹是由麻疹病毒引起的急性传染病，前驱期为 3～4 天；临床上主要表现为上呼吸道炎症、眼结膜炎、红色斑丘疹及口腔黏膜的麻疹黏膜斑，可见高热。风疹是一种由风疹病毒引起的急性呼吸道传染病，前驱期为 1～2 天；临床主要特点是前驱期短，低热，有皮疹，耳后、枕部淋巴结肿大，全身症状较轻。

（2）猩红热：是由细菌引起，而风疹是由病毒引起的急性呼吸道传染病。猩红热表现为突然的高热畏寒，发热数小时至 1 天后出疹、热高，典型的皮疹为在红斑基础上的密集而均匀的点状充血性红疹，压之褪色。风疹临床主要特点是前驱期短，低热，有皮疹，耳后、枕部淋巴结肿大，高热少见，而且可见口周苍白圈、杨梅舌、帕氏线。

【治疗】

1. 西医治疗

（1）一般治疗：隔离至出疹后 5 天以上。注意休息，清淡饮食。保持皮肤干燥清洁。加强护理和适当营养支持。

（2）局部治疗：可选用炉甘石洗剂湿敷。

（3）系统治疗

1）对症治疗：发热者予物理降温、退热药。瘙痒明显者，予抗组胺药物。

2）抗感染：有继发感染者，应及时应用抗生素。

2. 中医治疗

（1）内治：新生儿中药量为成人量的 1/6，婴儿为成人量的 1/3～1/2，幼儿及幼童为成人量的 2/3，学龄期儿童用成人量。下述方剂所用克数为成人量。

1）邪犯肺卫证

证候：恶风发热，咳嗽流涕，神疲乏力，纳呆，疹色淡红，皮疹起于面部，蔓延至颈部、躯干、上肢、下肢，分布均匀，皮疹细小，轻度瘙痒，耳后及枕部淋巴结肿大，舌红，苔白或薄黄，脉数。

治则：疏风清热。

方药：银翘散加减（金银花 30 g、连翘 30 g、桔梗 18 g、薄荷 18 g、竹叶 12 g、甘草 15 g、荆芥 12 g、淡豆豉 15 g、牛蒡子 18 g）。

用法：每天 1 剂，水煎，分 2 次（每次 200 mL）口服。

2）邪入气营证

证候：高热口渴，烦躁不安，胃纳欠佳，疹色鲜红或紫暗，疹点密集成片，甚者可见成片皮肤猩红，小便黄赤，大便干结，舌红，苔黄糙，脉洪数。

治则：清气凉营解毒。

方药：透疹凉解汤加减（桑叶 9 g、菊花 9 g、薄荷 6 g、连翘 9 g、牛蒡子 9 g、赤芍 9 g、蝉蜕 16 g、紫花地丁 9 g、黄连 3 g、红花 6 g）。

用法：每天 1 剂，水煎，分 2 次（每次 200 mL）口服。

（2）针灸：取百会穴行毫针刺泻法，平刺 12~20 mm，每天 1 次，每次留针 30 min，连用 7 天为 1 个疗程。

【预防与护理】

（1）推荐 1 岁到青春期儿童接种风疹疫苗，12~15 个月初次接种，4~6 岁第二次接种。

（2）一般可不必隔离患儿，保持室内空气流通。患儿聚集处可适当隔离。

（3）保护妊娠 4 个月以内孕妇，避免接触风疹患儿。

第五节　幼儿急疹

幼儿急疹（exanthema subitum）是由人类疱疹病毒 6 型（human herpes virus 6，HHV-6）、人类疱疹病毒 7 型（human herpes virus 7，HHV-7）感染所引起的急性出疹性疾病。本病主要通过飞沫、接触传播，一般不致流行。疱疹病毒进入人体后在咽部及颈部淋巴结生长增殖，后经血扩散到身体其他部位。临床主要特点是发热 3~5 天后热退疹出，皮疹呈玫瑰红色的斑丘疹。本病发病在 2 岁以前，多为 7~13 个月婴儿，见于冬、春季。一般病情较轻，病程短，预后良好。中医称为"奶麻"。

【诊断要点】

1. 临床表现

（1）发病在 2 岁以前，多为 7~13 个月婴儿。

（2）临床主要特点是发热 3~5 天后热退疹出，皮疹呈玫瑰红色的斑丘疹。

（3）潜伏期为 10~15 天，一般无前驱症状，突然高热，发热持续 3~5 天后，热骤退疹出，出现淡红色斑丘疹。皮疹依颈部、躯干、下肢依次出疹，一般不伴有瘙痒。1~2 天后皮疹消退，不留痕迹。

（4）本病具有自限性，婴儿及儿童愈后可获得持久免疫，预后良好。

2. 组织病理

一般不需要组织病理学诊断，根据临床表现较易诊断。

3. 辅助检查

（1）血常规检查：白细胞减少，淋巴细胞增高。

（2）病原学检查：病毒分离可发现 HHV-6、HHV-7；必要时行 PCR，检测 HHV-6、HHV-7 的 DNA 有助于明确诊断。

（3）血清学检查：通过免疫组化方法检测病毒抗原呈阳性，可作为确诊的依据。患者血清中可出现特异性 IgM 抗体，有助于早期诊断。

4. 鉴别诊断

（1）麻疹：两者都是急性病毒性传染病。麻疹是由麻疹病毒引起的急性传染病，临床主要特点是疹出热盛。幼儿急疹是由 HHV-6、HHV-7 感染所引起的，临床主要特点是发热 3~5 天后热退疹出，皮疹呈玫瑰红色的斑丘疹。

（2）风疹：两者都是急性病毒性传染病。但风疹是一种由风疹病毒引起的急性呼吸道传染病，多见于 6 个月至 5 岁儿童，临床主要特点是前驱期短，低热，有皮疹，耳后、枕部淋巴结肿大，全身症状较轻。幼儿急疹是由 HHV-6、HHV-7 感染所引起的，发病在 2 岁以前，临床主要特点是发热 3~5 天后热退疹出，皮疹呈玫瑰红色的斑丘疹。

【治疗】

1. 西医治疗

（1）一般治疗：隔离患儿至出疹后 5 天。注意休息，清淡饮食。加强护理和适当营养支持。

（2）局部治疗：可选用炉甘石洗剂湿敷。

（3）系统治疗：以对症治疗为主，发热者予物理降温、退热药。惊厥者，及时予抗惊厥药物。

2. 中医治疗

新生儿中药量为成人量的 1/6，婴儿为成人量的 1/3~1/2，幼儿及幼童为成人量的 2/3，学龄期儿童用成人量。

（1）邪在肌表证

证候：突然发热，持续不退，汗出不畅，咽红烦躁，舌红，苔薄白，脉浮数。

治则：疏风清热。

方药：银翘散加减（金银花 30 g、连翘 30 g、桔梗 18 g、薄荷 18 g、竹叶 12 g、甘草 15 g、荆芥 12 g、淡豆豉 15 g、牛蒡子 18 g）。

用法：每天 1 剂，水煎，分 2 次（每次 200 mL）口服。

（2）毒透肌肤证

证候：身热已退，周身出现玫瑰红色细小皮疹，皮疹以躯干为多，纳呆食少，舌红，苔薄黄，脉数。

治则：养阴生津。

方药：银翘散合养阴清肺汤加减（银翘散如上；养阴清肺汤：生地黄 6 g、麦冬 9 g、玄参 9 g、甘草 3 g、薄荷 3 g，贝母 5 g、牡丹皮 5 g、白芍 5 g）。

用法：每天 1 剂，水煎，分 2 次（每次 200 mL）口服。

【预防与护理】

保持室内空气流通，避免接触急疹患儿。

第六节 手 足 口 病

手足口病（hand-foot-mouth disease）是由柯萨奇病毒感染所引起的病毒性皮肤病，其中柯萨奇病毒 A16 型是本病最常见的病原微生物。本病主要通过粪-口传播，也可经飞沫、接触传播，可发生流行。水疱疱液、咽部及粪便都可分离出该病毒。临床主要表现为口痛，厌食，低热，手、足、口腔等部位出现小疱疹或溃疡。在 2~10 岁的儿童发病，多见于 5 岁以下，见于夏、秋季。一般病情较轻，病程短，预后良好。中医亦称为"手足口病"。

【诊断要点】

1. 临床表现

（1）发病年龄：2~10 岁，多见于 5 岁以下儿童。

（2）临床特点：为手、足、口腔部位的特征性皮疹。临床可同时累及三个部位，也可不完全表现，其中以口腔受累最多见。皮疹呈离心性分布。

（3）潜伏期：3~7 天，可有低热、乏力、纳差前驱症状，1~3 天后出现手、足、口部的皮疹，一般数目不多。初起的红斑发展为小水疱，周围红晕，溃破后形成浅溃疡，口腔溃疡疼痛较剧，患儿常表现拒食、烦躁。皮疹消退后不留痕迹。

（4）病程：1 周，具有自限性，很少复发，预后良好。

2．组织病理

表皮见气球变形、网状变性，无包涵体及多核细胞。真皮上部血管有不同程度炎症改变。

3．辅助检查

（1）病原学检查：病毒分离可发现柯萨奇病毒，有助于明确诊断。

（2）血清学检查：血清中抗柯萨奇抗体特异性增高。

4．鉴别诊断

（1）疱疹性口炎：两者均可见口腔部位出现小疱疹或溃疡。疱疹性口炎是由 HSV 引起，幼儿及成人均可发病，以散发病例为主。手足口病是由柯萨奇病毒引起，多伴有手、足部疱疹，发病年龄在 2～10 岁，主要在幼儿园聚集流行。

（2）疱疹性咽峡炎：两者都是由柯萨奇病毒引起，见于儿童，也都可见口腔小疱疹或溃疡。但疱疹性咽峡炎病变部位主要累及口腔后部，以扁桃体前部、软腭、悬雍垂为主，且很少累及口腔以外的部位。而手足口病病变部位较少累及口腔后部，以舌、颊黏膜及硬腭为主，常伴有手、足部疱疹。

【治疗】

1．西医治疗

（1）一般治疗：隔离患儿 14 天。注意休息，清淡饮食。避免患儿搔抓导致水疱破裂。加强口腔护理和适当营养支持。

（2）局部治疗：局部皮损可选用炉甘石洗剂湿敷，口腔受累影响进食的，可用利多卡因漱口液。

（3）系统治疗：以对症治疗为主，发热者予物理降温、退热药。

2．中医治疗

（1）内治：新生儿中药量为成人量的 1/6，婴儿为成人量的 1/3～1/2，幼儿及幼童为成人量的 2/3，学龄期儿童用成人量。下述方剂所用克数为成人量。

1）邪犯肺脾证

证候：手、足、口、臀部散在斑丘疹、疱疹，疹色红润，疱液清澈，发热轻微或无发热，口痛纳差，流涕咳嗽，口痛纳差，恶心呕吐，舌红，苔薄黄腻，指纹浮紫，脉浮数。

治则：疏风清热。

方药：银翘散加减（金银花 30 g、连翘 30 g、桔梗 18 g、薄荷 18 g、竹叶 12 g、甘草 15 g、荆芥 12 g、淡豆豉 15 g、牛蒡子 18 g）。

用法：每天 1 剂，水煎，分 2 次（每次 200 mL）口服。

2）湿热蕴毒证

证候：手、足、口、臀部出现大量丘疹、疱疹，疹色紫暗，疱液混浊，发热持续，口痛拒食，烦躁口干，小便黄，大便秘结，舌红，苔黄腻，指纹紫滞，脉数。

治则：清热解毒利湿。

方药：甘露消毒丹加减（滑石 450 g、黄芩 300 g、茵陈 330 g、石菖蒲 180 g、川贝母 150 g、木通 150 g、藿香 120 g、连翘 120 g、白豆蔻 120 g、薄荷 120 g、射干 120 g）。

用法：研末为散剂，每天 2 次，每次 6~9 g；或丸剂，每天 2 次，每次 9~12 g。

（2）外治：皮肤破溃者，可外涂黄连膏、青黛膏，或金黄散、青黛散麻油调敷。口腔溃疡者，可涂擦西瓜霜、冰硼散。

【预防与护理】

（1）勤洗手，保持室内空气流通，注意休息。
（2）避免接触手足口病患儿，密切接触者需隔离 7~10 天。

第七节 川 崎 病

川崎病（Kawasaki disease）是以全身血管炎为主要病变的急性发热出疹性疾病，又称为皮肤黏膜淋巴结综合征。本病发病原因及机制尚不清楚，目前普遍认为是易感宿主被多种感染原触发所致的自身免疫性血管炎症，以全身血管炎为主要病理变化。临床特点为持续发热、多形红斑、球结膜充血、草莓舌、颈部淋巴结肿大和手足硬肿。本病多发于婴幼儿，亚裔发病率高，四季皆可发病。多数预后良好，少数患儿因心肌炎、动脉瘤破裂或心肌梗死而死亡。根据本病临床表现，属于中医学温病范畴。

【诊断要点】

1. 临床表现

（1）多发于婴幼儿，亚裔发病率高，四季皆可发病。

（2）临床特点为持续发热、多形红斑、球结膜充血、草莓舌、颈部淋巴结肿大和手足硬肿。

（3）最早出现发热，体温常达 39~40 ℃，持续 7~14 天，呈稽留热或弛张热。应用抗生素治疗无效。初起可有颈部淋巴结肿大，起病 1~4 天后出现多形红斑和猩红热样皮疹，逐渐出现球结膜水肿，口唇潮红，草莓舌，手足硬肿，掌跖红斑。10 天后出现指（趾）甲甲床与皮肤交界处膜状脱皮。

（4）病程为 6~8 周，具有自限性。多数预后良好，少数患儿因心肌炎、动脉瘤破裂或心肌梗死而死亡。本病有复发可能，需定期全面复查。

（5）发病后1~6周可累及心脏，出现心律失常、心肌炎、心包炎、心内膜炎等临床表现。病变累及冠状动脉多发生在2~4周，肉芽、血栓形成阻塞冠状动脉。重者可因动脉瘤破裂或心肌梗死导致心源性猝死。

2. 组织病理

真皮水肿，血管扩张，血管周围炎症细胞以淋巴细胞为主，可累及全身血管。

3. 辅助检查

（1）血常规检查：白细胞总数及中性粒细胞百分数增高。轻度贫血，发病2~3周出现血小板增多。C反应蛋白、血黏度及血浆纤维蛋白原增高，血沉加快，血清转氨酶增高。

（2）免疫学检查：血清IgA、IgE、IgG、IgM升高。

（3）心电图检查：可见多种改变（ST段、T波及Q波异常等）。

（4）超声心电图检查：可见多种心血管改变（心包积液、冠状动脉扩张、冠状动脉瘤等）。

4. 诊断标准

川崎病的诊断标准见表2-1。

表2-1 川崎病的诊断标准

发热5天以上，伴下列5项临床表现中4项者即可诊断川崎病	
（1）四肢变化	掌跖红斑，手足硬性水肿，恢复期指（趾）端膜状脱皮
（2）多形红斑	
（3）眼结合膜充血	非化脓性
（4）口唇及口腔	口唇充血皲裂，口腔黏膜弥漫充血，舌乳头呈草莓舌
（5）颈部淋巴结肿大	

5. 鉴别诊断

本病需与猩红热、渗出性多形性红斑炎相鉴别，结合临床表现、实验室检查、组织病理可诊断。

【治疗】

1. 西医治疗

（1）常规治疗

1）抗血小板聚集：选用阿司匹林，每次20 mg/kg，每天2次，口服。热退3天后逐渐减量，2周减至每次3 mg/kg，每天1次，口服，再维持6~8周。如果累及冠状动脉，则要延长用药时间，直至冠状动脉恢复正常。使用阿司匹林也可加用双嘧达莫。

2）丙种球蛋白：应用于发病早期，即10天内用药，合并阿司匹林应用，可起到防冠状动脉病变及迅速退热的作用。使用丙种球蛋白，每次1~2 g/kg，每天1次，静脉缓慢滴注8~12 h。

3）糖皮质激素：不单独使用，使用丙种球蛋白无效时才考虑使用，每次2 mg/kg，每天1次，静脉滴注，连用2~4周为1个疗程。可与阿司匹林和双嘧达莫联合应用。

（2）对症治疗：发热者予物理降温、退热药。累及心脏者可根据情况予抗感染、抗心律失常、控制心力衰竭、溶栓等治疗。局部皮损可选用10%炉甘石洗剂湿敷，口腔受累影响进食的，可用利多卡因漱口液。

2. 中医治疗

新生儿中药量为成人量的1/6，婴儿为成人量的1/3~1/2，幼儿及幼童为成人量的2/3，学龄期儿童用成人量。下述方剂所用克数为成人量。

（1）卫气同病证

证候：发病初期，持续高热，微恶风，口干咽痛。手足潮红，皮疹渐现，舌红，苔薄，脉浮数。

治则：清热解毒。

方药：银翘散加减（金银花30 g、连翘30 g、桔梗18 g、薄荷18 g、竹叶12 g、甘草15 g、荆芥12 g、淡豆豉15 g、牛蒡子18 g）。

用法：每天1剂，水煎，分2次（每次200 mL）口服。

（2）气营两燔证

证候：壮热不退，昼轻夜重，烦躁不宁或嗜睡，肌肤斑疹，咽红目赤，唇干赤裂，手足硬肿脱皮，舌红绛，状如草莓，苔薄黄，脉数有力。

治则：清气凉营。

方药：清瘟败毒饮加减（生石膏30 g、地黄18 g、知母12 g、水牛角6 g、牡丹皮9 g、赤芍9 g、玄参12 g、黄连9 g、栀子9 g、黄芩9 g、连翘9 g、桔梗9 g、竹叶6 g、甘草6 g）。

用法：每天1剂，水煎，分2次（每次200 mL）口服。

（3）气阴两伤证

证候：发热减轻，倦怠乏力，口干唇裂喜饮，指（趾）端脱屑，心悸，小便短少，大便干结，舌红少津，苔少，脉细弱。

治则：清热养阴。

方药：沙参麦冬汤加减（沙参15 g、玉竹10 g、甘草6 g、桑叶10 g、麦冬15 g、扁豆10 g、天花粉10 g）。

用法：每天1剂，水煎，分2次（每次200 mL）口服。

【预防与护理】

注意休息，避风寒，节饮食，畅情志。

第八节 寻 常 疣

寻常疣（verruca vulgaris）是由 HPV 感染皮肤黏膜导致的良性赘生物，多由 HPV-2 感染所致。本病以皮肤破损为主要诱因，经直接、间接传播。临床特点为黄豆大小灰褐色、黄褐色的丘疹，多呈疣状增生，表面粗糙，质地坚硬。人群普遍易感，多发于儿童、青少年。中医称为"疣目"。

【诊断要点】

1. 临床表现

（1）多发于儿童、青少年，多见于手指、手背、足背。

（2）临床特点为黄豆大小灰褐色、黄褐色的丘疹，多呈疣状增生，表面粗糙，质地坚硬。

（3）可自然消退。

（4）特殊类型，如发在甲周者称为甲周疣；发在甲床者称为甲下疣；参差不齐的指状突起为指状疣；单个细软丝状突起为丝状疣，多发于眼睑、颈部。

2. 组织病理

表皮角化亢进，棘层增厚，呈疣状增厚；表皮突变长；乳头状隆起嵴上方的角质层内有角质不全；棘细胞上层和颗粒层可见空泡化细胞。真皮乳头上延，血管扩张。

3. 辅助检查

多数根据典型临床表现即可诊断，少数需通过检测组织中 HPV DNA 确诊。

4. 鉴别诊断

（1）跖疣：两病均是由 HPV 感染所致。跖疣多见于足跖部，临床表现为表面粗糙，外周角化环，呈灰褐色，易出血，自觉疼痛。组织病理学改变基本与寻常疣相同，另可见角质层明显增厚的表现。

（2）疣状皮肤结核：临床表现为不规则的疣状斑块，四周有红晕。结核菌相关检查阳性，有助于鉴别。

【治疗】

1. 西医治疗

（1）局部治疗

1）药物治疗：5%咪喹莫特软膏，每周3次，外用或封包用；或用0.2~0.5 mL干扰素与平阳霉素，每周1次，在疣基底部注射。

2）物理治疗：包括液氮冷冻、二氧化碳激光、刮除等。

（2）系统治疗：对多发性且顽固难治的疣，可用免疫调节剂（干扰素、左旋咪唑）。

2. 中医治疗

新生儿中药量为成人量的1/6，婴儿为成人量的1/3~1/2，幼儿及幼童为成人量的2/3，学龄期儿童用成人量。下述方剂所用克数为成人量。

（1）内治

1）风热血燥证

证候：疣目如豆，质地坚硬，数目不多，色红或黄，舌红，苔薄，脉弦数。

治则：清热解毒，养血活血。

方药：治疣方加减（《中医外科学》第二版，李日庆主编）（熟地黄12 g、何首乌6 g、杜仲6 g、赤芍9 g、白芍12 g、牛膝9 g、穿山甲①6 g、桃仁9 g、红花9 g、白术9 g、赤小豆9 g）。

用法：每天1剂，水煎，分2次（每次200 mL）口服。

2）气营两燔证

证候：疣目疏散，质地坚硬，数目多，色灰或褐，舌暗红，苔薄，脉细。

治则：清化散结，活血化瘀。

方药：马齿苋合剂加减（朱仁康经验方）（马齿苋60 g、大青叶15 g、生薏苡仁15 g）。

用法：每天1剂，水煎，分2次（每次200 mL）口服。

（2）外治

1）狼毒洗方（上海中医药大学附属曙光医院皮肤科经验方）：狼毒30 g、木贼15 g、鹤虱15 g、马齿苋15 g、百部15 g、板蓝根15 g。浓煎趁热浸泡患处，每次30 min，每天1次，连用4周为1个疗程。

2）疣洗方（朱仁康经验方）：马齿苋60 g、蜂房9 g、陈皮15 g、苍术15 g、蛇床子9 g、苦参15 g。浓煎趁热浸泡患处。

3）鸦胆子油：用牙签蘸取少量鸦胆子油，点于疣体，一次即可，注意不要碰到正常皮肤。

4）祛疣方（出自《中药药浴在皮肤科应用专家共识（2013版）》）：柴胡20 g、香附20 g、木贼20 g、大青叶30 g、板蓝根50 g、生薏苡仁30 g。湿敷患处。

---

① 穿山甲为国家保护动物，现多用其他药物代替，全文同。

（3）火针：消毒皮肤，选用0.8 mm的火针，用酒精灯或打火机烧针。在使用前必须把针烧红，然后将火针迅速刺入疣体中央，达到疣底部。疣体较小者针刺1次，疣体较大者可加刺一针，每10天1次。

【预防与护理】

防止外伤是预防本病的重点。

第九节 跖 疣

跖疣（plantar wart）是由HPV感染导致且发生在足底的良性赘生物，多是由HPV-1感染所致。本病经直接、间接传播。发病原因及机制尚不清楚，目前普遍认为与免疫低下有关。临床特点为表面粗糙，外周角化环，呈灰褐色，易出血，自觉疼痛，常因外伤、受压、摩擦加重。中医称为"跖疣"。

【诊断要点】

1. 临床表现

初起表现为黄豆大小的足底部丘疹。外伤、受压、摩擦后，形成淡黄色、黄褐色的扁平丘疹，中央稍凹，表面粗糙，界线清晰，外周角化环。剥除疣体后，见疏松白色乳头状角质物。皮损易出血，自觉疼痛。

2. 组织病理

表皮角质层明显增厚，其他组织形态与寻常疣相同。

3. 辅助检查

多数根据典型临床表现即可诊断，少数需通过检测组织中HPV DNA确诊。

4. 鉴别诊断

（1）寻常疣：两病均是由HPV感染所致。寻常疣多见于手足部，临床特点为黄豆大小灰褐色、黄褐色的丘疹，多呈疣状增生，表面粗糙，质地坚硬。跖疣多见于足跖部，临床表现为表面粗糙，外周角化环，呈灰褐色，易出血，自觉疼痛。组织病理学改变基本与寻常疣相同，另具有角质层增厚的表现。

（2）鸡眼：是由于挤压所致，多发于足跖、足趾、足缘部，临床表现为圆锥形角质栓，外周为透明黄色环，压痛明显。

【治疗】

治疗与寻常疣相同。

【预防与护理】

防止外伤、摩擦及足部受压。

第十节　扁　平　疣

扁平疣（flat wart）是由 HPV 感染引起的良性赘生物，多由 HPV-3 感染所致。本病经直接、间接传播，可自身接种，多发于儿童、青少年。临床特点为扁平隆起性丘疹，呈圆形，色正常或淡褐色，表面光滑，质地坚硬。扁平疣可自行消退，少数会复发。中医称为"扁瘊"。

【诊断要点】

1. 临床表现

（1）多发于儿童、青少年，多见于颜面、手背及手臂处。

（2）扁平隆起性丘疹，数目较多，呈圆形，色正常或淡褐色，表面光滑，质地坚硬。

2. 组织病理

与寻常疣相同。

3. 辅助检查

多数根据典型临床表现即可诊断，少数需通过检测组织中 HPV DNA 确诊。

4. 鉴别诊断

（1）寻常疣：两病均是由 HPV 感染所致。寻常疣多见于手足部，临床特点为黄豆大小灰褐色、黄褐色的丘疹，多呈疣状增生，表面粗糙，质地坚硬。扁平疣多见于颜面、手背及手臂处，临床表现为扁平隆起性丘疹，数目较多，呈圆形，色正常或淡褐色，表面光滑，质地坚硬。

（2）汗管瘤：多发于眼睑，为扁平状或半球状小丘疹，表面光滑，质较硬。

【治疗】

治疗基本与寻常疣相同。颜面部的扁平疣，选用低浓度维 A 酸软膏，每天1~2次，外用。疣体较大者，必要时行手术切除。

【预防与护理】

防止外伤是预防本病的关键。

第三章 杆菌性皮肤病

第一节 麻 风

麻风（leprosy）是由麻风杆菌引起的慢性传染性皮肤病。麻风患者是唯一传染源，患者皮肤黏膜含有大量麻风杆菌，主要通过直接接触传染，也经间接接触传播。免疫力低下者为易感人群，麻风杆菌侵入机体后，潜伏期可长达2~5年。麻风杆菌经煮沸、高压蒸气、紫外线照射等处理可被杀灭。本病主要病变部位在皮肤和周围神经，临床表现以麻木性皮肤损害，神经粗大为主要表现。任何出现神经和皮肤损害的，必须要考虑麻风的可能，病情严重者可遗留肢端残疾。中医称为"病风"，也有"大风""癞""恶疾大风""天刑病"等别称。

【诊断要点】

1. 临床表现

根据"五级分类法"将麻风分为结核样型（TT）、偏结核样型界线类（BT）、中间界线类（BB）、偏瘤型界线类（BL）、瘤型（LL）、未定类（I）。

（1）结核样型

1）本型患者免疫力较强，病情稳定，预后较好。病变局限于皮肤和神经，多发于面部、肩部、四肢、臀部。

2）典型皮损为大面积红色斑疹，数量较少，为1~3个，分布不对称，边界清楚，表面干燥，感觉障碍。皮损处毳毛脱落，但头发、眉毛一般不脱落。斑疹颜色有浅色和淡红色，表面常无鳞屑。可伴有局部淋巴结肿大。

3）本型的周围神经受累后，损害的附近可摸到粗大的皮神经，多为单侧性。神经损害以相应部位皮肤感觉障碍和肌无力为主要表现。部分患者仅有神经症状而无皮肤损害，称为纯神经炎。神经严重受损时，可出现大小鱼际肌和骨间肌萎缩，导致"爪手""垂腕"等畸形表现。

4）本型一般不累及眼、黏膜、内脏器官。

5）一般常规检查细菌为阴性，麻风菌素试验晚期反应呈强阳性。

（2）偏结核样型界线类

1）本型发生与结核样型相似，预后普遍较好，但不如结核样型。病变多发于躯干、四肢、面部。

2）皮损为斑疹或斑块，色红或带淡黄，数量较结核样型稍广泛，大小不一，分布不对称，边界清楚，表面干燥不明显。皮损中央可有明显"空白区"或"打洞区"，外围呈环状损害，中央的皮肤看似正常。

3）本型的周围神经受累后，感觉障碍明显，神经损害较结核样型轻。

4）本型一般较少累及黏膜、淋巴结、眼及内脏。

5）一般常规检查细菌为阳性，麻风菌素试验晚期反应呈弱阳性或可疑或阴性。"升级反应"可变为结核样型，"降级反应"可变为中间界线类。

（3）中间界线类

1）本型症状比结核样型轻，比瘤型重。

2）皮损广泛，分布不对称，可有斑疹、浸润等皮损。皮损颜色多样，可呈葡萄酒色、黄褐色或红色。有的皮损中央可有明显"空白区"或"打洞区"；有的面部皮损呈"蝙蝠状面孔"；有的皮损呈红白环状"靶形斑"。

3）本型的周围神经受累后，感觉轻度障碍，神经损害较结核样型轻，比瘤型重。

4）本型可累及黏膜、淋巴结、眼及内脏。

5）一般常规检查细菌为阳性，麻风菌素试验晚期反应呈阴性。"升级反应"可变为中间界线类，"降级反应"可变为瘤型。

（4）偏瘤型界线类

1）本型与瘤型损害相似。

2）皮损数目广泛，分布呈对称倾向，可出现斑疹、丘疹、结节、浸润等皮损。皮损颜色多样，可呈红黄色或棕黄色。皮损可有明显"空白区"或"打洞区"；晚期皮损可出现"狮面"，伴鞍鼻、鼻内溃疡；眉毛、睫毛、头发不对称脱落。

3）本型多为双侧周围神经受累，质地较软，畸形出现晚。

4）本型可累及内脏。

5）常规检查细菌为强阳性，麻风菌素试验反应呈阴性。"升级反应"可变为中间界线类，"降级反应"可变为瘤型。

（5）瘤型

1）本型早期治疗，预后良好。晚期预后较其他各型差。

2）皮损数目广泛，皮肤油腻，大量分布对称，形态较小，可有斑疹、丘疹、结节、浸润等皮损。皮损颜色多样，可呈红色或橙色。早期临床特点为眉毛、睫毛稀落，先见眉毛由外向内脱落，后见睫毛脱落。

3）本型周围神经受累严重，晚期可出现面瘫、肌肉萎缩和残疾。

4）本型可累及鼻黏膜、眼部、内脏及淋巴结。鼻黏膜受累出现较早，可见充血肿胀、结节、浸润和溃疡，重者可见鼻中隔穿孔、鞍鼻。眼部受累，可见结膜炎、角膜炎、虹膜、睫状体炎。内脏受累，可见肝脾肿大。淋巴结中晚期则肿痛明显。睾丸受累，可导致不育。

5）常规检查细菌为强阳性，麻风菌素试验反应呈阴性。少数"降级反应"

可变为偏瘤型界线类。

（6）未定类

1）本型是麻风的早期分型。

2）皮损数目较少，呈圆形或椭圆形，以浅色斑为主，可伴有毛发脱落。

3）本型周围神经受累后，症状较轻，可见轻度神经粗大。

4）本型不累及内脏。

5）常规检查细菌为阴性，麻风菌素试验晚期反应呈阳性或阴性。"升级反应"多数变为结核样型，少数可变为中间界线类或瘤型。

2. 组织病理

Fite-Faraco 染色组织病理学检查对麻风的诊断、分型都具有重要作用。

1）结核样型：真皮内肉芽肿，上皮样细胞分化良好，表皮下无浸润带，神经周围常有炎症细胞浸润。抗酸染色麻风杆菌（－）。

2）偏结核样型界线类：真皮内肉芽肿，表皮下可有狭窄无浸润带。抗酸染色麻风杆菌 0~2（+）。

3）中间界线类：真皮内多为肉芽肿，有无浸润带。抗酸染色麻风杆菌 3~4（+）。

4）偏瘤型界线类：真皮内部分为肉芽肿，部分为泡沫细胞，表皮下有明显的无浸润带。抗酸染色麻风杆菌 4~5（+）。

5）瘤型：真皮内组织细胞呈泡沫状，肉芽肿呈黄瘤样改变，表皮萎缩，表皮下有明显的无浸润带。抗酸染色麻风杆菌 5~6（+）。

6）未定类：非特异性炎症细胞，无上皮细胞、泡沫细胞。抗酸染色麻风杆菌（－）。

3. 辅助检查

（1）麻风杆菌检查：在皮损、耳垂、额部、眶上等部位取切口组织液，观察细菌密度指数和细菌形态指数。

（2）麻风菌素试验：在前臂或上臂屈侧皮内注射粗制麻风菌素 0.1 mL，形成 6~8 mm 直径的皮丘，注射后观察各期反应。早期反应为注射后 48 h，浸润性红斑直径大于 20 mm 者为强阳性（+++），直径在 15~20 mm 为中等阳性（++），10~15 mm 为弱阳性（+），5~10 mm 为可疑（±），直径 5 mm 以下或无反应者为阴性（－）。晚期反应为注射后 3 周，结节浸润有破损者为强阳性（+++），结节直径大于 5 mm 为中等阳性（++），直径 3~5 mm 为阳性（+），直径小于 3 mm 结节浸润不明显者为弱阳性（±）。晚期阳性预后较好，阴性预后较差。

4. 鉴别诊断

（1）皮肤病：结核样型麻风应与环状红斑、环状肉芽肿、寻常狼疮、体癣等鉴别；界线类麻风应与红斑性狼疮、皮肤黑热病等鉴别；瘤型麻风应与皮肤黑热病、神经纤维瘤、斑秃、酒渣鼻、脂溢性皮炎等鉴别；未定类麻风应与白癜风、花斑癣等鉴别。一般麻风的皮损多伴有感觉障碍和周围神经粗大，结合必要病理，不难诊断。

（2）神经系统疾病：包括脊髓空洞症、多发性神经炎、进行性脊髓性肌萎缩、进行性肌营养不良、面神经麻痹等神经疾病，如有皮损、周围神经或皮神经粗大者，结合必要病理，不难诊断。

【治疗】

1. 西医治疗

（1）化学药物：隔离麻风患者，根据 2018 年 WHO 推荐治疗方案，给予早期、及时、足量、足程、规则的治疗。

1）多菌性麻风：氨苯砜，每次 100 mg，每天 1 次，联合氯法齐明，每次 50 mg，每天 1 次，口服；利福平，每次 600 mg，每个月 1 次，联合氯法齐明每次 300 mg，每个月 1 次，口服，煎服。连用 12 个月为 1 个疗程。

2）少菌性麻风（皮肤活检或涂片检查细菌为阴性；皮损小于 5 处；未定类或结核样型）：氨苯砜、利福平两种药物治疗 6 个月。氨苯砜，每次 100 mg，每天 1 次，口服；体重大于 35 kg 者，利福平，每次 600 mg，每个月 1 次；体重小于 35 kg 者，利福平，每次 450 mg，每个月 1 次，口服，煎服。

（2）免疫调节剂：胸腺素、干扰素、转移因子等。

（3）对症治疗：足部溃疡者，清洁创面，定期换药；合并继发感染者，及时予抗生素。

（4）临床治愈标准：应监测化疗患者至活动性症状完全消失；皮肤涂片检查细菌呈阳性者，待阴转后，3 个月复查仍为阴性者；皮肤涂片检查细菌呈阴性者，待活动性症状完全消失后皮肤涂片检查细菌仍呈阴性者，可以认为临床治愈。

2. 中医治疗

（1）内治：马炎坤将麻风辨证分型为 6 种基本证型，包括血热血瘀证、湿热壅滞证、阴虚湿热证、肝郁血滞证、气血虚弱证和气滞血瘀证，并分别采用清解汤（自拟方）、当归拈痛汤、犀角地黄汤①合化斑汤、疏肝达郁汤（自拟方）、当归饮子和张锡纯活络效灵丹进行治疗。麻风患者在早期和中期多为实证，如血热血瘀证、湿热壅滞证、肝郁血滞证、气滞血瘀证，治疗当以疏泄清利为主；晚期则因阴血损耗、脏腑虚衰，而以虚证如气血虚弱证、阴虚湿热证

---

① 由于犀牛是国家保护动物，故犀角地黄汤现用清热地黄汤代替，全文同。

居多，应分其病之所在脏腑，辨气虚、血虚、阴虚、阳虚，辨证施治以补虚。

1）血热血瘀证

证候：皮损以斑疹、斑块多见，常有结节斑块，颜色鲜红，表面光滑，质硬，浅神经粗大、疼痛；伴口苦、咽干，舌红有瘀点，苔薄白或薄黄，脉浮数或弦数。

治则：清热凉血，佐以化瘀。

方药：清解汤（自拟方）（金银花 10 g、连翘 10 g、蝉蜕 10 g、黄芩 10 g、赤芍 15 g、蒺藜 12 g、甘草 5 g）。

用法：每天 1 剂，水煎，分 2 次（每次 200 mL）口服。

2）湿热壅滞证

证候：皮损以结节、斑块、弥漫性浸润多见，常有糜烂、肿胀、肢端水肿或象皮肿，颜色呈红褐或暗黄，浅神经肿胀、灼痛；伴疲倦、胸闷、纳呆、口苦、口干不多饮，小便黄，大便秘结，舌红或灰，苔黄白而黏腻或白厚干燥，脉滑数或濡数。

治则：清热化湿，佐以化瘀通络。

方药：当归拈痛汤加减（茵陈 24 g、苍术 10 g、白术 10 g、葛根 15 g、升麻 5 g、知母 10 g、黄芩 12 g、桑白皮 15 g、牡丹皮 10 g、茯苓 30 g、丹参 24 g、大腹皮 15 g、甘草 5 g）。

用法：每天 1 剂，水煎，分 2 次（每次 200 mL）口服。

3）阴虚湿热证

证候：皮损以大片浸润性红斑、结节多见，局部潮红或暗红，肢端红肿，浅神经粗大，伴心烦、低热、唇红、咽干、口干、口苦，小便黄，大便秘结，舌红或红绛，苔少或白黄，脉细数或滑数。

治则：养阴清热，佐以化瘀。

方药：犀角地黄汤合化斑汤加减（紫草 15 g、生地黄 24 g、玄参 10 g、牡丹皮 10 g、赤芍 15 g、升麻 10 g、黄芩 10 g、石膏 30 g、知母 10 g、甘草 5 g）。

兼证：若见皮损肿胀，破溃糜烂，苔黄白腻，为阴虚夹湿，加薏苡仁、泽泻、土茯苓；若见气短乏力，头晕，咽干，口苦，失眠，多梦，午后潮热或低热，自汗或盗汗，舌嫩红，无苔或薄白苔，舌有裂纹，脉细数或沉细无力，为气阴两虚，方选生脉散合加减葳蕤汤。

用法：每天 1 剂，水煎，分 2 次（每次 200 mL）口服。

4）肝郁血滞证

证候：皮损以结节、斑疹、弥漫性浸润损害常见，颜色呈紫褐或暗红带紫，肢端肿胀，唇色黑褐，舌质淡紫或蓝紫色瘀斑，苔白黄腻，脉细或弦涩。

治则：疏肝理气，佐以活血化痰。

方药：疏肝达郁汤（自拟方）（赤芍 15 g、白芍 15 g、柴胡 10 g、郁金 10 g、枳壳 10 g、升麻 10 g、葛根 15 g、香附 12 g、茵陈 24 g、甘草 5 g）。

用法：每天 1 剂，水煎，分 2 次（每次 200 mL）口服。

5）气血虚弱证

证候：以鱼鳞样、苔藓样变常见，颜色呈淡褐或棕褐色，色泽晦暗，皮肤弹性差，面色萎黄或苍白，常伴头晕，目眩，气短，精神疲倦，下肢浮肿，手足冷，舌淡胖嫩，边有齿印，脉细弱或沉细无力。

治则：益气养血，佐以化瘀。

方药：当归饮子加减（当归 12 g、川芎 10 g、党参 24 g、黄芪 30 g、香附 12 g、甘草 5 g）。

用法：每天 1 剂，水煎，分 2 次（每次 200 mL）口服。

6）气滞血瘀证

证候：以皮肤荣润障碍、肌肤甲错常见，皮损呈暗红带紫，质硬，色素沉着，浅神经粗大，质硬，灼痛或刺痛，肢体疼痛或麻木冰冷，舌暗红，瘀斑明显，苔灰白润，脉沉涩或弦细。

治则：行气活血，通络止痛。

方药：张锡纯活络效灵丹加减（当归 15 g、丹参 24 g、乳香 10 g、没药 15 g、甘草 5 g）。

用法：每天 1 剂，水煎，分 2 次（每次 200 mL）口服。

另外，内治法一般不论轻型、重型，治疗均宜祛风化湿，活血杀虫，可根据病程、部位等选用以下专方专药，长期服用。

病程：麻风初发时选用万灵丹、神应消风散、磨风丸（万灵丹第 1 天服用 1 粒；神应消风散第 2~4 天服用，每次 6 g，每天 1 次；磨风丸第 5~6 天服用，每次 6 g，每天 2 次，循环应用至痊愈为止）。麻风毒邪消失时选用当归补血汤调理。

部位：发病在上半身选用醉仙散；发病在下半身选用通天再造散。

单方验方：苍耳草膏，每天 3 次，每次 1 匙，开水冲服；乳香丸，每次 20 丸，每天 1 次，空腹服用。

（2）外治：麻风伴皮肤溃疡者，予苦参汤，洗涤患处，将狼毒制成糊状，涂于患处，或用七三丹、红油膏外敷。脓腐脱落后，改用生肌散、红油膏外敷。

【预防与护理】

（1）避免接触麻风患者，切断传播途径。

（2）早期发现，早期诊断，早期治疗。

第二节 寻 常 狼 疮

寻常狼疮（lupus vulgaris）是由结核分枝杆菌感染引起的皮肤病，是皮肤结核常见的一种。结核分枝杆菌可经由破损的皮肤入侵，也可由内脏结核血源性播散到皮肤，已致敏者出现寻常狼疮特征性皮肤表现，大多数患者有其他部位结核证据。寻常狼疮特征表现为苹果酱色结节、斑块和浸润损害，皮损呈红褐色或棕褐色，半透明状，触之质软，微隆起于皮面。病灶周围扩散，呈破坏性，形成瘢痕。病程持续多年。本病以肤色紫红之硬结、溃烂结疤等为特点，中医名家赵炳南先生根据上述临床表现，以"流皮漏"为"寻常狼疮"的中医病名。

【诊断要点】

1. 临床表现

（1）典型皮损表现为苹果酱色小结节、斑块和浸润损害，皮损呈红褐色或棕褐色，半透明状，触之质软，微隆起于皮面。新发斑块与原发皮损融合成片，病灶周围扩散，呈破坏性，形成毁容性瘢痕。结节愈合后，已愈的瘢痕组织上又可形成新的结节，再破溃形成溃疡。

（2）寻常狼疮多发于口唇、面部、颈部、四肢、臀部。发生在头颈部者，可并发淋巴管炎、淋巴结炎；发生在鼻部，鼻尖可变尖如鸟啄，甚至破坏鼻部，仅见鼻甲、鼻孔和鼻中隔后部；眼睑或口唇部萎缩明显，可出现眼睑、口唇的外翻。

（3）特殊表现包括扁平型、溃疡型、肥大型、硬化型等。

（4）寻常狼疮大部分从儿童或少年时期开始发病，病程缓慢，持续数年，甚至长达数十年。

2. 组织病理

组织病理可见结核样结节，多数中间有干酪样坏死，早期浸润细胞主要为淋巴细胞，晚期浸润细胞主要为上皮样细胞及朗格汉斯细胞为主。

3. 辅助检查

（1）病原学检查：细菌培养是金标准；必要时行 PCR 检测。

（2）结核菌素试验：阳性反应说明曾感染过结核分枝杆菌或接种过卡介苗，强阳性反应说明可能存在活动性结核病灶。

4. 鉴别诊断

（1）结核样型麻风：表现为大面积红色斑疹，分布不对称，边界清楚，表面干燥，损害的附近可摸到粗大的皮神经，感觉障碍。寻常狼疮表现为单个苹果酱色结节和数个斑丘疹，丘疹呈红褐色或棕褐色，半透明状，触之质软，微隆起于皮面。病灶周围扩散，呈破坏性，形成瘢痕。

（2）皮肤黑热病：两者皮损均见于头面部、躯干、四肢及舌唇黏膜，组织病理学可加以鉴别。皮肤黑热病组织病理表现为表皮萎缩，真皮内淋巴细胞、组织细胞及浆细胞的浸润。寻常狼疮组织病理见结核样结节，早期浸润细胞主要为淋巴细胞，晚期浸润细胞主要以上皮样细胞及朗格汉斯细胞为主。

【治疗】

1. 西医治疗

（1）一般治疗：皮肤破损者，清洁创面，定期换药；合并继发感染者，及时予抗生素。

（2）局部治疗：范围不大的寻常狼疮，可在局麻下行刮除术；或选用5%异烟肼软膏、利福平软膏，局部外涂。必要时可行手术切除。

（3）系统治疗：早期、规律、全程、联合、适量的抗结核治疗。可选用利福平，每次0.45 g，每天1次，餐前1 h口服，连用6~12个月为1个疗程；异烟肼，每次0.3 g，每天1次，口服，连用6个月为1个疗程；链霉素，每次0.75~1.00 g，每天1次，肌内注射，连用1~3个月为1个疗程；乙胺丁醇，每次0.6 g，每天1次，口服。

2. 中医治疗

（1）内治：予灭毒丹（赵炳南经验方）以散风止痒，以清血解毒为治疗方法。灭毒丹药物组成为白花蛇4寸、金头蜈蚣2条、全虫4个、蜂房1个、龟甲50 g、雄黄5 g、飞黄丹5 g、辰砂0.01 g、生槐花0.01 g、细茶0.01 g、麝香0.01 g、孩儿茶0.01 g。上述中药研制成丸剂。成人体壮者每次5~10粒，每天服2次，体弱者酌情减量。

（2）外治：皮肤溃疡者，用生肌散、红油膏外敷。

【预防与护理】

（1）儿童时期接种卡介苗，避免接触结核病患者。
（2）早期发现，早期诊断，早期治疗。

第三节　瘰疬性皮肤结核

瘰疬性皮肤结核（scrofuloderma）是由结核分枝杆菌感染引起的液化性皮肤病，又名液化性皮肤结核（tuberculosis cutis colliquativa）。结核分枝杆菌由皮肤下方淋巴结、骨或关节附近的结核病灶，通过直接扩散或淋巴道蔓延至皮肤，最常见于颈部淋巴结。皮肤瘰疬愈合后，可出现特征性条索样瘢痕。本病多发生于青少年，病程缓慢，可多年不愈。中医称为"蟠蛇疬""鼠瘘"。

【诊断要点】

1. 临床表现

（1）瘰疬性皮肤结核多发于颈部、腋下、腹股沟及胸部，最常见于颈部淋巴结。

（2）皮疹初起表现为黄豆大小的多发皮下结节，呈红色或皮色，质地坚硬，边界清楚，推之可移，皮温不高，无压痛。可出现中央化脓，逐渐形成瘘管、溃疡，分泌干酪样和稀薄物质。皮肤瘰疬愈合后，可出现特征性条索样瘢痕。

（3）本病多发生于青少年，病程缓慢，可多年不愈。

2. 组织病理

表皮棘层肥厚，细胞水肿。真皮深层或皮下组织有结核浸润，可见由多核巨细胞和上皮样细胞组成的结核性肉芽肿改变，中央有干酪样坏死，外围有淋巴细胞和浆细胞。

3. 辅助检查

（1）涂片检查：皮肤溃疡处脓液直接涂片可见结核分枝杆菌。

（2）结核菌素试验：阳性反应说明曾感染过结核分枝杆菌或接种过卡介苗，强阳性反应说明可能存在活动性结核病灶。

（3）病原学检查：必要时行细菌培养和 PCR 检测。

（4）X 线检查：有助于发现骨、关节结核或其他器官的结核病灶。

4. 鉴别诊断

（1）寻常狼疮：两者均是由结核分枝杆菌感染引起的，多见于青年及儿童，皮疹表现为黄豆大小的结节，结核菌素试验阳性。寻常狼疮多发于面部、臀部及四肢，还可累及黏膜，结节愈后留有萎缩性瘢痕。瘰疬性皮肤结核侵犯淋巴结、骨或关节，多发于颈部、腋下、腹股沟及胸部，皮肤瘰疬愈合后，可出现特征性条索样瘢痕。

（2）孢子丝菌病：两者皮疹都可表现为多发皮下结节，质地坚硬，推之可移，自觉症状不明显。孢子丝菌病最常发生在四肢的指部或腕部，多与腐烂草木损伤皮肤有关，以青壮年多见。临床表现为皮下结节呈红、紫或黑色，或初起即为溃疡。结合真菌检查、真菌培养可见孢子丝菌。

【治疗】

1. 西医治疗

（1）一般治疗：皮肤破损者，清洁创面，定期换药；合并继发感染者，及时予抗生素。

（2）局部治疗：范围不大的寻常狼疮，可在局麻下行刮除术；或选用 5% 异烟肼软膏、利福平软膏，局部外涂。必要时可手术切除。

（3）系统治疗：早期、规律、全程、联合、适量的抗结核治疗。可选用利福平，每次 0.45 g，每天 1 次，餐前 1 h 口服，连用 6～12 个月为 1 个疗程；异烟肼，每次 0.3 g，每天 1 次，口服，连用 6 个月为 1 个疗程；链霉素，每次 0.75～1.00 g，每天 1 次，肌内注射，连用 1～3 个月为 1 个疗程；乙胺丁醇，每次 0.6 g，每天 1 次，口服。

2. 中医治疗

（1）隔巴豆灸："用巴豆一枚去皮心，艾叶一鸡子大，相和捣烂，擘碎爆干，捻炷灸病子上三壮即止。"适用于瘰疬结核。（出自《太平圣惠方》）

（2）血竭散：由青州枣 20 个、地黄 15 g、血竭 7.5 g 组成，上述药物研磨成粉，沾水调贴于创面。适用于瘰疬已破者。（出自《博济方》）

（3）腐蚀拔毒粉：由白砒 10 g、巴豆 10 g、斑蝥 10 g、硫黄 5 g、雄黄 27 g 组成，上述药物研磨成粉，制成腐蚀拔毒粉。腐蚀拔毒粉 25 g、凡士林 75 g，调成药膏外用。适用于结核性瘘管。

【预防与护理】

（1）儿童时期接种卡介苗，避免接触结核病患者。

（2）早期发现，早期诊断，早期治疗。

第四节　疣状皮肤结核

疣状皮肤结核（tuberculosis of verrucosa cutis）为结核分枝杆菌侵犯皮肤而引起的皮肤损害，是由于结核分枝杆菌感染了已致敏、有较高免疫力机体所致。本病较少见，是典型外源性接种皮肤结核。疣状皮肤结核多见于有外伤史的成年男性，多发于手指、手背、臀部。疣状皮肤结核的皮损初起表现为单个暗红色疣状结节或丘疹，质硬，皮损表浅且局限，基本不形成溃疡，逐渐扩张。疣状皮肤结核病程较长，可出现寻常狼疮样瘢痕。

【诊断要点】

1. 临床表现

（1）疣状皮肤结核见于成年人的手指、手部的背侧，儿童的臀部和踝关节。

（2）本病皮损表浅且局限，多为单发。初起表现为黄豆大小紫红色丘疹，有过度角化，逐渐扩大呈疣状增生，直径可达数厘米或更大，表面粗糙，上覆鳞屑，质地坚硬，有干酪样分泌物排出。伴或不伴有中央消退现象，遗留萎缩性网状瘢痕，四周为鳞屑覆盖结节，结节边缘红晕，称为"三廓症状"。

（3）本病多发生于成年人，一般无自觉症状，病程较长，可持续数十年。

2. 组织病理

表皮角化过度，棘层肥厚，细胞水肿。真皮中浅层有结核浸润，见化脓性和肉芽肿样炎症。

3. 辅助检查

（1）涂片检查：直接涂片可见结核分枝杆菌。

（2）结核菌素试验：阳性反应说明曾感染过结核分枝杆菌或接种过卡介苗，强阳性反应说明可能存在活动性结核病灶。

（3）病原学检查：必要时行细菌培养和 PCR 检测。

4. 鉴别诊断

（1）寻常疣：两者皮损均表现为疣状增生，病程较长。寻常疣是由人乳头瘤病毒感染引起，皮损损害较小，表面干燥，无炎症反应。疣状皮肤结核是由结核分枝杆菌感染引起，有干酪样分泌物排出，皮损呈"三廓症状"特征性表现，遗留萎缩性网状瘢痕。

（2）孢子丝菌病：最常发生在四肢的指部或腕部，多与腐烂草木损伤皮肤有关，以青壮年多见。临床表现为皮下结节呈红、紫或黑色，或初起即为溃疡。结合真菌检查、真菌培养可见孢子丝菌。

【治疗】

治疗与寻常狼疮相同。

【预防与护理】

（1）儿童时期接种卡介苗，避免接触结核病患者。

（2）早期发现，早期诊断，早期治疗。

第五节　丘疹坏死性结核疹

目前一般认为丘疹坏死性结核疹（papulonecrotic tuberculid）是由结核分枝杆菌感染，经血行扩散至皮肤后，结核分枝杆菌被迅速消灭所致的结核疹，丘疹坏死性结核疹可能与其他结核病的皮肤损害同时出现。本病多发于青年人，多发于四肢伸侧、臀部、面部，病程较长，反复发作。

【诊断要点】

1. 临床表现

（1）本病多发于青年人、女性，多发于四肢伸侧，尤其是肘膝关节伸侧，也见于臀部、面部、耳部。

（2）皮疹初起表现为绿豆至黄豆大小的丘疹或结节，呈对称性分布，色暗红或紫红，可变成脓疱性或坏死性。后逐渐形成黑色结痂，痂下见小溃疡，自愈后遗留萎缩性瘢痕，伴色素沉着。丘疹坏死性结核疹可能与硬红斑、皮肤瘰疬病同时出现。

（3）本病一般无自觉症状，春秋季多见，病程缓慢，反复发作，可多年不愈。

2. 组织病理

早期表现为血管改变，血管内皮细胞肿胀、变性，淋巴细胞性血管炎、纤维蛋白样坏死、血管内血栓。晚期血管壁增厚，表皮和真皮上部呈卵圆形或楔形坏死。

3. 辅助检查

（1）结核菌素试验：阳性，并可有坏死反应。

（2）病原学检查：必要时行细菌培养和 PCR 检测。

4. 鉴别诊断

（1）毛囊炎：皮疹为炎症性毛囊性脓疱，无中心坏死。病理改变：毛囊上部有以中性粒细胞为主的急性炎症浸润。

（2）皮肤变应性血管炎：主要累及皮肤的细小血管，并以中性粒细胞浸润和细胞核破碎为病理特征，临床表现为紫癜、荨麻疹、斑丘疹、结节、瘀斑、大疱、坏死性溃疡，可有发热、体重减轻、肌痛等全身症状。丘疹坏死性结核疹以结核病组织表现为病理特征，临床表现为四肢关节伸侧的散在中心坏死性丘疹，愈后遗留萎缩性瘢痕，结核菌素试验呈阳性。

【治疗】

治疗与寻常狼疮相同。

【预防与护理】

（1）儿童时期接种卡介苗，避免接触结核病患者。

（2）早期发现，早期诊断，早期治疗。

第六节 硬 红 斑

硬红斑（erythema induratum）是一种结核疹，又称 Bazin 病。本病多发于年轻女性，多发于小腿屈侧，以皮下脂肪组织的小叶性脂膜炎为主要病理特征，伴脂肪坏死。本病可遗留萎缩性瘢痕，具有自限性，病程较长，常复发。

【诊断要点】

1. 临床表现

（1）本病多发于年轻女性，多发于小腿下段屈侧。

（2）硬红斑的皮疹常先后出现或成批出现，表现为绿豆大小的红斑或紫蓝色皮下结节，数周或数月后结节可自行消退，遗留色素沉着，有或无溃疡，可遗留萎缩性瘢痕。

（3）本病具有自限性，病程较长，常复发。

2. 组织病理

早期可见真皮深部、皮下组织及血管周围有结核样浸润。后期可见真皮深部、皮下组织血管壁增厚，内皮细胞增生，形成血栓闭塞管腔及干酪样坏死。脂肪层内呈小动脉血管炎改变。

3. 辅助检查

（1）结核菌素试验：阳性。

（2）病原学检查：必要时行 PCR 检测，有助于明确诊断。

4. 鉴别诊断

（1）结节性红斑：皮损多见于双小腿伸侧，临床表现为红或紫红色的结节，自觉疼痛，触痛，无溃疡，病程较短，常伴有关节痛及发热等其他症状。

（2）瘰疬性皮肤结核：多见于颈部、腋下、腹股沟及胸部，常单侧出现，有瘘管形成，本病与淋巴结核、骨结核及关节结核关系密切。

（3）梅毒性树胶肿：皮损常为不对称出现的单个结节，质地坚硬，病情进展较快，溃疡边缘锐利，基底见坏死组织和树胶样分泌物，既往有性接触史，梅毒血清反应呈阳性。

【治疗】

治疗与寻常狼疮相同。

【预防与护理】

（1）儿童时期接种卡介苗，避免接触结核病患者。

（2）早期发现，早期诊断，早期治疗。

第七节 类 丹 毒

类丹毒（erysipeloid）是由类丹毒杆菌感染引起的急性炎症性皮肤病。本病多发于动物，尤其是猪，也可传染人类，有屠夫、兽医、渔业工作者等职业接触史，潜伏期为 1~3 天。类丹毒的皮损表现为中央褪色的紫色斑疹，边缘清楚而微突出皮肤，全身症状一般较轻。类丹毒根据临床表现分为三型：局限型、弥漫型、败血症型。本病具有自限性，一般 2~4 周可自愈。类丹毒属于中医学"丹毒"范畴。

【诊断要点】

1. 临床表现

（1）局限型类丹毒

1）本型是类丹毒最常见的一型，临床症状仅局限于病菌入侵部位，多发生在手部、腕部。

2）本型皮损临床表现与丹毒类似。感染后 1~2 天，病菌入侵部位疼痛，皮肤肿胀，继而出现逐渐形成界线清楚的紫红色斑疹，斑疹边缘隆起并逐渐向周围扩散，皮损范围直径不超过 10 cm，局部灼痛和瘙痒，可有水疱形成。若累及手指，可出现手指关节疼痛，活动困难。一般无全身症状，可有局部淋巴结肿大。

（2）弥漫型类丹毒

1）本型临床上较少见。

2）本型与局限型类丹毒皮损形态相同，但呈全身分布倾向，常伴发热及关节症状。

（3）败血症型类丹毒

1）本型临床上较少见。

2）本型较弥漫型类丹毒皮损更广泛，全身症状更重，常伴有关节疼痛，甚至累及心内膜、肾。

2. 组织病理

表皮、真皮乳头层水肿，真皮、皮下组织可见血管炎症浸润，可发现病原体。

3. 辅助检查

（1）病原学检查：组织培养类丹毒杆菌阳性，必要时行 PCR 检测，有助于明确诊断。

（2）血培养检查：有助于败血症型类丹毒的诊断。

4. 鉴别诊断

（1）丹毒：两者皮损较为相似。丹毒皮损多为鲜红色斑，多发于小腿及面部，水肿及全身症状明显。类丹毒有职业接触史，皮损多发于手指及足背，多为紫色斑疹，不化脓，少有水疱出现，全身症状较轻，类丹毒杆菌培养和接种试验阳性。

（2）蜂窝织炎：多由溶血性链球菌、金黄色葡萄球菌感染所致，见于颜面及躯干部，皮损为弥漫性红肿，但边界不像丹毒那样明显，疼痛明显，中央红肿显著，后期溃破后流脓，全身症状明显。病原学检查可以鉴别。

【治疗】

1. 西医治疗

（1）系统治疗：本病以抗感染为主。抗生素首选青霉素，青霉素过敏者可选用四环素、红霉素、麦迪霉素。皮损局限者可选青霉素，每次 80 万 U，每天 2 次，肌内注射；弥漫型、败血症型者应尽早应用大剂量青霉素，每次 100 万 ~500 万 U，每天 4 次，静脉滴注。

（2）局部治疗：外用 10% 鱼石脂软膏以消炎消肿。

（3）物理治疗：皮损局部行紫外线照射以消炎。

2. 中医治疗

（1）内治

1）风湿毒蕴证

证候：发于头面部，皮肤肿胀，紫红色斑疹，灼热疼痛，舌红，苔薄黄，脉浮数。

治则：疏风清热解毒。

方药：普济消毒饮加减（炒黄芩 15 g、炒黄连 15 g、陈皮 6 g、甘草 6 g、玄参 6 g、柴胡 6 g、桔梗 6 g、连翘 3 g、板蓝根 3 g、马勃 3 g、牛蒡子 3 g、薄荷 3 g、僵蚕 2 g、升麻 2 g）。

用法：每天 1 剂，水煎，分 2 次（每次 200 mL）口服。

2）湿热毒蕴证

证候：发于下肢，局部呈紫红色，肿胀灼痛；可伴轻度发热，胃纳不香，舌红，苔黄腻，脉滑数。

治则：清热利湿解毒。

方药：五神汤合萆薢渗湿汤加减（五神汤：茯苓 30 g、车前子 30 g、金银花 90 g、牛膝 15 g、紫花地丁 30 g；萆薢渗湿汤：萆薢 30 g、薏苡仁 30 g、茯苓 15 g、黄柏 15 g、牡丹皮 15 g、泽泻 15 g、滑石 30 g、通草 6 g）。

　　用法：每天 1 剂，水煎，分 2 次（每次 200 mL）口服。

　　3）肝脾湿火证

　　证候：发于胸腹部、腰部，皮肤紫红，灼热肿胀，疼痛，口干口苦，舌红，苔黄腻，脉弦滑数。

　　治则：清肝泻火利湿。

　　方药：柴胡清肝汤或龙胆泻肝汤（柴胡清肝汤：川芎 3 g、当归 3 g、白芍 3 g、生地黄 3 g、柴胡 3 g、黄芩 3 g、栀子 3 g、天花粉 3 g、防风 3 g、牛蒡子 3 g、连翘 3 g、甘草 3 g；龙胆泻肝汤：龙胆草 6 g、黄芩 9 g、栀子 9 g、泽泻 12 g、木通 6 g、当归 3 g、生地黄 9 g、柴胡 6 g、甘草 6 g、车前子 9 g）。

　　用法：每天 1 剂，水煎，分 2 次（每次 200 mL）口服。

　　（2）外治

　　1）中药外用：选用金黄散、玉露散，用水调敷；或用鲜野菊花叶、鲜地丁全草、鲜蒲公英、鲜冬青树叶等捣烂外敷；还可选用金黄膏，厚涂外敷于患处。

　　2）砭镰法：此法仅适用于下肢复发性患者，患处消毒后，用七星针或三棱针叩刺放血。

【预防与护理】

注意肉类加工、食品服务人员的防护和检疫工作。

第八节　红　　癣

　　红癣（erythrasma）是由类白喉微细棒状杆菌感染所致。微细棒状杆菌属的革兰氏染色呈阳性。本病多发于皮肤摩擦部位，与皮肤破损、潮湿、炎热、肥胖、糖尿病等诱因相关。红癣的临床主要表现为界线清楚、边缘不规则的斑片。中医称为"丹癣"。

【诊断要点】

　　1. 临床表现

　　（1）红癣多见于成年男性，多发于腹股沟部、腋窝、臀缝、乳房下等皮肤褶皱部位，主要诱因包括皮肤破损、潮湿、炎热、肥胖、糖尿病等。

（2）本病皮损主要表现为边缘清楚而不规则的斑片，初起色红，逐渐变为褐色或棕红色，皮损范围也逐渐扩大，表面干燥，可覆有鳞屑，无丘疹，无水疱，一般无自觉症状或轻度瘙痒。极少数患者可见泛发性板层状斑块皮疹。

2. 辅助检查

（1）病原学检查：2%琼脂培养基分离培养 18~36 h 后可见菌落，伍德灯下呈珊瑚红荧光。

（2）涂片检查：取皮损处鳞屑做革兰氏染色涂片，可见短棒状杆菌或菌丝。

3. 鉴别诊断

（1）股癣：两者皮损均可见清楚的边缘。股癣炎症反应较明显，边缘隆起，可见水疱，鳞屑真菌检查阳性。红癣表现为边缘清楚而不规则的斑片，无丘疹，无水疱，革兰氏染色直接镜检可见棒状杆菌或菌丝。

（2）花斑癣：多发于颈部、躯干上部，皮损表现为较小的斑点，无红斑，鳞屑真菌检查阳性。红癣多发于腹股沟部、腋窝、臀缝、乳房下等皮肤褶皱部位，皮损表现为清楚而不规则的红褐色斑片，革兰氏染色直接镜检可见棒状杆菌或菌丝。

【治疗】

1. 西医治疗

（1）系统治疗：皮损面积较大者，选用红霉素，每次 0.25 g，每天 4 次，口服，连用 7 天为 1 个疗程。

（2）局部治疗：外用 1%红霉素软膏，或 1%克林霉素乳膏，或 10%硫酸软膏，或 2%咪康唑乳膏。

2. 中医治疗

中医治疗以外治为主。可选用醋泡方（朱仁康经验方）：由荆芥 18 g、红花 18 g、明矾 18 g、皂角刺 30 g、防风 18 g、大枫子 30 g 组成，将中药浸泡在醋中 3~5 天后，每天浸泡患处半小时，连用 2 周为 1 个疗程。

【预防与护理】

（1）注意个人卫生，勤洗澡，保持身体的清爽。

（2）内衣内裤勤洗勤换，必要时用热水烫洗。

（3）洗澡时可选用硫黄皂预防本病。

第四章 球菌性皮肤病

第一节 脓 疱 疮

脓疱疮（impetigo）是由金黄色葡萄球菌、溶血性链球菌或两者结合感染所致。本病主要见于2~7岁儿童，夏秋季多见。传播途径包括接触传播、自身接种传播。感染常继发于搔抓、蚊虫叮咬及其他皮损，潮湿、高温会促进细菌的繁殖。细菌侵犯皮肤，引起化脓性炎症，重者继发毒血症、菌血症、败血症，炎症还可累及肺部、关节、骨髓。中医称为"黄水疮""滴脓疮"。

【诊断要点】

1. 临床表现

（1）寻常型脓疱疮：又称"接触传染性脓疱疮"。本型传染性强，多见于面部等暴露部位。皮损初起为红色的斑丘疹，随后迅速变为脓疱，疱周有红晕，疱壁较薄，易溃破，局部糜烂干燥后形成黄色痂皮，愈后不留瘢痕。

（2）大疱性脓疱疮：主要由噬菌体Ⅱ组71型金黄色葡萄球菌感染所致，多发于面部、躯干、四肢。皮损初起为小水疱或脓疱，随后迅速变为直径1 cm的大疱，疱壁初期紧张，后期松弛，疱周无红晕，疱壁较薄，易溃破，局部糜烂干燥后结痂，愈后可有暂时性的色素沉着。

（3）新生儿脓疱疮：发生在新生儿的脓疱疮，发病急，传染性强。皮损为泛发的脓疱，尼科利斯基征阳性，疱周有红晕，溃破后糜烂，可有全身中毒症状。

（4）深脓疱疮：又称"臁疮"。本型主要由于溶血性链球菌所致，多发于小腿部。皮损初起即为脓疱，逐渐向深部蔓延，局部红肿疼痛明显，皮肤坏死结痂，痂下见蝶形溃疡。

（5）葡萄球菌性烫伤样皮肤综合征：由凝固酶阳性、噬菌体Ⅱ组71型金黄色葡萄球菌感染所致，多见于5岁以内婴幼儿。起病前常有上呼吸道感染或皮肤、耳鼻的化脓性炎症。皮损初起于口周、眼周部，随后迅速扩散至四肢、躯干，皮损表现为大片红斑基础上的水疱，疱壁松弛，尼科利斯基征阳性，局部疼痛明显。破后皮肤大面积剥脱，状如烫伤，手足部呈手套样、袜套样剥脱，口周有放射状裂纹。

2. 组织病理

（1）深脓疱疮：真皮炎症反应明显，血管扩张，形成血栓，结缔组织坏死，浅表溃疡。

（2）寻常型脓疱疮、新生儿脓疱疮等其他脓疱疮：角质层和颗粒层间有脓疱，疱内见大量中性粒细胞、纤维蛋白和球菌。

3. 辅助检查

（1）血常规检查：白细胞计数增高，中性粒细胞比例增高，必要时做药敏试验。

（2）脓液细菌培养：细菌培养可分离出金黄色葡萄球菌或链球菌。

4. 鉴别诊断

（1）水痘：是由水痘-带状疱疹病毒引起，多发于躯干、四肢近侧及头面部，以分批出现向心性分布的皮疹，丘疹、疱疹、脓疱疹、痂皮同时并见为特征性表现，血常规示白细胞计数正常或稍低。

（2）丘疹性荨麻疹：与节肢动物叮咬有关，临床表现为绿豆至黄豆大小风团样丘疹，质地较硬，顶端小疱，成批出现，瘙痒明显。

【治疗】

1. 西医治疗

（1）系统治疗：用于皮损分布广泛、全身症状明显者，根据药敏试验结果选择抗生素。常用青霉素类、头孢类、大环内酯类、喹诺酮类抗生素。注意营养支持和水电解质平衡。

（2）局部治疗：脓疱未破者，选用10%炉甘石洗剂外用，疱形较大时，可用注射器抽取疱液。脓疱已破者，选用3%硼酸溶液或1：5 000高锰酸钾溶液清洗和湿敷。少量渗出者，可选用5%新霉素软膏、莫匹罗星软膏或红霉素软膏外涂。溃疡形成者，选用重组牛碱性成纤维细胞生长因子溶液外用。

2. 中医治疗

（1）内治

1）暑湿热蕴证

证候：皮疹密集，疱液色黄，疱周有红晕，破后糜烂面鲜红，可伴有发热，口干，小便量少色黄，舌红，苔黄腻，脉濡数或滑数。

治则：清暑利湿解毒。

方药：清暑汤加减（连翘15 g、金银花15 g、赤芍12 g、天花粉12 g、滑石12 g、车前子9 g、泽泻9 g、生甘草3 g）。

用法：每天1剂，水煎，分2次（每次200 mL）口服。

2）脾虚湿滞证

证候：皮疹稀疏，疱液淡黄，疱周无明显红晕，破后糜烂面淡红，可伴有食少，面色无华，便溏，舌淡，苔薄，脉濡。

治则：健脾渗湿。

方药：参苓白术散加减（莲子5 g、薏苡仁15 g、砂仁5 g、桔梗10 g、白扁豆10 g、白茯苓10 g、党参5 g、炙甘草6 g、白术10 g、山药10 g）。

用法：每天1剂，水煎，分2次（每次200 mL）口服。

（2）外治：以解毒、燥湿、收敛为主。脓液较多者，选用马齿苋、野菊花、蒲公英等解毒燥湿药煎水湿敷；脓液较少者，选用三黄洗剂合九一丹外搽，或青黛散外用；糜烂者，选用青黛散调和麻油外敷。

【预防与护理】

幼儿园等易发场所应在夏季加强检疫和消毒，发现患儿及时隔离。

第二节　单纯性毛囊炎

单纯性毛囊炎（folliculitis）是由金黄色葡萄球菌感染引起的毛囊口化脓性炎症。本病主要见于成年人，多发于头面部、颈部、大腿部、臀部、外阴部。单纯性毛囊炎的常见诱因包括潮湿、高温、搔抓等，细菌侵犯毛囊根部引起化脓性炎症。中医病名根据发病部位的不同而异，发于枕部发际处称为"发际疮"，发于须部称为"须疮""羊须疮"，发于臀部称为"坐板疮"。

【诊断要点】

1. 临床表现

（1）单纯性毛囊炎主要见于成年人，夏季发病，多发于头面部、颈部、大腿部、臀部、外阴部。

（2）皮肤初起表现为孤立散在的红色毛囊性小丘疹，皮损中央可贯穿毛发，周围红晕明显，迅速变为小脓疱，疱壁薄，脓疱溃破或干涸后结痂，愈后不留痕迹。单纯性毛囊炎患者有自觉痒痛症状。

（3）本病一般无全身症状，病程长短不一，可反复发作。

2. 组织病理

早期见毛囊壁和毛囊周围化脓性炎症，晚期见毛囊壁和毛囊周围坏死。

3. 辅助检查

（1）血常规：白细胞计数可增高。

（2）脓液细菌培养：可分离出金黄色葡萄球菌。

4. 鉴别诊断

（1）痤疮：病因复杂，往往不只单一病原菌感染，可见开放性或闭合性黑头粉刺，痒痛不明显。

（2）水痘：是由水痘-带状疱疹病毒引起，多发于躯干、四肢近侧及头面部，以分批出现向心性分布的皮疹，丘疹、疱疹、脓疱疹、痂皮同时并见为特征性表现，血常规中白细胞计数正常或稍低。

【治疗】

1. 西医治疗

（1）一般治疗：轻微的毛囊炎一般可自行消退，严重者需要药物治疗。

（2）系统治疗：以抗感染治疗为主，常选用青霉素类、头孢类、大环内酯类、喹诺酮类抗生素，也可根据药敏试验选用抗生素。

（3）局部治疗：可选用莫匹罗星软膏、1%新霉素软膏，或20%鱼石脂软膏，外用。

（4）物理治疗：可选用红外线、紫外线行早期治疗。

（5）手术治疗：毛囊炎发在"危险三角区"者，应避免用手挤压，必要时及时切开引流。

2. 中医治疗

（1）内治：名医赵炳南认为本病是因湿热毒邪蕴结郁于肌肤，或素体气阴两虚，复感风邪所致。因此将本病分为湿热证和气阴两虚证。

1）湿热证

证候：头部、躯干、四肢出现散在红色丘疹或小脓疱，周围有炎性红晕，舌质微红，苔薄白，脉微弦。

治则：清热解毒，利湿止痒。

方药：仙方活命饮加减（金银花10 g、连翘15 g、蒲公英10 g、大青叶10 g、茯苓10 g、薏苡仁10 g、防风10 g、车前草10 g、防己10 g、白鲜皮15 g、甘草10 g）。

用法：每天1剂，水煎，分2次（每次200 mL）口服。

2）气阴两虚证

证候：素体虚弱，躯干、四肢出现散在丘疹或小脓疱，破溃后分泌物为稀薄，可伴有全身倦怠、无力、低热等，舌淡，苔薄白，脉沉细或迟。

治则：清热解毒，益气养阴。

方药：托里消毒散加减（黄芪15 g、板蓝根10 g、天冬15 g、麦冬15 g、紫花地丁10 g、生地黄15 g、金银花15 g、连翘15 g）。

用法：每天1剂，水煎，分2次（每次200 mL）口服。

另外，可用中成药小败毒膏，每次10~20 g，每天2次，口服。

（2）外治：以解毒、燥湿、收敛为主。初起时，可用化毒散软膏（赵炳南经验方）涂敷患处；脓疱已成者，选用三黄洗剂合九一丹外搽，或青黛散外用；糜烂者，青黛散调和麻油外敷。

【预防与护理】

应注意日常卫生，勤洗内衣内裤，避免可能的诱因（频繁刮须、皮肤破损等）。

第三节　头部脓肿性穿掘性毛囊周围炎

头部脓肿性穿掘性毛囊周围炎（perifolliculitis capitis abscedens et suffodiens）是由凝固酶阳性的金黄色葡萄球菌导致的化脓性皮肤病，是头皮层间终毛毛囊炎的变异。头部脓肿性穿掘性毛囊周围炎是毛囊闭锁四联征的一部分，经常与聚合性痤疮、化脓性汗腺炎、藏毛窦三种疾病同时并发。本病多见于成年男性，也可在儿童、青少年时期发病，多发于头顶和上枕部头皮，严重时可波及整个头皮。头部脓肿性穿掘性毛囊周围炎以毛囊和毛囊周围多发炎症性结节为主要特征表现，病程缓慢，可形成皮下深部相互连通的窦道，一般无全身症状。本病相当于中医学的"蝼蛄疖"。

【诊断要点】

1. 临床表现

（1）头部脓肿性穿掘性毛囊周围炎多见于成年男性，也可于儿童、青少年期发病，多发于头顶和上枕部头皮，病程缓慢，一般无全身症状。

（2）本病以毛囊和毛囊周围多发炎症性结节为主要特征。初起皮疹为头皮的多发毛囊小丘疹，随后变为黄豆大小的结节，结节迅速进展为波动性的卵圆形脓肿。相邻的脓肿互相交通，可形成皮下深部连通的窦道。

（3）脓肿很难自行消失，脓肿破溃后见稀薄的黄色或带血脓液，一处脓肿吸收后，他处又反复发出新的脓肿，病程缓慢。皮损处的毛发可完全脱落，愈合后可形成秃发性瘢痕。

2. 组织病理

早期头部脓肿性穿掘性毛囊周围炎有广泛性炎症浸润。形成脓肿时，皮肤附属器被破坏，见肉芽组织形成，见淋巴细胞和浆细胞，毛囊残余处有时可见异物巨细胞。脓肿深入皮下组织时，则形成窦道，愈合区域可见广泛的纤维化改变。

3. 辅助检查

必要时可进行血常规、血糖、脓液细菌培养、药敏试验、超声等检查。

4. 鉴别诊断

（1）痈：两者均是由金黄色葡萄球菌感染引起的，但痈多发于皮肤丰厚处，如颈项、背部和大腿，皮损初起为弥漫性紫红斑片，皮损表面紧张发亮，触痛明显，后演变为多个如火山口的脓头，排出脓栓和血性分泌物。头部脓肿性穿掘性毛囊周围炎早期损害为头皮的毛囊炎和毛囊周围炎，以多发炎症性结节为主要特征表现，后期可形成皮下深部相互连通的窦道，一般无全身症状。

（2）疖：是单个毛囊或皮脂腺感染引起的化脓性皮肤病，多发生在受压或油脂分泌旺盛部位，表面无脓头，一般无全身症状。

（3）脓癣：也可表现为脱发、脓疱、结痂等，主要于儿童期发病，真菌检查多为阳性。

【治疗】

1. 西医治疗

（1）系统治疗：本病治疗方法虽然很多，但疗效参差不齐，因此尚未有最佳治疗方案的统一共识，实际治疗可根据患者病情严重程度制订。

1）抗生素：临床上首选广谱类抗生素治疗，包括环丙沙星、四环素、喹诺酮类、利福平，联合克林霉素都有很好的疗效。如培养出金黄色葡萄球菌，首选利福平联合克林霉素治疗，两药用法都为每次 300 mg，每天 2 次，口服，连用 4~6 周为 1 个疗程。

2）维 A 酸类：能够起到长期缓解头部脓肿性穿掘性毛囊周围炎的作用。美国《安德鲁斯临床皮肤病学》（原书第 11 版）提到，皮损内注射类固醇联合异维 A 酸口服也可能有效，异维 A 酸为每次 0.25~0.75 mg/kg，每天 2 次，口服，连用 6~12 个月为 1 个疗程。

（2）局部治疗：可选用莫匹罗星软膏、1%新霉素软膏，或 20%鱼石脂软膏，外用。

（3）物理治疗：Ng：YAG 脱毛激光对头部脓肿性穿掘性毛囊周围炎有改善作用。

（4）手术治疗：必要时"十"字切开引流，然后用棉垫填塞，绑带加压固定止血，定期清创，换药时视具体情况逐渐抽出棉垫。对于病情严重的患者，有时必须选择手术治疗，切除窦道以防严重感染。

2. 中医治疗

（1）内治

1）热毒蕴结证

证候：轻者仅有 1~2 个疖肿，可散发全身或簇集在一处，或此处已愈他处又起，伴发热、口渴，小便色黄，大便干结，舌红，苔黄，脉数。

治则：清热解毒。

方药：五味消毒饮加减（金银花 30 g、野菊花 15 g、蒲公英 15 g、紫花地丁 15 g、紫背天葵 10 g）

用法：每天 1 剂，水煎，分 2 次（每次 200 mL）口服。

2）暑湿蕴结证

证候：见于夏秋季，多发于头面、颈、背、臀部，多个成片的疖肿，局部红热胀痛，破后流脓，伴胸闷心烦，口苦咽干，小便色黄，大便干结，舌红，苔黄腻，脉滑数。

治则：清暑化湿解毒。

方药：清暑汤加减（连翘 15 g、金银花 15 g、赤芍 12 g、天花粉 12 g、滑石 12 g、车前子 9 g、泽泻 9 g、生甘草 3 g）。

用法：每天 1 剂，水煎，分 2 次（每次 200 mL）口服。

3）体虚毒恋证

证候：疖肿散在全身各处，此处已愈他处又起，疖肿较大，易变为有头疽，皮损暗红，脓水稀少，伴低热，口渴，乏力肢软，舌质红，苔薄黄，脉细数。

治则：扶正解毒。

方药：四妙汤加减（紫草 30 g、升麻 30 g、糯米 30 g、甘草 7.5 g）。

用法：每天 1 剂，水煎，分 2 次（每次 200 mL）口服。

另外，可用中成药小败毒膏，每次 10~20 g，每天 2 次，口服。

（2）外治：初起无脓时，可用千捶膏盖贴，或金黄膏外用厚涂；脓肿已成者，尽快切开引流，用九一丹掺于太乙膏上盖贴；脓液已净时，改用生肌散收口；脓破糜烂者，用青黛散调和麻油外敷。

【预防与护理】

（1）注意清淡饮食，避免辛辣刺激、肥甘厚腻饮食，避免饮酒。
（2）注意休息，保证规律作息。
（3）勤洗头发，保持头皮清爽。

第四节 疖 与 疖 病

疖/疖病（furuncle/furunculosis）主要是由金黄色葡萄球菌侵犯毛囊及毛囊周围组织所致。本病常与糖尿病、肥胖、瘙痒性皮肤病、免疫缺陷等诱因相关，多发于面部、颈部、臀部、外阴部。临床表现为毛囊及毛囊周围组织炎症性丘疹，有时可出现化脓现象，一般无全身症状；若在"危险三角区"的疖被挤压或挑破，感染容易进入颅内的海绵状静脉窦，导致化脓性海绵状静脉窦炎。本病亦属于中医"疖"。

【诊断要点】

1. 临床表现

（1）疖多见于青少年，夏季多发。多发于面部、颈部、臀部、外阴部。

（2）本病初起见单发的鲜红色毛囊性丘疹，逐渐增大，呈锥形隆起，表面紧张，质地坚硬，疼痛明显，随后顶端成脓，脓肿破溃后疼痛减轻，较少出现全身症状。

（3）需要注意的是，"危险三角区"的鼻部和唇部疖被挤压或挑破后，易感染颅内的海绵状静脉窦，导致化脓性海绵状静脉窦炎，出现眼部及周围肿痛和硬结，并有头痛、寒战、高热等全身症状，严重者可继发脑脓肿、脓毒败血症，出现昏迷。本病若不及时治疗，可能危及生命。

2. 组织病理

早期表现为毛囊及毛囊周围的炎症性改变，后期出现脓疡，毛囊、皮脂腺被破坏。

3. 辅助检查

可进行细菌学及血清学的检查。

4. 鉴别诊断

（1）痈：多发于皮肤丰厚处，如颈项、背部和大腿，皮损初起为弥漫性紫红斑片，皮损表面紧张发亮，触痛明显，后演变为多个火山口状的脓头，有脓栓和血性分泌物。疖是单个毛囊或皮脂腺感染引起的化脓性皮肤病，多发生在受压或油脂分泌旺盛部位，一般无全身症状。

（2）脓疱疮：多见于2~7岁儿童，具有传染性，多见于面部等暴露部位，皮损初起为红色的斑丘疹，随后迅速变为脓疱，疱周有红晕，疱壁较薄，易溃破，局部糜烂干燥后形成黄色痂皮，愈后不留瘢痕。

【治疗】

1. 西医治疗

（1）系统治疗：若疖形状较大，位于鼻周或外耳道内，或局部治疗无反应时，应考虑系统应用抗生素治疗，抗生素主要选择青霉素，青霉素过敏时可用红霉素、克林霉素、头孢类、大环内酯类等。

（2）局部治疗：可选用3%碘酊、莫匹罗星软膏或1%新霉素软膏，外用。

（3）物理治疗：早期结节可选用热敷、红外线或超短波治疗。

（4）手术治疗：毛囊炎发在"危险三角区"者，应避免用手挤压，必要时及时切开引流。

2. 中医治疗

（1）内治

1）热毒蕴结证

证候：轻者仅有 1~2 个疖肿，可散发全身或簇集在一处，或此处已愈他处又起，伴发热，口渴，小便色黄，大便干结，舌红，苔黄，脉数。

治则：清热解毒。

方药：五味消毒饮加减（金银花 30 g、野菊花 15 g、蒲公英 15 g、紫花地丁 15 g、紫背天葵 10 g）。

用法：每天 1 剂，水煎，分 2 次（每次 200 mL）口服。

2）暑湿蕴结证

证候：见于夏秋季，多发于头面、颈、背、臀部，多个成片的疖肿，局部红热胀痛，破后流脓，伴胸闷心烦，口苦咽干，小便色黄，大便干结，舌红，苔黄腻，脉滑数。

治则：清暑化湿解毒。

方药：清暑汤加减（连翘 15 g、金银花 15 g、赤芍 12 g、天花粉 12 g、滑石 12 g、车前子 9 g、泽泻 9 g、生甘草 3 g）。

用法：每天 1 剂，水煎，分 2 次（每次 200 mL）口服。

3）体虚毒恋，阴虚内热证

证候：疖肿散在全身各处，此处已愈他处又起，疖肿较大，易变为有头疽，伴有口渴唇燥，舌质红，苔薄，脉细数。

治则：养阴清热解毒。

方药：仙方活命饮合增液汤（仙方活命饮：白芷 3 g、贝母 6 g、防风 6 g、赤芍 6 g、当归尾 6 g、甘草 6 g、皂角刺 6 g、穿山甲 6 g、天花粉 6 g、乳香 6 g、没药 6 g、金银花 9 g、陈皮 9 g；增液汤：元参 30 g、麦冬 24 g、生地黄 24 g）。

用法：每天 1 剂，水煎，分 2 次（每次 200 mL）口服。

4）体虚毒恋，阴虚内热证

证候：疖肿散在全身各处，病程较长，收口慢，脓水稀薄，伴面色萎黄，精神倦怠，食少便溏，舌质淡，边有齿痕，苔薄，脉濡。

治则：健脾和胃，清热化湿。

方药：五神汤合参苓白术散（五神汤：茯苓 30 g、车前子 30 g、金银花 90 g、牛膝 15 g、紫花地丁 30 g；参苓白术散：莲子肉 50 g、薏苡仁 50 g、砂仁 50 g、桔梗 50 g、白扁豆 75 g、白茯苓 100 g、人参 100 g、炙甘草 100 g、白术 100 g、山药 100 g）。

用法：每天1剂，水煎，分2次（每次200 mL）口服。

另外，可用中成药小败毒膏，每次10~20 g，每天2次，口服。

（2）外治：初起较小者用千锤膏盖贴，较大者用金黄膏厚敷；糜烂者，用青黛散调和麻油外敷；成脓者尽快切开引流，选用九一丹合千锤膏盖贴，脓肿较深者，用加药线引流；脓液已净时，改用生肌散收口。

【预防与护理】

（1）注意个人卫生，保持皮肤清爽，勤洗内衣内裤。

（2）避免辛辣刺激和肥甘厚腻饮食。

（3）如有糖尿病，需定期检测血糖，必要时至内分泌科调整糖尿病治疗方案。

第五节 痈

痈（carbuncle）是由金黄色葡萄球菌感染导致多个临近毛囊炎症深部相互融合。本病常见于免疫力低下（糖尿病、营养不良等）的患者，多发于颈、背、臀等部位。临床主要表现为大片浸润性紫红色斑片，可有化脓和组织坏死，伴有高热、畏寒等全身症状，严重时可继发毒血症、败血症，甚至导致死亡。本病相当于中医学"有头疽"的范畴。

【诊断要点】

1. 临床表现

（1）痈常见于免疫力低下（糖尿病、营养不良等）的患者，多发于皮肤丰厚处，如颈、背、臀等部位。

（2）皮损初起为弥漫性紫红色斑片，皮损表面紧张发亮，界线不清楚，触痛明显，随后迅速向四周及皮肤深处蔓延，直径可超过10 cm。1周左右开始化脓，演变为多个如火山口的脓头，排出脓栓和血性分泌物，脓栓脱落后暴露出脓性基底的蜂窝状深溃疡。可出现高热、畏寒等全身中毒症状和局部淋巴结肿大，严重时可继发毒血症、败血症，甚至导致死亡。

（3）本病皮损处愈合缓慢，愈合后遗留瘢痕。

2. 组织病理

多个相邻毛囊及毛囊周围的化脓性炎症改变，脓肿相互连通，周围组织充血水肿，见大量中性粒细胞。

3. 辅助检查

（1）血常规：白细胞计数可增高，中性粒细胞比例增高。

（2）脓液细菌培养：可分离出金黄色葡萄球菌，必要时做药敏试验。

4. 鉴别诊断

（1）蜂窝织炎：两者均可出现全身中毒症状，痈初起时为弥漫性紫红斑片，皮损表面紧张发亮，触痛明显，后期出现多个脓头。蜂窝织炎是皮肤和皮下组织弥漫性化脓性炎症，局部表现为弥漫性红肿性硬块，境界不清，后期中央变软成脓，但不出现多个脓头。

（2）疖：是单个毛囊或皮脂腺感染引起的化脓性皮肤病，多发生于受压或油脂分泌旺盛部位，一般无全身症状。痈多发于皮肤丰厚处，如颈项、背部和大腿部，皮损初起为弥漫性紫红斑片，皮损表面紧张发亮，触痛明显，后期演变为多个火山口状的脓头，有脓栓和血性分泌物，可出现高热、畏寒等全身中毒症状和局部淋巴结肿大。

【治疗】

1. 西医治疗

（1）系统治疗：应早期足量使用抗生素，可选用青霉素，每次 300 万 ~ 400 万 U，每天 2 次，静脉滴注；或选用半合成青霉素苯唑西林，每次 125 ~ 250 mg，每天 4 次，静脉滴注；对青霉素过敏者，可用红霉素、磺胺类、头孢类抗生素替代，也可根据药敏试验选择抗生素。

（2）局部治疗：成脓者，可选用 3% 碘酊、莫匹罗星软膏或 1% 新霉素软膏，外用。已经成脓者，应尽快"十"字切开引流。

（3）物理治疗：早期可选用热敷、红外线或超短波治疗。

2. 中医治疗

（1）内治

1）火毒蕴滞证

证候：局部红肿灼热，疼痛明显，根脚收束，迅速化脓，流脓黄稠，伴发热、口渴、便秘、小便短赤、舌红、苔黄、脉数有力。

治则：清热利湿，和营托毒。

方药：黄连解毒汤合仙方活命饮加减（仙方活命饮：白芷 3 g、贝母 6 g、防风 6 g、赤芍 6 g、当归尾 6 g、甘草 6 g、皂角刺 6 g、穿山甲 6 g、天花粉 6 g、乳香 6 g、没药 6 g、金银花 9 g、陈皮 9 g；黄连解毒汤：黄连 9 g、黄芩 6 g、黄柏 6 g、栀子 9 g）。

用法：每天 1 剂，水煎，分 2 次（每次 200 mL）口服。

2）热毒蕴结证

证候：局部皮损症状与火毒蕴滞证一致，伴全身高热，胸闷呕恶，朝轻暮重，舌红，苔白腻或黄腻，脉濡数。

治则：清热化湿，和营托毒。

方药：仙方活命饮加减（白芷 3 g、贝母 6 g、防风 6 g、赤芍 6 g、当归尾 6 g、甘草 6 g、皂角刺 6 g、穿山甲 6 g、天花粉 6 g、乳香 6 g、没药 6 g、金银花 9 g、陈皮 9 g）。

用法：每天 1 剂，水煎，分 2 次（每次 200 mL）口服。

3）阴虚火炽证

证候：多见于消渴患者，疮形平塌，根脚散漫，皮色紫滞，疼痛明显，脓腐难化，脓水稀薄或带血水，伴高热烦躁，口渴食少，大便秘结，小便短赤，舌质红，苔黄，脉细数。

治则：滋阴生津，清热解毒。

方药：竹叶黄芪汤加减（人参 2.4 g、黄芪 2.4 g、煅石膏 2.4 g、半夏 2.4 g、麦冬 2.4 g、生地黄 6 g、白芍 2.4 g、甘草 2.4 g、川芎 2.4 g、当归 2.4 g、竹叶 10 片、黄芩 2.4 g）。

用法：每天 1 剂，水煎，分 2 次（每次 200 mL）口服。

4）气虚毒滞证

证候：肿势平塌，根脚散漫，化脓缓慢，皮色灰暗不泽，脓水稀薄量少，腐肉难脱，疮口易成空腔，闷胀疼痛，伴高热或身热不扬，精神萎靡，面色少华，小便频数，舌质淡红，苔白或微黄，脉数无力。

治则：扶正托毒。

方药：八珍汤合仙方活命饮加减（八珍汤：人参 30 g、白术 30 g、白茯苓 30 g、当归 30 g、川芎 30 g、白芍 30 g、熟地黄 30 g、炙甘草 30 g；仙方活命饮：白芷 3 g、贝母 6 g、防风 6 g、赤芍 6 g、当归尾 6 g、甘草 6 g、皂角刺 6 g、穿山甲 6 g、天花粉 6 g、乳香 6 g、没药 6 g、金银花 9 g、陈皮 9 g）。

用法：每天 1 剂，水煎，分 2 次（每次 200 mL）口服。

（2）外治

1）初起红肿疼痛，无脓头或脓头未破，选用金黄膏或千锤膏厚敷；肿势平塌，根脚散漫者，用冲和膏外敷。

2）脓肿已成者，选用八二丹；脓水呈灰绿色者，用七三丹合金黄膏外敷；脓肿溃破脱腐者，改用九一丹合红油膏外敷。

3）红肿处有明显波动感时，应及时"十"字切开，用药线引流。排脓不畅者，用八二丹药线引流脓液。视具体情况酌情除去坏死组织，如坏死组织面积较大，可分次清理。

【预防与护理】

（1）保持局部清洁，避免辛辣刺激和肥甘厚腻饮食。

（2）如有糖尿病，需定期检测血糖，必要时至内分泌科调整糖尿病治疗方案。

第六节　蜂 窝 织 炎

蜂窝织炎（cellulitis）是由溶血性链球菌和金黄色葡萄球菌感染引起的皮肤深部组织的感染性皮肤病。本病常继发于皮肤外伤和其他局限性化脓感染，多发于四肢、面部、外阴等部位。临床主要表现为弥漫性红肿性硬块，境界不清，后期中央变软成脓，伴有高热、寒战等全身症状，严重时可继发败血症。本病相当于中医学"发"的范畴。

【诊断要点】

1. 临床表现

（1）蜂窝织炎常继发于皮肤外伤和其他局限性化脓感染，多发于四肢、面部、外阴等部位。

（2）皮损初起为弥漫性、浸润性红肿斑片，中央肿势明显，境界不清，局部疼痛显著，后期中央变软成脓。脓肿溃破后流脓，金黄色葡萄球菌感染的脓液较浓稠，溶血性链球菌的脓液较稀薄。

（3）急性期伴有高热、寒战等全身症状，严重时可继发败血症。慢性期常呈板状硬化萎缩。

2. 组织病理

真皮及皮下组织淋巴细胞、中性粒细胞浸润，呈广泛化脓性改变，血管、淋巴管扩张。毛囊、皮脂腺被破坏。后期可见肉芽肿。

3. 辅助检查

（1）血常规检查：白细胞计数可增高，中性粒细胞比例增高。

（2）脓液细菌培养：可分离出金黄色葡萄球菌或溶血性链球菌，必要时做药敏试验。

4. 鉴别诊断

（1）接触性皮炎：有明确的接触史，红斑范围与接触的致敏物一致，边缘清晰，瘙痒明显，一般无全身症状。痈多因皮肤破损导致细菌侵犯皮肤深部组织所致，临床以红肿疼痛为主要表现，无瘙痒，全身症状明显。

（2）痈：两者皮损均呈弥漫性红肿疼痛，伴有全身中毒症状。蜂窝织炎是皮肤和皮下组织弥漫性化脓性炎症，局部表现为弥漫性红肿性硬块，境界不清，后期中央变软成脓，但不出现多个脓头。痈初起时为弥漫性紫红斑片，皮损表面紧张发亮，触痛明显，后期出现多个脓头。

【治疗】

1. 西医治疗

以药物治疗为主，适当的营养支持，尽早足量使用青霉素类、头孢类抗生素。对于已成脓的患者，需及时切开引流。

2. 中医治疗

（1）内治

· **锁喉痈**

锁喉痈相当于西医的口底部蜂窝织炎。

1）热毒聚结证

证候：结喉处红肿绕喉，肿势坚硬，局部灼热疼痛，肿势蔓延，伴有壮热，咽干口渴，头痛颈强，小便短赤，大便秘结，舌红绛，苔黄腻，脉弦滑数或洪数。

治则：散风清热，化痰解毒。

方药：普济消毒饮加减（黄芩 15 g、黄连 15 g、陈皮 6 g、甘草 6 g、玄参 6 g、柴胡 6 g、桔梗 6 g、连翘 3 g、板蓝根 3 g、马勃 3 g、牛蒡子 3 g、薄荷 3 g、僵蚕 2 g、升麻 2 g）。

用法：每天 1 剂，水煎，分 2 次（每次 200 mL）口服。

2）热盛肉腐证

证候：肿势局限，脓成按之应指，脓液黄稠，热退肿减，舌红，苔黄，脉数。

治则：清热化痰，和营托毒。

方药：仙方活命饮加减（白芷 3 g、贝母 6 g、防风 6 g、赤芍 6 g、当归尾 6 g、甘草 6 g、皂角刺 6 g、穿山甲 6 g、天花粉 6 g、乳香 6 g、没药 6 g、金银花 9 g、陈皮 9 g）。

用法：每天 1 剂，水煎，分 2 次（每次 200 mL）口服。

3）热伤胃阴证

证候：溃后脓液稀薄，疮口有空腔，或脓从咽喉部流出，疮口难敛，伴有低热不退，食少口干，舌光红，脉细数。

治则：益胃养阴。

方药：益胃汤加减（沙参 9 g、麦冬 15 g、冰糖 3 g、生地黄 15 g、玉竹 4.5 g）。

用法：每天 1 剂，水煎，分 2 次（每次 200 mL）口服。

·臀痈

臀痈相当于西医的臀部蜂窝织炎。

1）湿火蕴结证

证候：臀部红肿热痛明显，或湿烂溃脓，伴有恶寒发热，头痛纳少，舌红，苔黄腻，脉数。

治则：清热解毒，和营化湿。

方药：黄连解毒汤合仙方活命饮加减（仙方活命饮：白芷 3 g、贝母 6 g、防风 6 g、赤芍 6 g、当归尾 6 g、甘草 6 g、皂角刺 6 g、穿山甲 6 g、天花粉 6 g、乳香 6 g、没药 6 g、金银花 9 g、陈皮 9 g；黄连解毒汤：黄连 9 g、黄芩 6 g、黄柏 6 g、栀子 9 g）。

用法：每天 1 剂，水煎，分 2 次（每次 200 mL）口服。

2）湿痰凝滞证

证候：漫肿不红，结块质地坚硬，进展缓慢，一般无全身症状，舌淡红，苔薄白或白腻，脉缓。

治法：和营活血，利湿化痰。

方药：桃红四物汤合仙方活命饮加减（桃红四物汤：白芍 9 g、当归 9 g、熟地黄 9 g、川芎 9 g、桃仁 9 g、红花 6 g；仙方活命饮：白芷 3 g、贝母 6 g、防风 6 g、赤芍 6 g、当归尾 6 g、甘草 6 g、皂角刺 6 g、穿山甲 6 g、天花粉 6 g、乳香 6 g、没药 6 g、金银花 9 g、陈皮 9 g）。

用法：每天 1 剂，水煎，分 2 次（每次 200 mL）口服。

3）气血两虚证

证候：溃破后腐肉脱落，疮口形成空腔，收口较慢，伴有神疲乏力，胃纳不佳，舌淡红，苔薄白，脉细。

治法：补气养血。

方药：八珍汤加减（人参 30 g、白术 30 g、白茯苓 30 g、当归 30 g、川芎 30 g、白芍 30 g、熟地黄 30 g、炙甘草 30 g）。

用法：每天 1 剂，水煎，分 2 次（每次 200 mL）口服。

·手发背

手发背相当于西医的手背部蜂窝织炎。

1）热毒蕴积证

证候：手背红肿热痛，成脓溃破，皮肤湿烂，伴高热恶寒，头痛口渴，舌红，苔黄腻，脉数。

治则：清热解毒，和营消肿。

方药：五味消毒饮合仙方活命饮加减（五味消毒饮：金银花 30 g、野菊花 15 g、蒲公英 15 g、紫花地丁 15 g、紫背天葵 10 g；仙方活命饮：白芷 3 g、贝母 6 g、防风 6 g、赤芍 6 g、当归尾 6 g、甘草 6 g、皂角刺 6 g、穿山甲 6 g、天花粉 6 g、乳香 6 g、没药 6 g、金银花 9 g、陈皮 9 g）。

用法：每天 1 剂，水煎，分 2 次（每次 200 mL）口服。

2）气血亏虚证

证候：日久肿势不趋局限，脓出稀薄，头晕眼花，神疲乏力，纳差，舌质淡红，苔薄白，脉细弱。

治法：调补气血。

方药：八珍汤加减（人参 30 g、白术 30 g、白茯苓 30 g、当归 30 g、川芎 30 g、白芍 30 g、熟地黄 30 g、炙甘草 30 g）。

用法：每天 1 剂，水煎，分 2 次（每次 200 mL）口服。

· 足发背

本病主要是湿热下注证。

证候：足背红肿，灼热疼痛，成脓溃破，伴寒战高热，胃纳不佳，小便短赤，大便干结，舌红，苔黄腻，脉滑数。

治则：清热解毒，和营化湿。

方药：五神汤加减（茯苓 30 g、车前子 30 g、金银花 90 g、牛膝 15 g、紫花地丁 30 g）。

用法：每天 1 剂，水煎，分 2 次（每次 200 mL）口服。

（2）外治：初起无脓时，用金黄膏或玉露膏外敷；脓肿已成者尽快切开排脓，八二丹药线合红油膏盖贴；脓腐净时，掺生肌散与红油膏。

【预防与护理】

及时治疗皮肤外伤，保持局部清洁，避免辛辣刺激和肥甘厚腻饮食。

第七节 化脓性汗腺炎

化脓性汗腺炎（hidradenitis suppurativa）主要是由于金黄色葡萄球菌感染顶泌汗腺导致的慢性化脓性炎症。本病主要发生于腋下、外阴及肛周部位，多见于青年和中年妇女。临床主要表现为腋下、外阴及肛周的小皮下结节，逐渐增大为豌豆大小的硬性结节，结节深部化脓后向表面破溃。中医称为"腋痛"，又名"米疽"。

【诊断要点】

1. 临床表现

（1）化脓性汗腺炎主要发生在腋下、外阴及肛周部位，多见于青年和中年妇女。

（2）早期皮损表现为一个或多个小皮下结节，质地坚硬。逐渐增大成熟后，结节高出皮肤表面，红肿疼痛明显，出现成群或成串的结节，融合成片。结节可向两侧延伸形成深脓肿，穿破排脓形成窦道和潜行性溃疡。有自觉疼痛和压痛，无明显全身症状。

（3）外阴及肛周部的汗腺炎溃破，形成窦道和潜行性溃疡，可向肛门壁穿破而形成肛瘘。

2. 组织病理

早期表现为大汗腺及周围组织的炎症改变，顶泌汗腺及其扩张导管周围中性粒细胞浸润，革兰氏染色发现腺体和真皮内大量球菌、淋巴细胞及浆细胞浸润。所有皮肤附属器均被破坏，腺体碎片四周见异物巨细胞浸润，愈合区可见广泛纤维化。

3. 辅助检查

白细胞计数和中性粒细胞比例可增高，必要时行细菌学及血清学检查。

4. 鉴别诊断

（1）瘰疬性皮肤结核：多发于颈部、腋下、腹股沟及胸部，皮疹表现为黄豆大小的多发皮下结节，皮温不高，无压痛，可出现中央化脓形成瘘管、溃疡，分泌干酪样和稀薄物质。结核细菌学检查可发现结核分枝杆菌。化脓性汗腺炎主要发生在腋下、外阴及肛周部位，临床表现为腋下、外阴及肛周的小皮下结节，逐渐增大为豌豆大小的硬性结节，结节深部化脓后向表面破溃，红肿疼痛明显。

（2）复杂性肛瘘：一般既往有肛门直肠脓肿史，管道较深，多数有内口，与直肠相通，内有肉芽组织，多无明显疼痛，仅有肛门坠胀感。化脓性汗腺炎病变在皮肤和皮下组织，其窦道不与直肠相通，局部红肿疼痛明显。

【治疗】

1. 西医治疗

（1）系统治疗

1）抗生素：早期足量应用，可选用四环素、米诺环素，或青霉素、红霉素、头孢类，以上药物连用 10~14 天为 1 个疗程，也可根据药敏试验选择抗生素。

2）糖皮质激素：用于顽固性化脓性汗腺炎，可选用泼尼松每次 20 mg，每天 1 次，皮下注射，连用 1~2 周为 1 个疗程。

3）抗雄激素：可选用醋酸甲羟孕酮，每次 100 mg，每天 1 次，口服，连用 2~3 个月为 1 个疗程。

（2）局部治疗：可选用 1:1 000 新洁尔灭溶液清洁皮损处；或 1% 依沙吖啶溶液、0.5% 新霉素溶液，每天 2~3 次。

（3）物理治疗：可选用紫外线、红外线等治疗。

（4）手术治疗：一般不切开引流，如果脓肿已成熟，可切开引流。

2. 中医治疗

（1）内治：本病主要是肝郁痰火证。

证候：腋窝红肿热痛，伴发热头痛，心烦口苦，小便黄赤，大便秘结，舌红，苔黄，脉弦数。

治则：清肝解郁，解毒消肿。

方药：柴胡清肝汤加减（川芎 3 g、当归 3 g、白芍 3 g、生地黄 3 g、柴胡 3 g、黄芩 3 g、栀子 3 g、天花粉 3 g、防风 3 g、牛蒡子 3 g、连翘 3 g、甘草 3 g）。

用法：每天 1 剂，水煎，分 2 次（每次 200 mL）口服。

（2）外治：初起时，用金黄膏厚敷；热痛明显者，用玉露膏；成脓者尽快切开引流，选用九一丹药线引流，金黄膏外敷；待肿痛不明显时，改用红油膏外敷；脓液已净时，改用生肌散收口。

【预防与护理】

注意个人卫生，保持皮肤清洁，避免辛辣刺激和肥甘厚腻饮食。

第八节 猩 红 热

猩红热（scarlet fever）主要是由于 A 组 β 型溶血性链球菌感染引起的急性呼吸系统传染病，A 组 β 型溶血性链球菌的致病力取决于细菌及其释放的毒素和蛋白酶，患者和带菌者是主要传染源，主要经过呼吸道传播。本病多发于 2~8 岁儿童，全年皆可发病，以冬、春季为主。潜伏期为 1~7 天，临床表现为高热、咽峡炎、全身皮肤充血基础上的点状猩红色斑疹。本病属中医学"温病"范畴，称为"疫痧""疫疹"，又因咽峡炎所致咽喉红肿烂痛，也称为"烂喉痧"。

【诊断要点】

1. 临床表现

（1）典型症状：潜伏期为 1~7 天，前驱期多见持续性高热，严重者可达 39 ℃，伴有头痛、食欲减退、全身不适、恶心、呕吐等全身症状。咽部红肿疼痛，扁桃体上可见点状或片状分泌物。发热后 1 天内出疹，始发于颈、胸、躯干、四肢，迅速遍布全身，皮疹表现为全身皮肤充血基础上的针头大小的猩红色斑疹。病程初期舌覆白苔，舌乳头红肿突出，3~4 天后可见"红色杨梅舌"，白苔脱落，舌色鲜红。口周见"口周苍白圈"，口周常无皮疹。皮肤褶皱处可见密集而深红色的"帕氏线"。疹退后躯干部出现糠状脱皮，手掌足底部可见大片膜状脱皮。

（2）分型

1）普通型：流行期间的大多数患者都属于这一型。以典型症状为主要表现，病程约为 1 周。

2）脓毒型：本型表现为严重化脓性咽峡炎，局部黏膜溃疡坏死，常形成脓性假膜。可引起各种化脓性并发症，如化脓性中耳炎、鼻窦炎、乳突炎、颈淋巴结炎等，重者可导致败血症。

3）中毒型：本型全身中毒症状明显，见高热、剧烈呕吐，甚至神志不清、中毒性心肌炎、化脓性脑膜炎、中毒性休克、败血症、周围循环衰竭等。咽峡炎不严重，但皮疹明显，呈片状或出血性瘀斑。本型病死率高但较少见。

4）外科型：包括产科型，病原菌由创口或产道侵入，因此本型无咽峡炎，全身症状大多较轻。

2. 组织病理

真皮小血管扩张、水肿，中性粒细胞浸润，黏膜充血。

3. 辅助检查

（1）血常规检查：白细胞计数和中性粒细胞比例可增高。

（2）咽部分泌物培养：可分离出 A 组 β 型溶血性链球菌。

4. 鉴别诊断

（1）麻疹：是由麻疹病毒引起的急性传染病，前驱期为 3~4 天；临床主要表现为上呼吸道炎症、眼结膜炎、红色斑丘疹及口腔黏膜的麻疹黏膜斑，可见高热，白细胞计数下降。猩红热由细菌引起，表现为突然的高热畏寒，发热数小时至 1 天出疹、热高，典型的皮疹为在红斑基础上的密集而均匀点状充血性红疹，压之褪色。

（2）风疹：是一种由风疹病毒引起的急性呼吸道传染病，前驱期为

1~2 天;临床主要特点是前驱期短,低热,皮疹,耳后、枕部淋巴结肿大,全身症状较轻,白细胞计数下降,淋巴细胞增加。

(3)幼儿急疹:是由 HHV-6、HHV-7 感染所引起,发病在 2 岁以前,临床主要特点是发热 3~5 天后热退疹出,皮疹呈玫瑰红色的斑丘疹,白细胞计数下降,淋巴细胞增加。

【治疗】

1. 西医治疗

(1)一般治疗:需隔离满 6 天以上,咽拭子培养 3 次阴性且无并发症时,才可解除隔离。

(2)抗生素:首选青霉素,儿童每次 10 万 U/kg,每天 2 次,静脉滴注,连用 10 天为 1 个疗程;成人每次 40 万 U,每天 2 次,肌内注射,连用 7~10 天为 1 个疗程。脓毒型,每次 400 万~1 000 万 U,静脉滴注。青霉素过敏者可选用红霉素,儿童每次 5~10 mg/kg,每天 4 次,静脉滴注;成人每次 300~400 mg/kg,每天 4 次,静脉滴注。

(3)对症治疗:可用生理盐水漱口保持口腔清洁;高热者可用物理降温或小剂量退热剂;若发生感染致中毒性休克,需注意血容量及酸碱平衡。

2. 中医治疗

(1)内治

1)邪侵肺卫证

证候:高热畏寒,咳嗽,头痛无汗,口渴,咽喉肿痛影响吞咽,皮肤潮红,痧疹隐约可见,舌红,苔薄白,脉浮数有力。

治则:辛凉疏解,清热利咽。

方药:解肌透痧汤加减(荆芥穗 4.5 g、蝉蜕 2.4 g、射干 3 g、甘草 1.5 g、葛根 6 g、牛蒡子 6 g、马勃 2.4 g、桔梗 3 g、前胡 4.5 g、连翘 6 g、僵蚕 9 g、淡豆豉 9 g、竹茹 6 g、浮萍 9 g)。

用法:每天 1 剂,水煎,分 2 次(每次 200 mL)口服。

2)毒入气营证

证候:壮热不解,面赤烦躁,口渴咽痛,伴有糜烂白腐,皮疹密布,色红如丹,甚则紫如瘀点。皮疹始于颈、胸,继而扩散全身,压之褪色,见疹后的 1~2 天舌红刺,苔黄糙,3~4 天后舌苔剥脱,舌面光伴红点刺,状如草莓,脉数有力。

治则:清气凉营,泻火解毒。

方药:凉营清气汤加减(犀角①1.5 g、石斛 18 g、栀子 6 g、牡丹皮 6 g、

———————

① 犀角为国家保护动物,现多用水牛角代替,全文同。

生地黄18 g、薄荷叶2.4 g、川黄连1.5 g、赤芍6 g、玄参9 g、生石膏24 g、甘草2.4 g、连翘9 g、竹叶30 g、芦根30 g、金汁30 mL）。

用法：每天1剂，水煎，分2次（每次200 mL）口服。

3）疹后阴伤

证候：丹痧布齐后1~2天，身热渐退，咽部糜烂疼痛减轻，见低热，唇口干燥，或伴有干咳，纳差，舌红少津，苔剥脱，脉细稍数。

治则：养阴生津，清热润喉。

方药：沙参麦冬汤加减（沙参9 g、玉竹6 g、甘草3 g、桑叶4.5 g、麦冬9 g、扁豆4.5 g、天花粉4.5 g）。

用法：每天1剂，水煎，分2次（每次200 mL）口服。

另外，咽喉肿痛者，可选锡类散或珠黄散吹入喉中；毒入气营证，可选用三黄片口服。

（2）外治：针刺取血海、三阴交、天池、合谷、风池、膈俞、少商、天柱、曲池穴，用泻法行针。

【预防与护理】

（1）控制感染源，隔离患儿及疑似患者。

（2）及时清理和消毒患者的污染物，注意室内空气流通。

第五章 真菌性皮肤病

第一节 头 癣

头癣（tinea capitis）是包括头发和头皮的癣菌感染。本病发病以儿童为主，主要通过与患者、患畜或带菌者直接接触传染，也可间接传染。头癣根据病原体和临床表现，分为四种类型：黄癣、白癣、黑点癣、脓癣。黄癣是由许兰毛癣菌感染引起；白癣是由犬小孢子菌、石膏样小孢子菌、铁锈色小孢子菌感染引起；黑点癣是由紫色癣菌、断发毛癣菌感染引起；脓癣是由亲动物性皮肤癣菌感染引起的头皮严重超敏反应。中医称为"癞头疮""瘌痢""秃疮""白秃"等。

【诊断要点】

1. 临床表现

（1）黄癣：多见于儿童，皮损初起为针尖大小的斑点，上覆鳞屑，逐渐形成黄豆大小的蝶状淡黄色痂皮，黄痂中央紧贴头皮，四周翘起，有毛发贯穿，痂皮下可见潮红色糜烂，严重者可扩散至整个头皮。头发干燥易断，损伤毛囊，毛发脱落，愈后形成萎缩性瘢痕、大片永久性脱发。患者一般无自觉症状，皮损处可闻及鼠臭味。

（2）白癣：多于儿童期发病，多发于头顶，也可出现在额顶部或枕部。皮损初起为红色小丘疹群，迅速向四周扩大，上覆灰白色鳞屑。周围出现的卫星状小的片状皮损，可融合成大片，界线清楚，称为"母子斑"。病发根部包绕白套样菌鞘，高出头皮约 0.5 mm 处病发折断。本型不损伤毛囊，因此无萎缩性瘢痕和永久性脱发。

（3）黑点癣：本型较为少见，儿童和成人均可发病。皮损初起表现为散在白色鳞屑斑片，病发沿皮面折断，残留发根毛囊呈黑色小点，故名黑点癣。本型病程长，进展缓慢，可长期不愈，毛囊可被破坏形成点状萎缩性瘢痕。

（4）脓癣：白癣和黑点癣两种头癣可并发脓癣。皮损初起为炎症性毛囊丘疹群，逐渐融合成肿块，质地软，毛囊常可化脓，见蜂窝状小孔，可有脓液排出。局部毛发松动，易拔出。愈后常遗留萎缩性瘢痕和永久性脱发。

2. 辅助检查

（1）真菌检查：黄癣可见病发内与毛发长轴平行的关节孢子和链状菌丝，痂内见菌丝和厚壁孢子。白癣见病发周围成堆的圆形小孢子。黑点癣可见病发内链状排列的圆形大孢子。

（2）伍德灯检查：黄癣病发暗绿色荧光，白癣亮绿色，黑点癣无荧光。

3. 鉴别诊断

（1）脂溢性皮炎：可见头皮的弥漫糠秕状鳞屑，但没有头发干枯无泽及断发，真菌检查呈阴性。

（2）头皮银屑病：主要表现为头皮斑块状的突起，皮损境界清楚，可出现树状发，但没有菌鞘断发，真菌检查呈阴性。

【治疗】

1. 西医治疗

（1）一般治疗：尽可能将病发剪净，每周 1 次，持续 2 个月。患者的生活用品需及时消毒。

（2）局部治疗：可选用硫黄皂或酮康唑洗剂洗头，每天 1 次，每次局部停留 5~10 min。外涂 5%硫黄软膏、2%碘酊或 1%特比萘芬霜，每天 2 次。上述方法连用 2 个月为 1 个疗程。

（3）系统治疗：以抗真菌药物为主，常选用灰黄霉素、特比萘芬、伊曲康唑。治疗中应定期检查血常规及肝功能。

2. 中医治疗

本病一般不需要内服中药汤剂，以外治为主。

（1）桃花散：松香 2 钱，枯矾 2 钱，黄丹 5 钱，梅片 1 钱。上述药物研末，香油调搽涂于患部。（出自《全国中药成药处方集》西安方之桃花散）

（2）单药：蛇床子煎水洗头，硫黄、豚脂调为膏剂外用。

【预防与护理】

饲养宠物的家庭，应定期给动物清洁、修毛、体检。

第二节 手 足 癣

手癣（tinea manum）是指皮肤癣菌累及手指屈侧面、指间、手掌、掌侧引起的真菌性皮肤感染，而足癣（tinea pedis）主要侵犯足趾间、足底、足跟、足侧缘的皮肤。手足癣病原体以红色毛癣菌为主，主要经接触传播。根据临床的不同特点，本病分为水疱鳞屑型、角化过度型、浸渍糜烂型，皮损常见于单侧。中医根据本病发病部位的不同而有不同的命名，发于手部称为"鹅掌风"，发于足部称为"脚湿气"。

【诊断要点】

1. 临床表现

本病临床表现见一型或几型并存，也可因病程进展由一型转变为另一型。

（1）水疱鳞屑型：皮损初起表现为散在的厚壁小水疱，针尖大小，疱液清澈，疱壁不易溃破，水疱群可融合成多房性大疱。疱壁溃破后暴露出鲜红色糜烂面，疱液干涸后脱屑。自觉瘙痒明显，多数患者有夏重冬轻的特点。

（2）角化过度型：皮损处角质明显增厚，皮肤干燥粗糙，表面脱屑。一般无明显瘙痒，冬季加重，易皲裂出血。

（3）浸渍糜烂型：尤其多发于指（趾）缝，夏季多发。皮损表现为皮肤发白、浸渍，表面疏松易剥落，暴露出潮红糜烂面及渗液。自觉瘙痒明显。

2. 组织病理

表皮海绵水肿，角质层全层之间可见菌丝，菌丝规律，有分隔，真皮乳头水肿，真皮浅层血管周围炎症细胞浸润。

3. 辅助检查

真菌检查或培养呈阳性，可确诊。

4. 鉴别诊断

（1）掌跖脓疱疮：表现为红斑基底上周期性出现的无菌性小脓疱，破损后干涸脱屑，可有不同程度的瘙痒、烧灼感。皮损具有对称性，可自行消退，易反复。真菌检查呈阴性。

（2）汗疱疹：多见于夏季，精神因素可诱发加重本病。临床表现为手、足部的表皮深处水疱，皮损具有对称性，常伴有手足多汗。真菌检查呈阴性。

（3）湿疹：是过敏性皮肤病，无传染性。湿疹具有对称性、多形性、渗出性、反复性的特点，瘙痒剧烈，皮损多发于手背、手掌。手足癣是癣菌引起的传染病，皮损初起多为单侧发病，皮损形态较单一，瘙痒不明显。若手足癣经久不愈慢性发作，单从临床症状较难与湿疹区分。真菌检查和培养可以鉴别。

【治疗】

1. 西医治疗

（1）局部治疗：根据不同分型选择适合的外用制剂。水疱鳞屑型水疱较小未破者，应选择溶液剂，可用10%乙酸溶液浸泡或联苯苄唑溶液外用；角化过度型干燥皲裂者，应选择软膏剂，可予复方苯甲酸软膏，使霉菌随表皮剥离而脱落；浸渍糜烂型，先选用3%硼酸溶液湿敷，渗出减少后予咪康唑粉剂。

（2）系统治疗：皮损广泛者，可选用伊曲康唑、氟康唑、特比萘芬等口服药。伊曲康唑，每次 0.2 g，每天 2 次，口服，连用 7 天为 1 个疗程；氟康唑，每次 0.15 g，每周 1 次，口服，连用 3～4 周为 1 个疗程；特比萘芬，每次 0.25 g，每天 1 次，口服，连用 1 个月为 1 个疗程。

2. 中医治疗

（1）内治

1）风湿毒聚证

证候：手癣、足癣都可出现本证。泛发皮损，手如鹅掌，皮肤粗糙或皮下出现水疱，足趾糜烂浸渍，瘙痒剧烈，苔薄白，脉濡。

治则：祛风除湿，杀虫止痒。

方药：消风散加减（当归 6 g、生地黄 6 g、防风 6 g、蝉蜕 6 g、知母 6 g、苦参 6 g、胡麻 6 g、荆芥 6 g、苍术 6 g、牛蒡子 6 g、石膏 6 g、甘草 3 g、木通 3 g）。

用法：每天 1 剂，水煎，分 2 次（每次 200 mL）口服。

2）湿热下注证

证候：多见于足癣。足部抓破染毒，症见皮肤糜烂，渗液或化脓，足背肿胀或红丝上窜，甚则形寒高热，舌红，苔黄腻，脉滑数。

治则：清热化湿，解毒消肿。

方药：湿重于热者，用萆薢渗湿汤（萆薢 30 g、薏苡仁 30 g、茯苓 15 g、黄柏 15 g、牡丹皮 15 g、泽泻 15 g、滑石 30 g、通草 6 g）；湿热兼瘀者，用五神汤（茯苓 30 g、车前子 30 g、金银花 90 g、牛膝 15 g、紫花地丁 30 g）；湿热并重者，用龙胆泻肝汤（龙胆草 6 g、黄芩 9 g、栀子 9 g、泽泻 12 g、木通 6 g、当归 3 g、生地黄 9 g、柴胡 6 g、甘草 6 g、车前子 9 g）。

用法：每天 1 剂，水煎，分 2 次（每次 200 mL）口服。

（2）外治

1）二矾汤：由白矾 120 g、皂矾 120 g、孩儿茶 15 g、柏叶 240 g 组成，水疱鳞屑型可用二矾汤熏洗患处；浸渍糜烂型可将二矾汤煎汤，待温热时浸泡患处手或足部 15 min。（出自《外科正宗》）

2）藿黄浸剂：由藿香 30 g、黄精 12 g、皂矾 12 g、大黄 12 g、醋 1 kg 组成，将药放于醋中浸泡，1 周后滤去药渣即浸剂成。每天需浸泡数 10 min，累计浸泡 24 h 以上。（出自《外伤科学》）

【预防与护理】

保持足部清洁、鞋袜干燥透气，避免与他人共用脚盆、浴巾等生活用品。

第三节　体癣和股癣

体癣（tinea corporis）是指皮肤癣菌累及头皮、手足、指（趾）甲以外皮肤部位的真菌性皮肤感染，病原体包括红色毛癣菌、犬小孢子菌、须癣毛癣菌等。股癣（tinea cruris）属体癣的特殊类型，主要侵犯腹股沟、臀沟、会阴、肛周的皮肤，病原体包括红色毛癣菌、须癣毛癣菌、絮状毛癣菌。皮疹多发于春、夏季，冬季减轻或消退。中医称为"圆癣"。

【诊断要点】

1. 临床表现

（1）多有手足甲癣病史，体癣发于头皮、手足、指（趾）甲以外的身体皮肤，股癣局限于腹股沟、臀沟、会阴及肛周的皮肤。

（2）皮损初起表现为淡红色的丘疹、丘疱疹，继而形成鳞屑红斑，皮损逐渐向外扩展，边界清楚，中央皮疹消退，呈圆形或不规则的环形损害。自觉瘙痒，反复搔抓可引起湿疹样改变。

（3）皮疹多发于春、夏季，冬季减轻或消退。

2. 组织病理

表皮海绵水肿，角质层全层之间可见菌丝，菌丝规律，有分隔。真皮乳头水肿，真皮浅层血管周围炎症细胞浸润。

3. 辅助检查

真菌检查或真菌培养阳性可确诊。

4. 鉴别诊断

（1）脂溢性皮炎：两者症状有相似点，均可出现瘙痒。脂溢性皮炎皮损表现为皮肤表面的油腻性碎小鳞屑。真菌检查呈阴性。体癣者多有手足甲癣病史，皮损界线清楚，边缘隆起，中间为环状。

（2）神经性皮炎：皮损多发于肘、膝等摩擦部位，皮损境界清楚，瘙痒明显，但形态以扁平丘疹、苔藓样变为主。真菌检查呈阴性。

【治疗】

1. 西医治疗

（1）局部治疗：体癣（包括股癣）以局部治疗为主，可选用2%咪康唑霜、1%酮康唑霜、水杨酸苯甲酸酊、1%联苯苄唑霜、1%特比萘芬乳膏，连用2周为1个疗程，或皮损消退后继续用药1~2周。

（2）系统治疗：适用于全身泛发皮损患者，可选用伊曲康唑，每次 0.1 g，每天 1 次，口服，连用 2 周为 1 个疗程；灰黄霉素，每次 0.5 g，每 12 小时使用 1 次，连用 2~4 周为 1 个疗程；氟康唑，每次 0.15 g，每周 1 次，口服，连用 2~3 周；特比萘芬，每次 0.25 g，每天 1 次，口服，连用 1 个月为 1 个疗程。

2. 中医治疗

（1）内治

1）风湿毒聚证

证候：泛发皮损，手如鹅掌，皮肤粗糙或出现皮下水疱；足趾糜烂浸渍，瘙痒剧烈，苔薄白，脉濡。

治则：祛风除湿，杀虫止痒。

方药：消风散加减（当归 6 g、生地黄 6 g、防风 6 g、蝉蜕 6 g、知母 6 g、苦参 6 g、胡麻 6 g、荆芥 6 g、苍术 6 g、牛蒡子 6 g、石膏 6 g、甘草 3 g、木通 3 g）。

用法：每天 1 剂，水煎，分 2 次（每次 200 mL）口服。

2）湿热下注证

证候：下肢抓破染毒，症见皮肤糜烂，渗液或化脓，足背肿胀或红丝上窜，甚则形寒高热，舌红，苔黄腻，脉滑数。

治则：清热化湿，解毒消肿。

方药：湿重于热者，用萆薢渗湿汤（萆薢 30 g、薏苡仁 30 g、茯苓 15 g、黄柏 15 g、牡丹皮 15 g、泽泻 15 g、滑石 30 g、通草 6 g）；湿热兼瘀者，用五神汤（茯苓 30 g、车前子 30 g、金银花 90 g、牛膝 15 g、紫花地丁 30 g）；湿热并重者，用龙胆泻肝汤（龙胆草 6 g、黄芩 9 g、栀子 9 g、泽泻 12 g、木通 6 g、当归 3 g、生地黄 9 g、柴胡 6 g、甘草 6 g、车前子 9 g）。

用法：每天 1 剂，水煎，分 2 次（每次 200 mL）口服。

（2）外治：可选用二矾汤、藿黄浸剂浸泡患处。

【预防与护理】

注意个人和家人的生活卫生，注意学校、泳池等公共场所的消毒。用热水烫洗、勤换贴身衣物。

第四节　甲真菌病

甲真菌病是各种真菌引起的甲板、甲下组织感染，而甲癣（tinea unguium）仅指由皮肤癣菌引起的甲板、甲下组织感染。甲真菌病主要由皮肤癣菌、酵母菌、非皮肤癣菌性霉菌引起。皮肤癣菌包括红色毛癣菌、须癣毛癣菌、絮状毛癣菌。本病根据真菌侵犯部位、程度的不同，分为白色浅表型、远端侧位甲下型、近端甲下型、全甲毁损型。甲真菌病病程缓慢，可长期迁延不愈。本病与中医记载的"鸡爪风""油灰指甲"相类似。

【诊断要点】

1. 临床表现

（1）白色浅表型（真菌性白甲）：真菌直接侵犯甲板，表现为甲板浅层一个或多个小的点片状白色浑浊，甲板表面无光泽或有沟纹。

（2）远端侧位甲下型：本型最为常见，真菌从一侧甲廓侵犯甲远端侧位，使甲缘增厚、色浑浊灰黄，甲板表面有沟纹或破损。

（3）近端甲下型：真菌多从甲下皮侵犯甲板、甲床，表现为甲半月和根部增厚、有沟纹或破损。多伴有慢性甲沟炎。

（4）全甲毁损型：本型是甲癣病其他型发展的终型，破坏整个甲床，甲床色灰黄或灰褐色，甲板部分或全部脱落，甲床增厚、脱屑，表面残留角化堆积物。

2. 组织病理

（1）皮肤癣菌多见于甲板中下层，菌丝沿甲板平行生长，可见关节孢子。

（2）念珠菌可见于甲板全层，可见成群孢子及假菌丝。

（3）霉菌多见于甲板浅层，菌丝粗大不规则，排列紊乱，有隔，色泽不均匀。

3. 辅助检查

真菌检查或真菌培养阳性可确诊。

4. 鉴别诊断

（1）银屑病：伴发甲损伤时，结合躯干肢体的典型皮损一般不难鉴别，甲表面呈点状凹陷，甲床损伤可致甲分离，甲板变白、浑浊，甲下增厚。真菌检查呈阴性。

（2）白甲症：表现类似白色浅表型甲真菌病，甲板浅层呈一个或多个小的点片状白色浑浊，但表面光滑，真菌检查呈阴性。

【治疗】

1. 西医治疗

（1）局部治疗：外用药物适用单发指（趾）甲感染，以及病位表浅、未侵犯甲根远端的甲癣病患者。用指甲锉、小刀打磨或尽量剪净病甲，选用30%乙酸溶液适量，每天2次，外涂，连用3~6个月为1个疗程，用至新甲长成为止。或用40%尿素软膏封包，待病甲软化脱落后，外用5%阿莫罗粉甲涂剂抗真菌治疗，连用2~3个月为1个疗程。

（2）系统治疗：适用于多发指（趾）甲感染的患者，治疗特点是药量大，用药时间长，因此需要定期监测不良反应。可选用伊曲康唑，每次200 mg，每天2次，口服，每个月服药1周，休息3周，为1个疗程，持续3~6个疗程；或选用氟康唑，每次150 mg，每周1~2次，口服，连用4个月以上；或选用特比萘芬，每次250 mg，每天1次，口服，连用6~12周为1个疗程。

2. 中医治疗

本病一般不需要内服中药，可外用黑色拔膏棍，每3~5天更换一次后软化清理甲板，直至新甲生长。

【预防与护理】

（1）保持手足的干燥、清洁，定期给宠物驱虫。

（2）如有甲部异常症状，应及时就诊，在医生指导下治疗，避免诊断不明时用药，导致病情拖延。

第五节 花 斑 癣

花斑癣（pityriasis versicolor），又称花斑糠疹、汗斑，是常见的真菌感染性皮肤病，由马拉色菌侵犯皮肤角质层引起。马拉色菌属嗜脂性酵母菌，是条件性病原体，易发于应用皮质类固醇激素的患者。花斑癣发于夏季，多见于青壮年，多发于上臂、肩背、颈部、腋窝等多汗部位。本病与中医记载的"紫白癜风"相似。

【诊断要点】

1. 临床表现

（1）花斑癣多见于青壮年男性，多发于上臂、肩背、颈部、腋窝等皮脂腺丰富部位。

（2）皮损初起表现为边界清楚的点状斑疹，以毛孔为中心，呈褐色、淡红色、淡白色或白色，逐渐扩大至圆形指甲盖大小，可与周围皮损融合成片，上覆糠秕状鳞屑。

（3）本病一般无自觉症状，病程缓慢，夏重冬轻，传染性较弱。

2. 组织病理

PAS染色可见大量深红色菌丝和孢子，表皮角化过度，棘层轻度肥厚，真皮浅层血管周围炎症细胞浸润。

3. 辅助检查

真菌培养可见奶油色酵母菌落，伍德灯检查呈棕黄色荧光。

4. 鉴别诊断

（1）白癜风：皮损为乳白白斑，界线清楚，表面无鳞屑。花斑癣为淡色斑片，而且外表覆细微鳞屑，真菌检查和伍德灯检查等可明确诊断。

（2）玫瑰糠疹：初起有红色椭圆形斑的母斑，继而迅速遍及全身，皮损中央有糠秕状鳞屑，长轴与皮纹方向一致，真菌检查呈阴性。

【治疗】

1. 西医治疗

本病以局部外用药物为主，可选用1%联苯苄唑乳膏，或克霉唑、咪康唑、酮康唑霜。常年不愈、反复发作者，可考虑口服抗真菌药物。

2. 中医治疗

本病一般不内服中药治疗。外治可选用密陀僧散（出自《外科正宗》）调醋外用；或用1%土荆皮酊外搽，每天2次，用药持续到治愈后2周为止。

【预防与护理】

应勤洗澡，勤更衣。若既往有花斑癣病史患者，还需将贴身衣物煮沸消毒，以免再感染。

第六节　糠秕孢子菌性毛囊炎

糠秕孢子菌性毛囊炎，又称马拉色菌毛囊炎（Malassezia folliculitis）。在长期使用糖皮质激素、广谱抗生素等促发因素下，马拉色菌在毛囊处大量繁殖，分解毛囊部位的三酰甘油为游离脂肪酸，刺激毛囊口脱屑、皮脂阻塞进一步产生炎症反应。本病多见于中青年男性，多对称分布，多发于颈、胸、肩、背等皮脂腺丰富部位。临床表现为炎症性毛囊丘疹、丘疱疹或脓疱，可挤压出粉脂状内容物。有学者认为本病是外感火热之邪引起的实热证，表现与"发际疮""坐板疮"类似，但部位不同，因此糠秕孢子菌性毛囊炎暂无对应的中医名称。

【诊断要点】

1. 临床表现

（1）多见于中青年男性，多对称分布，多发于颈、胸、肩、背等部位。

（2）皮损主要表现为炎症性半球状毛囊丘疹、丘疱疹或脓疱，大小为 2~4 mm，周围有红晕，可挤压出粉脂状内容物，常数十甚至数百个成群分布，伴瘙痒。

2. 组织病理

表现为表皮轻度角化过度，毛囊皮脂腺扩大，毛囊漏斗角质栓塞、周围淋巴细胞浸润。PAS 染色见毛囊漏斗及扩张口处的阳性芽生孢子。

3. 辅助检查

（1）真菌直接镜检：可见圆形后壁孢子，有时有芽孢。

（2）真菌培养：可见乳白奶油色酵母菌落。

（3）伍德灯检查：呈淡黄色荧光。

4. 鉴别诊断

（1）寻常痤疮：可能与雄激素、皮脂分泌旺盛和痤疮杆菌感染等因素有关，多见于青春期，多发于颜面及胸背部，皮损呈多形性，可见粉刺、丘疹、脓疱、囊肿等，一般无自觉症状。糠秕孢子菌性毛囊炎皮损的大小、形态均一，存在自觉瘙痒症状，真菌直接镜检及培养可协助诊断。

（2）细菌性毛囊炎：多由葡萄球菌感染引起，主要发于头面部、颈部、臀部，皮损初起为红色毛囊性丘疹，继而变成脓疱疹，中间贯穿毛发。皮疹多孤立存在，可自觉轻度疼痛。糠秕孢子菌性毛囊炎呈半球状，可挤压出粉脂状内容物，常数十甚至数百个成群分布，伴瘙痒。

【治疗】

1. 西医治疗

西医治疗与花斑癣基本相同。

2. 中医治疗

（1）外治：王明蕾等用金银花 200 g，加 1 L 水，煎煮半小时后用药水洗头，药水停留在头部 10 min，每天 1 次；同时配合金银花 150 g、甘草 100 g 水煎服，每天 2 次，连用 7 天。

（2）中成药：可选用百癣夏塔热胶囊，每天 3 次，每次 0.6 g，口服，连用 4 周；或配合冰黄肤乐软膏，每天 3 次，外用。

【预防与护理】

注意皮肤清洁；多食蔬菜、水果，保持大便通畅；保持生活规律，避免精神紧张。

第七节 叠 瓦 癣

叠瓦癣（tinea imbricata）是由同心性毛癣菌引起的，是体癣的特殊类型。典型皮损呈同心圆状排列，鳞屑层层相叠，状如叠瓦，以此得名。本病多见于成年男性，常经直接或密切接触传播。叠瓦癣病程缓慢，可迁延不愈。本病与中医古籍《诸病源候论》记载的"刀癣"类似。

【诊断要点】

1. 临床表现

（1）本病多见于成年男性，多发于面部、躯干、臀部等皮肤薄嫩部位，但不累及头发。

（2）皮损初起为棕色斑丘疹，逐渐扩大呈环状鳞屑，鳞屑呈环形涡纹状排列，游离缘向中央倾斜，边缘清楚。圆环数目一般不超过 10 个，呈同心圆样损害。常伴瘙痒，长期搔抓刺激后可局部浸润导致肥厚。

2. 组织病理

表皮标志层可见纵横交错的长菌丝，真菌还侵犯棘层，导致两层分离。PAS 染色呈阳性。

3. 辅助检查

真菌检查呈阳性，可见大量菌丝。

4. 鉴别诊断

（1）脂溢性皮炎：主要与面部脂溢性皮炎鉴别。面部脂溢性皮炎可见面部的弥漫糠秕状鳞屑，皮肤油腻，真菌检查呈阴性。叠瓦癣可见竖起、散在的皮损，真菌检查呈阳性。

（2）湿疹：具有多形性、对称性、渗出性、反复性的特点，有剧烈的瘙痒，皮疹边缘不清。叠瓦癣皮损边缘清楚，可见竖起、散在的皮损，真菌检查呈阳性。

【治疗】

1. 西医治疗

口服伊曲康唑、特比萘芬、氟康唑等抗真菌药物，外用水杨酸软膏。

2. 中医治疗

一般不需要口服中药。外用可选癣湿药水（朱仁康经验方），即由土槿皮 250 g、大枫子仁 100 g、百部 100 g、透骨草 100 g、花椒 100 g、防风 50 g、吴茱萸 50 g、当归 100 g、侧柏叶 100 g、蝉蜕 75 g、斑蝥 3 g 制成药水，擦于患处，每天 3~4 次。

【预防与护理】

（1）积极治疗原发的手、足、股、甲、头等癣病。
（2）避免与其他患者或患畜密切接触。

第八节　皮 癣 菌 疹

皮癣菌疹（dermatophytid）是指原发癣菌感染灶的真菌代谢产物，经血行播散，在病灶以外的远隔部位皮肤发生变态反应。本病有头癣、足癣等真菌感染急性炎症期，多见于夏秋季，常见类型包括疱疹型、湿疹样型、丹毒样型。中医尚无对应的名称，根据症状似可归为"湿毒疡""风湿疡"范畴。

【诊断要点】

1. 临床表现
（1）疱疹型：本型最为多见，临床表现多发于手掌、指侧、足底、足背，呈对称分布，典型皮损为米粒大小的丘疱疹，疱液清澈，疱壁厚，周围无红晕。自觉灼热瘙痒，可反复发作。
（2）湿疹样型：多见于足背、小腿、四肢，皮损表现为红斑、丘疹、渗出。
（3）丹毒样型：见于单侧或双侧下肢，皮损表现为轻度水肿性红斑，融合成片，但无明显灼热疼痛的症状。
（4）其他：还可见多形红斑、结节性红斑、荨麻疹样皮损。
2. 组织病理
可见中度棘层和颗粒层增厚，真皮水疱，周围小血管及毛细血管充血。
3. 辅助检查
（1）真菌检查：皮损处真菌检查呈阴性。
（2）皮肤癣菌素试验：阳性。
4. 鉴别诊断
（1）汗疱疹：多见于夏季，精神因素可诱发加重本病。临床表现为手、足部的表皮深处水疱，皮损具有对称性，常伴有手足多汗，真菌检查呈阴性。疱疹型皮癣菌疹皮损以水疱为主，但位置较浅，疱壁较薄，一般原发病灶痊愈，皮癣菌疹也随之好转，真菌检查呈阴性，但皮肤癣菌素试验多呈阳性。

（2）丹毒：皮损多为鲜红色斑，多发于小腿及面部，伴水肿，局部红肿热痛及全身症状明显。丹毒样型皮癣菌疹见于单侧或双侧下肢，皮损表现为轻度水肿性红斑，融合成片，无明显灼热疼痛及全身症状。

【治疗】

1. 西医治疗

应及时给予抗过敏治疗，选择西替利嗪、氯雷他定等抗组胺药物口服，全身症状明显者可短期应用糖皮质激素，同时需积极治疗原发病灶，口服伊曲康唑、特比萘芬、氟康唑等抗真菌药物。

2. 中医治疗

中医治疗与手足癣相同。局部水肿者，外用炉甘石洗剂湿敷。

【预防与护理】

预防以防治原发皮癣菌疹病灶为主。

第九节　皮肤念珠菌病

皮肤念珠菌病（chronic dermatomucoso candidiasis）主要是由白色念珠菌、近平滑念珠菌、热带念珠菌等念珠菌属病原体引起的皮肤真菌感染。念珠菌为人体的正常寄生菌，在人体免疫功能低下、菌群失调等条件下导致发病。中医尚无对应的名称。

【诊断要点】

1. 临床表现

（1）念珠菌性肉芽肿：本型较少见，又称深在性皮肤念珠菌病。多见于免疫力低下的婴幼儿，多发于头皮、面部、甲沟，临床表现为疣状增生性损害，血管丰富，上覆黄褐色黏着性厚痂，增生皮损剥落后见基底部肉芽组织。

（2）念珠菌性甲沟炎及甲床炎：多见于糖尿病患者，多发于指甲及甲周，临床表现为甲沟处红肿，少量溢液，无化脓，甲板增厚浑浊、变形，甲表面光滑。

（3）慢性皮肤黏膜念珠菌病：多见于有免疫缺陷、内分泌疾病（甲状旁腺、肾上腺功能障碍）、缺铁性贫血的患者，多发于头皮、面部、四肢，皮损表现为广泛的红斑鳞屑、肉芽增生性斑块或结节，上覆褐色黏着性痂，周围呈暗红色红晕，界线清楚。

（4）念珠菌性间擦疹：多见于婴幼儿、糖尿病或多汗者，多发于腹股沟、会阴、腋窝等褶皱部位，皮损表现为局部潮红、浸润、糜烂，边界清楚，边缘覆盖鳞屑，外周散在分布炎症性丘疹、脓疱。

2. 组织病理

可见细胞海绵样变化，角质层见分隔、分支的白色念珠菌菌丝和孢子。

3. 辅助检查

真菌检查见大量出芽孢子、假菌丝、菌丝，可以明确诊断。

4. 鉴别诊断

（1）湿疹与念珠菌性间擦疹：湿疹具有对称性、多形性、渗出性、反复性的特点，瘙痒剧烈，皮损多发于手背、手掌，真菌检查呈阴性。

（2）脂溢性皮炎与皮肤念珠菌病：脂溢性皮炎皮损表现为皮肤表面的油腻性碎小鳞屑，真菌检查呈阴性。

【治疗】

1. 西医治疗

（1）局部治疗：可选 1% 联苯苄唑、1% 克霉唑、2% 咪康唑、2% 酮康唑霜外用，褶皱处可用酮康唑洗剂和达克宁散剂。

（2）系统治疗：适用于大面积、深处皮肤、甲念珠菌病的患者。皮肤念珠菌病患者可选用氟康唑，每次 150 mg，每周 1 次，口服，连用 3~4 周；严重者用伊曲康唑，每次 200 mg，每天 1 次，口服，酌情服用 1 个月或更长时间。

2. 中医治疗

本病一般不口服中药，多采用外治法。

徐明德认为甲念珠菌病是病虫、湿热外邪侵犯皮肤甲板所致。自拟蛇床子汤，方由苦楝根皮 15 g、蛇床子 30 g、硼砂 15 g、苦参 15 g、百部 30 g、龙胆草 10 g、白鲜皮 15 g、土槿皮 20 g 组成，每天浸泡 30 min。

另外，可用中成药三黄洗剂外洗，每天 2 次，连用 2 周。

【预防与护理】

易感人群应经常检查，合理使用抗生素和免疫抑制剂，加强医护人员及环境的清洁，防止医院继发感染。

第十节　孢子丝菌病

孢子丝菌病（sporotrichosis）是由申克孢子丝菌感染破损皮肤，扩散至组织，引起的化脓性炎症。孢子丝菌多存在于土壤、植物中，皮肤直接接触可引起感染，多见于矿工、农民。本病分为四型：局限皮肤型（固定型）、皮肤淋巴管型、皮肤播散型、皮肤外型（内脏型）。中医尚无对应的名称。

【诊断要点】

1. 临床表现

（1）局限皮肤型（固定型）：多发于面部、颈部、躯干，皮损多局限于初发部位，初起表现为结节，也可出现丘疹、斑块、疱疹、溃疡、坏疽样改变。

（2）皮肤淋巴管型：本型较常见，多发于手指、腕部、小腿、脚踝，皮损初起表现为无痛性皮下结节，色红或紫，中央坏死穿破形成溃疡，延伸至淋巴管，可出现新的结节，排列呈串珠状。

（3）皮肤播散型：自身接种或由皮肤淋巴管型继发，出现远隔部位的多发性皮下结节，后期形成脓肿，日久溃破。

（4）皮肤外型（内脏型）：多见于免疫力低下的人群，经血行播散累及肺、心、肝、脾、肾、眼、中枢神经、骨骼等器官。

2. 组织病理

真皮表现为混合型化脓性肉芽肿，周围由上皮样细胞、多核巨细胞、淋巴细胞、中性粒细胞、浆细胞浸润。PAS 染色可见圆形孢子和星状体。

3. 辅助检查

（1）组织涂片：高倍镜下 PAS 染色或革兰氏染色，可见圆形小体。

（2）真菌培养：见双相型申克孢子丝菌。

4. 鉴别诊断

孢子丝菌病需与着色芽生菌病、皮肤结核、梅毒树胶肿等感染性疾病进行鉴别，结合病原体的分离、培养及组织病理不难诊断。

【治疗】

1. 西医治疗

（1）局部治疗：孤立的小结节可用冷冻治疗，另外，40~43 ℃的温热疗法可以抑制真菌生长，每天 2 次，每次 30 min。

（2）系统治疗

1）碘化钾：治疗孢子丝菌病首选碘化钾，予 10% 碘化钾溶液，每次 10 mL，每天 3 次，口服，连用 2~3 个月，待皮损消退后再巩固 3~4 周以防复发。

2）其他：可选用伊曲康唑，每次 100~200 mg，每天 1~2 次，口服，连用 3~6 个月；或选用特比萘芬，每次 250 mg，每天 1 次，口服，连用 3~6 个月；

或选用灰黄霉素，每次 0.2 g，每天 3 次，口服。严重者可用两性霉素 B。

2. 中医治疗

中医治疗以内治解毒散结为主，可选用消瘰疬丸、散结灵胶囊。实验研究发现黄连、黄柏、蛇床子、苦参、马齿苋有明显抑制申克孢子菌丝的作用。

【预防与护理】

避免腐烂草木刺伤皮肤。

第六章 寄生虫、昆虫性皮肤病

第一节　皮肤猪囊尾蚴病

皮肤猪囊尾蚴病（cysticercosis cutis）是由猪肉绦虫的幼虫（囊尾蚴）寄生于皮下组织所致。

【诊断要点】

1. 临床表现

（1）发病前有进食未煮熟的猪肉（有猪囊尾蚴寄生）和蔬菜（被虫卵污染）史。

（2）以青壮年为多，男性多于女性。

（3）自吞食虫卵至囊尾蚴形成包囊需3个月左右。

（4）皮损为散在孤立的无痛性皮下结节，数个至数百个不等。直径一般为0.5~2.0 cm，呈圆形或卵圆形，质硬有弹性，与周围组织无粘连，常有钙化。

（5）皮损主要分布于头部、躯干部，四肢较少。

（6）如眼、脑、心肌受累可出现视物模糊、失明、癫痫和心肌损害等相应症状。

（7）粪便检查可见到虫卵或绦虫节片。

（8）组织病理示囊内见猪囊尾蚴。

2. 组织病理

皮下组织和肌纤维之间可见增生结缔组织形成的纤维包膜囊肿，内含澄清液体及囊尾蚴。

3. 辅助检查

可见绦虫卵或孕卵节片。

4. 鉴别诊断

（1）神经纤维瘤：较柔软，有细茎连于神经，常伴发色素性母斑、局部色素沉着及雀斑等，相关检查未见包囊及幼虫。

（2）粉瘤：少数孤立，性质柔软，无波动现象，内含固体物质。

【治疗】

1. 西医治疗

（1）一般治疗：数目不多时，可进行手术切除。

（2）系统治疗：及早和彻底治疗肠绦虫病患者，常用氯硝柳胺（灭绦灵），空腹服用1 g，1 h后再服1 g，2 h后服硫酸镁导泻，也可用吡喹酮、氯喹与米帕林（阿的平）联合治疗等。

2. 中医治疗

（1）痰湿阻络证

证候：躯干或四肢可见皮下与肌肉结节的疱肉，豌豆至花生米大小，表面光滑，皮核不粘连，偶有头昏乏力，食滞腹胀，遇冷则胀痛麻木，舌淡红，苔薄白，脉弦滑无力。

治则：消痰软坚，杀虫通络，活血散结。

方药：消瘤丸加减（丹参 12 g、党参 12 g、制半夏 12 g、陈皮 12 g、茯苓15 g、浙贝母 15 g、炮山甲 18 g、全蝎 10 g、蜈蚣 10 g、红花 6 g、苦楝皮15 g、使君子 15 g）。

随症加减：疱肉质硬不消，加鳖甲 10 g、莪术 10 g；便常规发现节片者，可加槟榔 15 g、南瓜子 30 g。

用法：每天 1 剂，水煎，分 2 次（每次 200 mL）口服。

（2）痰浊中阻证

证候：躯干、四肢可见皮下或肌肉结节状的疱肉，皮核不粘连，伴剧烈头痛，视物不明，神情淡漠，眩晕耳鸣，恶心呕吐，脘腹胀闷，四肢困重，舌质胖大，边有齿印，苔白腻，脉弦数。

治则：涤痰利湿，醒脑开窍。

方药：涤痰方加减（胆南星 12 g、制半夏 12 g、枳实 10 g、化橘红 10 g、茯苓 10 g、石菖蒲 10 g、远志 10 g、党参 9 g、天竺黄 6 g）。

随症加减：脘腹胀闷，四肢困重甚者，加厚朴 9 g。

用法：每天 1 剂，水煎，分 2 次（每次 200 mL）口服。

（3）风痰上扰证

证候：皮下或肌肉结节状的疱肉，伴皮肤与肌肉局部抽搐，手指麻木，重者可致痛症发作，突然呼叫，失神跌仆，口眼㖞斜，口吐涎沫，舌胖大，苔白腻，脉沉弦滑。

治则：涤痰息风。

方药：化痰熄风汤加减（半夏 12 g、陈皮 9 g、地龙 15 g、钩藤 5 g、珍珠母 30 g、磁石 30 g、生龙骨 30 g、天麻 15 g、茯苓 15 g、甘草 10 g）。

随症加减：眩晕，肢颤者，加羚羊角 3 g、石决明 30 g；猝然昏倒，舌强不语者，加石菖蒲 10 g、远志 10 g、苏合香 0.3 g。

用法：每天 1 剂，水煎，分 2 次（每次 200 mL）口服。

【预防与护理】

加强卫生宣传教育，不食生肉，瓜果蔬菜必须洗净。

第二节 钩 虫 皮 炎

钩虫皮炎是由钩虫的幼虫——钩蚴侵入皮肤而引起的一过性皮肤损害，又称钩蚴皮炎。本病在农村常见，热带、亚热带国家多见，多发于夏秋潮湿季节。

【诊断要点】

1. 临床表现

（1）夏季或初秋潮湿季节，赤足下田或用手挖土后，钩蚴从手背、指间、足背、足缘、趾间等处侵入皮肤，数分钟后，侵入部位的皮肤有刺痒、灼烧感，1~2 h 后出现皮疹。

（2）皮损特点为接触部位出现斑疹或水肿性小丘疹。1~2 天内皮疹变为疱疹，内含黄色透明液体，易继发感染，变为脓疱，1 周左右皮疹消退。

（3）感觉瘙痒难以忍受。

（4）有的患者若钩蚴钻入较多，2 周内出现哮喘、嗜酸粒细胞增多，哮喘发作时痰中可查到钩蚴，4~5 周于大便中可查到虫卵。

（5）全身症状不明显，伴有进行性缺铁性贫血和乏力，患者发生荨麻疹，皮肤变得干燥、苍白和发黄。

2. 鉴别诊断

（1）疥疮：病因或诱因为疥虫感染。误诊征象特征为皮疹广泛，手指缝、腹部、大腿内侧、阴部多发。伴随症状与体征为夜间剧烈瘙痒。经相关检查，可查到疥虫、虫卵，有传染接触史，常在集体单位或家庭中同时或先后出现多人患病。

（2）匐行疹：病因或诱因为某些线虫的幼虫移行于皮肤。误诊征象特征为侵入部位出现红斑、丘疹、脓疱等。幼虫向前移行，皮疹表面呈淡红色，宽为2~3 cm，略突出于皮表。

3. 特殊检查

（1）血常规检查：嗜酸粒细胞增多，贫血。

（2）便常规检查：可查到虫卵。

【治疗】

1. 西医治疗

（1）一般治疗：在钩虫高发病区尽可能避免皮肤接触泥土、粪便，勿赤足在田间行走。发现钩虫患者要及时治疗，以消灭传染源，加强分辨管理，防止再感染。

（2）局部治疗：外搽 1%～2% 薄荷酚炉甘石洗剂，局部感染可加用抗生素软膏。

（3）系统治疗：查到虫卵应行驱虫治疗，用阿苯达唑每次 100 mg，每天 1 次，口服；或用甲苯达唑每次 100 mg，每天 1 次，口服，连用 3 天。

2. 中医治疗

（1）湿热蕴毒证

证候：接触泥土的皮肤可见红斑、丘疹、丘疱疹、风疹块，自觉瘙痒不适，舌质红，苔薄黄，脉濡数。

治则：清热利湿，杀虫止痒。

方药：集效丸加减（贯众 15 g、槟榔 12 g、雷丸 10 g、乌梅 6 g、广木香 6 g、芜荑 6 g、炒枳壳 10 g、熟大黄 10 g、藿香 10 g、佩兰 15 g、甘草 6 g）。

随症加减：痒剧者，可加白鲜皮 15 g、地肤子 10 g；湿热盛者，加茵陈 15 g、土茯苓 15 g。

用法：每天 1 剂，水煎，分 2 次（每次 200 mL）口服。

（2）脾胃虚弱证

证候：皮肤红斑、丘疹、丘疱疹，脘腹胀闷，四肢浮肿，大便溏泄，气短乏力，周身困倦，舌质胖嫩，苔少，脉虚细。

治则：健脾益气，渗湿止痒。

方药：四君子汤加味［炙黄芪 15 g、党参 15 g、白术 15 g、甘草 10 g、茯苓 12 g、炒白扁豆 12 g、山药 12 g、制半夏 10 g、砂仁（后下）6 g、使君子 15 g、雷丸 10 g］。

用法：每天 1 剂，水煎，分 2 次（每次 200 mL）口服。

（3）毒侵肺络证

证候：皮肤红斑、丘疹、丘疱疹，伴咳嗽、气喘、胸闷，甚则咯血，舌红少苔，脉滑数。

治则：宣肺止嗽，解毒护阴。

方药：桑杏汤加减（桑叶 10 g、杏仁 10 g、浙贝母 15 g、全瓜蒌 12 g、百合 10 g、天冬 12 g、白芍 12 g、生地黄 12 g、熟地黄 12 g、桔梗 6 g、甘草 6 g）。

随症加减：咯血者，去桔梗加柏叶 15 g、仙鹤草 15 g、白及 15 g；伴发哮喘者，加麻黄 6 g、射干 12 g。

用法：每天 1 剂，水煎，分 2 次（每次 200 mL）口服。

【预防与护理】

（1）加强粪便管理是预防疾病的重要措施。粪便经无害化处理后再施肥。在流行区要经常普查，发现钩虫病患者要及时治疗，以消灭传染源。

（2）此外，要加强个人防护，在钩虫病高发区不食用未洗净的蔬菜，防止钩蚴经口感染，要尽可能避免皮肤接触泥土、粪便，勿赤足在田间行走，下田时可穿胶靴或于手足涂擦15%邻苯二甲酸二丁酯乳剂，或涂擦1.5%左旋咪唑硼酸乙醇溶液，防止钩蚴的侵入。

第三节　隐翅虫皮炎

隐翅虫皮炎是由于接触隐翅虫毒液而引起的毒性皮肤炎症。

【诊断要点】

1. 临床表现

（1）多发于3~9月份，以青壮年为主，多见于夜间在日光灯下工作或休闲者。

（2）多发于头面、颈、四肢及胸背等外露部位。

（3）皮损为条索状、斑块状、点状、片状的水肿性红斑，其上有密集排列的小丘疹、水疱或脓疱，中央有糜烂渗出，少数皮损可形成坏死。

（4）自觉灼痛及微痒，严重者可出现剧痛及发热、头痛、头晕、恶心、呕吐等全身症状，伴有区域性淋巴结肿痛。

（5）病程约为1周，愈后可留下暂时性色素沉着斑。

2. 组织病理

隐翅虫虫体各段均含有毒素，为一种强酸性的毒汁。当夏秋季皮肤裸露，隐翅虫夜晚飞进房间落在皮肤上叮咬皮肤时或虫体受压时可释放毒液，引起皮炎。但多数虫体在皮肤爬行时并不放出毒液，只有当虫体被拍击或压碎时，毒液沾染皮肤才引起皮肤损害。

3. 鉴别诊断

（1）接触性皮炎：有接触史。皮疹形态较单一，境界清楚，局限于接触部位，与接触物的形态、大小、性质一致。瘙痒明显。

（2）急性湿疹：无季节性。皮疹多形，倾向渗出，对称分布。自觉瘙痒。病因不明，无接触史。

（3）螨皮炎：皮损始于接触部位或暴露部位，可逐渐累及全身。皮疹为红斑、斑丘疹、风团状丘疹、丘疱疹、瘀斑或大疱、中央可见针尖大小的"咬痕"。自觉奇痒，常伴有抓痕和血痂。

【治疗】

1. 西医治疗

（1）局部治疗：用清水冲洗后湿敷，可选用（1∶8 000）～（1∶500）高锰酸钾溶液、0.1%雷夫奴尔溶液、生理盐水、5%碳酸氢钠溶液或1∶10聚维酮碘溶液。红斑损害可选用炉甘石洗剂或糖皮质激素霜等。可用新鲜马齿苋捣烂敷于患处，每天2~3次，或者南通蛇药片6~8片，加水调成糊状局部外用。有感染者可外用抗生素软膏。

（2）系统治疗：病情严重者可短期系统使用糖皮质激素。

2. 中医治疗

（1）苦参、蒲公英、甘草、地肤子各20 g，连翘、野菊花、紫背天葵、蛇床子、白鲜皮各10 g，水煎，淋洗患处或用纱布蘸药液湿敷患处，每天3~4次。

（2）黄柏3~5 g、元明粉3 g，水煎，待冷后淋洗或湿敷局部，每天4~6次，每天1剂。

（3）苦参、忍冬藤各15 g，薄荷叶、赤芍、芒硝（后下）各10 g，上药加水600 mL，煎至400 mL，将药液倒入盆内，待冷却后先淋洗后湿敷患处，每次10~15 min，每天1剂，2~3 h更换1次。

【预防与护理】

（1）夜间关好纱窗和挂好蚊帐。当虫子落到皮肤上时应小心吹赶，不要在皮肤上将虫子打死或压碎。

（2）搞好环境卫生，消除住宅周围的杂草、垃圾，消灭隐翅虫的滋生地。安装纱窗门或挂蚊帐防止毒虫的侵入。睡眠时要熄灭室内的灯光。如发现皮肤上落有虫体，不要用手直接捏取或拍击，应将虫体拨落在地上用脚踏死。

第四节　螨　皮　炎

螨皮炎（acarodermatitis）又名谷痒症（grain itch）、草痒症（straw itch）等，是由螨类叮刺而引起的皮炎。

在我国引起螨皮炎的螨虫有虱样袋形螨（虱螨）、粗足粉螨和腐食螨，肉眼均可见。成虫为土黄色或白色。

【诊断要点】

1. 临床表现

（1）皮疹多发于暴露部位或与螨虫接触部位。

（2）皮疹为红色丘疹、丘疱疹、水疱或丘疹性荨麻疹样损害，中央有时可见虫咬的瘀点。

（3）剧烈瘙痒，尤以夜间为甚。

（4）停止接触污染物，皮疹1周左右可消退，遗留色素沉着的斑疹。

（5）可疑物品上有时可查到螨虫。

2. 鉴别诊断

（1）荨麻疹：为红斑风团损害，常突然发生，速起速退，不留痕迹。

（2）疥疮：常有疥疮接触史，皮疹有典型的多发部位，皮损处常可查到疥虫。

【治疗】

1. 西医治疗

西医治疗主要给予抗组胺止痒药，如皮损广泛，炎症显著，可考虑加用皮质类固醇激素。

（1）对被污染物的物品采用杀虫剂，用沸水浸泡或日晒等措施灭虫。

（2）用1%鱼石脂炉甘石洗剂或皮质激素霜剂外搽。

（3）皮疹广泛或瘙痒较甚者可口服抗组胺药物。

2. 中医治疗

（1）风热犯表证

证候：祛风清热，风团似云，灼热瘙痒，舌脉正常。

治法：祛风清热，除湿解毒。

方药：消风导赤散合银翘散加减（苦参10 g、蝉蜕6 g、蒺藜10 g、地肤子10 g、生地黄15 g、木通6 g、防风10 g、徐长卿10 g、生石膏15 g、知母10 g、金银花15 g、淡竹叶10 g）。

用法：每天1剂，水煎，分2次（每次200 mL）口服。

（2）血虚风燥证

证候：病程日久，皮肤粗糙肥厚或苔藓样变，干痒无度，舌红，脉浮大。

治法：养血祛风，润燥解毒。

方药：萆薢渗湿汤加减（生地黄15 g、当归10 g、萆薢10 g、茯苓10 g、黄柏10 g、蒺藜10 g、蝉蜕6 g、甘草5 g）。

用法：每天1剂，水煎，分2次（每次200 mL）口服。

【预防与护理】

(1) 注意居室、仓库、储具、货柜、容器和谷物要通风干燥，经常在日光下暴晒，如发现螨虫应及时喷洒消毒杀虫药物。

(2) 加强个人防护，多发人群工作后要及时洗澡更衣，皮肤上可涂 5% 萘酚硫黄膏或疥疮搽剂、苯甲酸的苄酯搽剂等，不仅可防止螨虫的侵袭，而且可以杀死螨虫。

第五节 疥 疮

疥疮是由疥螨（俗称疥虫）引起的一种传染性皮肤性病。临床上以皮肤薄嫩处的粟粒大丘疹、丘疱疹、水疱，有隧道，伴夜间奇痒为特征，常在同宿者中传播。

疥螨是一种皮内寄生虫，分为人疥螨和动物疥螨。人的疥疮主要由人疥螨引起，极少数因寄生于猫、犬等的动物疥螨引起。疥螨的生活史分虫卵、幼虫、若虫、成虫四个阶段，虫体很小，肉眼刚可见。夜间雄虫与雌虫在人的体表进行交配后不久即死去，雌虫则可钻入皮肤角质层，一边掘成隧道，一边产卵，经 1~2 个月，可产卵 40~50 个，然后死去。卵经 3~5 天孵化为成幼虫，再经 3~4 天变成若虫，若虫经两次蜕皮后变为成虫。由卵变为成虫需 10~14 天，受精过后的雌疥螨最易感染新宿主，其离开人体后可存活 2~3 天。

疥疮主要是由人与人的直接接触（包括性接触）传染，如卧同一床，互相牵手等，亦可通过患者使用过的衣物、被褥等间接传播。寄生于动物的疥螨偶可传染至人，但症状较轻。

【诊断要点】

1. 临床表现

多见于冬季，多发于指缝、腕屈侧、肘腋窝、乳房下、脐周、腰腹部及外生殖器等皮肤薄嫩部位。皮疹为丘疹、丘疱疹、隧道及结节，其中隧道和结节为疥疮特征性皮疹。丘疹约小米大，正常肤色或淡红色，常疏散分布，少有融合。丘疱疹的丘疹顶端有小疱。隧道为灰白色或浅黑色线状，弯曲微隆，末端常有丘疹和水疱，常见于指缝间。结节多发生于男性阴囊、阴茎、龟头、女性外阴、大阴唇等部位，呈半球形，淡红色，伴剧烈瘙痒，尤以夜间为甚。

婴幼儿偶可发生以大疱为主的大疱性疥疮。身体虚弱、感觉神经病变、麻风和艾滋病患者可发生结痂性疥疮，称为挪威疥或角化型疥疮，表现为大量结痂、脱屑，有时呈红皮病样外观，脱痂屑中有大量的疥螨，传染性极强。两者均为少见类型。

为尽量避免和减少误诊，应注意询问有无接触传染史；家庭成员或同室居住者与密切接触者间有无类似患者；特别要注意瘙痒的特点、多发部位和寻找特殊性皮疹等，疑似患者应行疥螨直接镜检。

2. 组织病理

表皮性急性湿疹性组织反应型，表现为不规则的棘细胞层肥厚，仅有较多的海绵状水肿及炎细胞外渗，以致形成表皮内水疱。隧道多在角层内，并可位于棘层。有时可见虫卵或虫体。真皮周围反应与多形红斑相同。特点为显著的血管周围炎细胞浸润。

3. 鉴别诊断

（1）皮肤瘙痒症：仅有瘙痒，多有继发皮疹如抓痕、血痂、湿疹样变等；无传染性，无原发性皮疹，无特殊多发部位。临床上有全身性瘙痒症和局限性瘙痒症之分。

（2）单纯性痒疹：儿童多发，多发于四肢伸侧，丘疹较大，多为风团样丘疹或结节，无传染性。

（3）湿疹：皮损呈多样性，有渗出倾向，慢性经过，易复发，无特殊多发部位，无传染接触史。

（4）虱病：多为局限性瘙痒，瘙痒部位皮肤可见抓痕、血痂；毛发有点状白色附着物；内衣、内裤可见铁锈色点状污迹；头发、内衣、被褥、阴毛处可发现成虱或虫卵；以阴虱较为多见。

【治疗】

1. 西医治疗

外搽常用硫黄软膏，小儿用 3%~5% 硫黄软膏，成人用 10%~20% 硫黄软膏，或用一扫光、雄黄膏等。方法：先用热水及肥皂洗澡后，每天外搽药膏 1~2 次，连用 3~5 天，其间不洗澡、不换衣，第 4~6 天后再洗澡、更换清洁衣服及被褥，并将换下的衣被用热水烫洗或日光暴晒，此为 1 个疗程。若 1 个疗程后未愈，可再按此法进行第 2 个疗程。若多人同病，宜同时治疗。

2. 中医治疗

（1）内治：本病多为湿热虫毒证。

证候：皮损以水疱为多，丘疱疹泛发，壁薄液多，破流脂水，浸淫糜烂，或脓疱多，或起红丝走窜，臀核肿痛，舌红，苔黄腻，脉滑数。

治则：清热化湿，解毒杀虫。

方药：黄连解毒汤合三妙丸加减（金银花 15 g、连翘 15 g、蒲公英 15 g、野菊花 15 g、黄芩 15 g、黄柏 10 g、苍术 20 g、薏苡仁 15 g、白鲜皮 30 g、地肤子 10 g、百部 30 g、苦参 20 g）。

　　用法：每天 1 剂，水煎，分 2 次（每次 200 mL）口服。

　　（2）外治：熏洗方常用雄黄 15 g、百部 30 g、苦参 30 g、川椒 30 g、硼砂 30 g，煎水熏洗皮肤。

【预防与护理】

　　（1）积极治疗患者，发现患者及时隔离并予彻底治疗，以免传染他人。

　　（2）加强个人卫生，患者的衣服、被褥、毛巾等用具，应煮沸杀虫或日光暴晒。

　　（3）改善环境及家庭卫生，住室、公共场所如浴室、旅馆、车船等应定期清洁、消毒。

第七章 物理性皮肤病

第一节 冻　疮

冻疮是对寒冷发生的一种异常的反应，一种局部的瘀血。由于长时间的寒冷使小动脉收缩，久而久之血管因麻痹而扩张，静脉则产生瘀血，局部血液循环不良，毛细血管渗透性增强，血浆渗出到组织间隙里，进而发病。

如果受冻的时间比较长，局部组织还会出现缺氧，细胞受损也会比较严重。

【诊断要点】

1. 临床表现

（1）本病多发于初冬至早春季节，多见于妇女、儿童、缺少活动及肢体外周循环欠佳者。

（2）多发于耳轮、耳垂、鼻尖、手指、手背、足跟及足背，多双侧分布。部分肥胖女性可见于臀部。

（3）皮疹初起为红色或紫红色的瘀血性红斑，损害大小不一，界线不清，压之可褪色，患处皮温降低，遇热可有明显充血，并有瘙痒、灼热或疼痛感，严重病例，红斑上可发生水疱、大疱及溃疡，溃疡经久不愈。

2. 组织病理

表皮、真皮乳头明显水肿，表皮内可出现角化不良细胞和坏死的角质形成细胞，真皮血管收缩，周围有单核细胞浸润，另有特殊的脉管壁呈"蓬松状"水肿等改变。

3. 鉴别诊断

本病需与多形红斑相鉴别。多形红斑多发于春秋两季。寒冷型多形红斑也发于寒冷季节，尤其在季节转换时。损害对称分布于四肢远端，除手背外，也常见于掌面，且皮疹为多形性，以水肿性丘疹为主。典型损害呈虹膜样红斑，起病较急，2~4 周自愈，再发有间歇期，不会整个冬季患病，故不难鉴别。

【治疗】

1. 西医治疗

（1）局部治疗：以消炎、消肿、促进循环为原则。未破溃皮损可外用维生素 E 软膏和冻疮软膏等；已破溃皮损可用抗生素软膏，也可用氦氖激光等理疗。

（2）系统治疗：可口服烟酰胺、硝苯地平、双嘧达莫等扩血管药物，盐酸山莨菪碱和己酮可可碱也有一定的疗效。

2. 中医治疗

本病多为阳气不固，寒邪阻络证，常见于痹证。

证候：肢体或患处沉重冷痛、麻木，或肿胀，畏冷肢凉，苔白滑等。

治则：温经散寒，活血通络。

方药：当归四逆汤加减（当归 10 g、黄芪 15 g、川芎 10 g、吴茱萸 6 g、桂枝 10 g、鸡血藤 15 g、透骨草 10 g、生姜皮 3 g）。

用法：每天 1 剂，水煎，分 2 次（每次 200 mL）口服。

【预防与护理】

（1）加强体育锻炼，增强御寒能力。

（2）加强肢端及裸露部位的保暖。

（3）加强对冷环境的适应锻炼，保持皮肤干燥。

（4）加强手、足运动锻炼。

（5）受冻之后，不可立即用火烘烤或热水浸泡。

第二节 痱 子

痱子（miliaria）亦称粟粒疹，是汗孔闭塞导致皮肤内汗液潴留的一组疾病，包括白痱、红痱、深痱等，发生原因是在高温闷热环境下出汗过多和蒸发不畅，引起汗孔堵塞，汗管破裂，汗液外渗进入周围组织所致。

【诊断要点】

1. 临床表现

（1）白痱（晶形粟粒疹）

1）皮损为多数针尖到针头大小的浅表透明水疱，皮肤表面没有炎症，疱壁薄，易破裂，疱干后遗留极薄的细小鳞屑，无自觉症状。

2）常见于卧床不起、高热或术后体虚者，多发于躯干和间擦部位，如腋下、大腿根部等。

（2）红痱（红色粟粒疹）

1）皮损为密集排列的针头大小丘疹、丘疱疹，周围绕以红晕。

2）有轻微瘙痒和灼热感。搔抓后可导致皮肤破损和继发感染，如毛囊炎、疖等。

3）除掌跖外可见于身体的任何部位，尤以额、颈、躯干等处为甚。

（3）深痱（深部粟粒疹）：多累及热带地区反复发生红痱者。多发于躯干和面部。皮损为密集的与汗孔一致的非炎性丘疱疹，出汗时皮疹增大。

2. 组织病理

（1）白痱：病变主要在小汗腺汗管的极浅部分，水疱发生在角质层下。

（2）红痱：表皮内汗管阻塞，破裂位置在棘层。

（3）深痱：汗管阻塞水平在真皮上部。

3. 鉴别诊断

有时需与接触性皮炎相鉴别。后者有接触化学物品史，损害在接触部位，形态因接触物的性质和接触方式而异。

【治疗】

1. 西医治疗

（1）一般治疗：一般红色粟粒疹可采用辅助性干预措施来减少炎症并尽量减少细菌的潜在促进作用。

（2）局部治疗：局部用皮质类固醇。瘙痒刺痛难耐可局部用弱至中效的皮质类固醇乳膏或洗剂，如 0.05% 布地奈德乳膏、0.1% 丁酸氢化可的松乳膏等适量，每天 2 次，外涂，持续 1~2 周，可减轻瘙痒并加快炎症消退。

局部用抗生素可减轻炎症并减少丘疹或脓疱内的细菌数量。这对脓痱（痱子顶部有针头大浅表性小脓疱）的患者可能更有益。可使用红霉素软膏、莫匹罗星软膏等。

2. 中医治疗

（1）暑热型

证候：额、颈、胸、背及肘窝、腋窝等处出现较密集的丘疹、丘疱疹，如针头或粟粒大小，周围绕有红晕，自觉刺痒或灼热感，小便短赤，舌质红，脉数。

治则：清暑利湿。

方药：荷叶青蒿汤加减（荷叶 9 g、青蒿 9 g、生薏苡仁 30 g、桑叶 9 g、滑石 15 g、木棉花 15 g、淡竹叶 9 g、灯心草 4 扎、杭菊花 12 g、扁豆花 6 g、蝉蜕 6 g、佩兰 6 g、甘草 3 g）。

用法：每天 1 剂，水煎，分 2 次（每次 200 mL）口服。

（2）热毒型

证候：多见于黄痱，除可有白痱或红痱的表现外，同时伴有脓疱或疖，疼痛，附近淋巴结肿大，口苦咽干，口渴引饮，大便干结，舌质红苔黄，脉滑数。

治则：清热解毒，祛暑除湿。

方药：五味消毒饮加减（金银花 15 g、野菊花 15 g、蒲公英 30 g、紫花地丁 15 g、天葵子 15 g、滑石 20 g、淡竹叶 10 g、生地黄 15 g、生大黄 10 g、牡丹皮 15 g）。

用法：每天 1 剂，水煎，分 2 次（每次 200 mL）口服。

【预防与护理】

保持室内通风、凉爽，保持皮肤清洁干燥，衣着宽松，防止继发感染。

（1）常用温水清洗，保持皮肤清洁干燥。

（2）外用痱子粉或 1% 鱼石脂炉甘石洗剂，每天多次。

（3）皮损广泛者可用金银花、菊花、鲜藿香各 9 g，生甘草 3 g 煎汤代茶饮。

（4）有继发感染者可适当口服或外用抗生素。

第三节　日光性皮炎

日光性皮炎（solar dermatitis）是指因暴露于某些外来的光敏物和光线后发生的一组皮肤反应。其发生需要两个条件：一是外源性光敏物质经皮肤接触或内服吸收到达皮肤；二是皮肤吸收了一定能量和一定波长的光线（主要是紫外线 A）。

【诊断要点】

1. 临床表现

（1）日光暴晒后数小时至十余小时内发病。

（2）多发生于暴露部位皮肤，如面、颈、耳、手臂等处。

（3）表现为局部皮肤弥漫性红斑、水肿，严重时可发生水疱，甚至大疱。

（4）自觉患处灼热，干燥、微痒或刺痛。

（5）轻症者皮疹在 1～2 天内由鲜红逐渐转变为暗红，继而脱屑、消退，遗留不同程度色素沉着。

（6）日晒面积广泛且病情较重者可伴有全身不适、发热、恶心、心动过速等全身反应。

2. 组织病理

表皮轻度水肿，可见表皮内水疱或表皮下水疱。真皮明显水肿，毛细血管扩张或破裂，红细胞溢出或出血，管周炎细胞明显浸润，胶原纤维肿胀。严重者可见坏死或溃疡。

3. 辅助检查

白细胞总数增多，嗜酸性白细胞增加，血小板计数无异常。尿蛋白可呈阳性。部分患者尿卟啉检查呈阳性。

4. 鉴别诊断

（1）接触性皮炎：患者有明显的接触史，皮疹主要发生在接触部位。

（2）烟酸缺乏症：患者病史中有导致营养缺乏的因素，除皮疹之外还有胃肠道症状和神经精神症状等。

【治疗】

1. 西医治疗

（1）一般治疗：阴凉处避光休息，多饮水。

（2）局部治理：急性期红斑水肿皮损用 3% 硼酸溶液或生理盐水冷湿敷，外用炉甘石洗剂。皮疹发生水疱糜烂损害者按照急性湿疹对症治疗。脱屑皮损外用润滑性乳膏，如硅霜等。

（3）系统治疗：有严重全身症状和体征者可短期口服小剂量激素。

2. 中医治疗

证候：红斑瘀点，身热，舌红，苔薄黄或腻脉濡滑，属风热湿毒。若病起急暴，面如满月，双目闭合，灼热瘙痒，高热，头痛，瘀斑，水疱，糜烂，坏死，甚至神昏，舌绛，苔黄或燥，脉洪数，属毒热入血。

治则：清热，疏肝，活血。

方药一：疏肝活血汤〔柴胡 10 g、薄荷（后下）10 g、黄芩 10 g、栀子 10 g、当归尾 10 g、赤芍 10 g、红花 10 g、莪术 10 g、陈皮 10 g、甘草 6 g〕。

随症加减：① 湿重，加茯苓、泽泻、猪苓；② 湿热重，加尾连（黄连）、黄芩、黄柏、车前子、六一散；③ 血热证显著，加生地黄、赤芍、牡丹皮、生玳瑁；④ 发于面部，加菊花、玫瑰花；⑤ 发于上肢，加片姜黄、桑枝。

用法：每天 1 剂，水煎，分 2 次（每次 200 mL）口服。

方药二：凉血五花汤（红花 10~15 g、鸡冠花 10~15 g、凌霄花 10~15 g、玫瑰花 10~15 g、野菊花 10~15 g）。

用法：每天 1 剂，水煎，分 2 次（每次 200 mL）口服。

【预防与护理】

（1）经常参加室外活动，增强皮肤对日光的耐受性。

（2）进行光防护，上午 10 时至下午 2 时日光照射最强时尽量避免外出或户外活动，若需外出要进行物理防晒和化学防晒。物理防晒是指穿长袖衣裤，戴宽檐帽，使用遮阳镜、遮阳伞等；化学防晒指涂防晒霜，建议出门前 20 min 涂抹高防晒指数的防晒霜。

第四节 夏 季 皮 炎

夏季皮炎为夏季炎热引起的季节性炎症性皮肤病。

【诊断要点】

1. 临床表现

（1）皮损为红斑基础上密集的针头至粟粒大小丘疹、丘疱疹，可见抓痕、血痂。

（2）多发于躯干和四肢，常对称发生，尤以两小腿伸侧多见。

（3）剧烈瘙痒。

（4）本病多发于夏季，气温下降后可自然消退。

2. 组织病理

表皮内海绵水肿，多数水疱形成。真皮浅水肿，血管明显扩张、充血，红细胞外溢，有大量的淋巴细胞浸润。病理诊断符合植物日光性皮炎。

3. 鉴别诊断

根据本病有明显的季节性，皮疹为大片红斑基础上的丘疹、丘疱疹，剧烈瘙痒，天气转凉后可自然减轻或消退，容易诊断。需要与下列疾病相鉴别。

（1）痱子皮损多见于头、面、躯干和褶皱部位，为密集的针头大小的丘疹、丘疱疹或小脓疱。主要见于儿童。

（2）夏季瘙痒症无原发性皮损，仅见到因搔抓而致的抓痕及苔藓样改变。

【治疗】

1. 西医治疗

（1）一般治疗：治疗原则主要采取局部外用药物疗法，以止痒、消炎为原则。

（2）系统治疗

1）口服清热解毒剂，如黄柏胶囊，每次 3 丸，每天 3 次，口服；剧痒时酌情口服抗组胺药，同日光性皮炎。

2）注意事项同日光性皮炎。

3）羟基氯喹每次 0.1~0.2 g，每天 2 次，口服；或氯喹小剂量间歇服用。

4）尽可能减少日光暴晒。

（3）局部治疗

1）患处常用清水冲洗，干毛巾轻揩干后涂清凉止痒剂（如薄荷乙醇溶液）、铝涂剂或含有地塞米松的止痒搽剂。

2）止痒剂可选用薄荷酊，每天外涂 2~3 次，因含有乙醇，破皮处或近口腔、黏膜部不宜使用。

3）外用避光剂如 5%~10% 水杨酸苯酯洗剂或乳剂，5% 对氨苯甲酸稀乙醇溶液，5% 二氧化钛或 10% 氧化锌洗剂、乳剂或软膏等。

4）病情较重时外用收敛止痒药物，也可以外用糖皮质激素。

5）病情严重时可内服或外用糖皮质激素。

2. 中医治疗

证候：夏季多见，初起皮损潮红，后有密集细小红丘疹，剧痒，搔抓后继发血痂及轻度发亮的细小丘疹组成的苔藓样皮损。兼证轻或有烦热、胸闷、纳差、尿短赤等，苔薄白，舌淡，脉滑。

治则：清暑化湿。

方药：化湿健脾汤加减（青蒿 15 g、藿香 10 g、佩兰 10 g、荷叶 10~15 g、赤芍 10 g、蒲公英 15 g、薏苡仁 15 g、白藓皮 20 g、苦参 10 g、六一散 10 g、冬瓜皮 15 g）。

用法：每天 1 剂，水煎，分 2 次（每次 200 mL）口服。

【预防与护理】

（1）夏季皮炎是由夏季的持续高温闷热引起，与湿度关系较大，尤其在温度高于 30 ℃ 的环境下易发病，故应注意室内通风和散热，保持皮肤清洁干燥。

（2）发病后应避免再次接触变应原。发病部位在发病后几个月内都对日光高度敏感，因此外出应常规使用防晒霜。

（3）预防发病重在避免进食或接触光感性植物蔬菜，尤其不能一次大量食用，并经常更换蔬菜品种。食用易致敏蔬菜后外出应注意避光，可戴宽檐帽，穿具有光防护作用的长袖衫和长裤，暴露部位可外用防晒霜。

第八章　变态反应性皮肤病

第一节 湿 疹

本病是一种炎症性皮肤反应，可由许多外源性和内源性因素单独作用或共同作用引起。发病机制可能与迟发性变态反应有关。触发因素、角质形成细胞和 T 淋巴细胞的相互作用可能在大多数类型湿疹中起主要作用。临床表现多样，分为急性湿疹、亚急性湿疹、慢性湿疹。慢性湿疹不易治愈，易反复发作，一般预后良好。

【诊断要点】

1. 临床表现

（1）急性湿疹：皮损呈多形性，以红斑、丘疹、水疱为主，边缘不清。自觉瘙痒剧烈。多发于头面、耳后、四肢远端暴露部位及阴部、肛门等处，多对称分布。

（2）亚急性湿疹：由急性湿疹炎症减轻或不适当处理后病程较久发展而来，有急性和慢性湿疹的混合特征。皮损形态为红肿及渗出减轻，但仍可有丘疹及少量丘疱疹，皮损呈暗红色，可有少许鳞屑及轻度浸润，亦可有剧烈瘙痒。

（3）慢性湿疹：常因急性反复发作不愈而转为慢性湿疹，也可开始即为慢性湿疹。表现为患处皮肤粗糙、有抓痕、结痂、浸润肥厚，呈苔藓样变、色素沉着，皮损多较局限，中到重度瘙痒。常见于小腿、手、足、肘窝、腘窝、外阴、肛门等处。病程不定，易复发。

2. 组织病理

急性期表现为表皮细胞有浆液渗出，海绵形成，真皮血管周围淋巴细胞浸润；慢性期明显角化过度，不规则棘层肥厚和真皮乳头层胶原束增厚。

3. 辅助检查

（1）血常规检查：可有嗜酸粒细胞增多；部分患者血清 IgE 增高。

（2）斑贴试验：有助于诊断接触性皮炎。

4. 鉴别诊断

（1）接触性皮炎：有明确的接触史，临床表现为接触部位出现红斑、丘疹、水疱、糜烂、渗液等，病程呈自限性。

（2）神经性皮炎：皮损呈苔藓样变，周围有散在孤立的扁平丘疹，剧痒，多发于易受摩擦的部位，慢性发作，易于复发。

【治疗】

1. 西医治疗

（1）一般治疗：去除病因及诱因，避免各种外界刺激。

（2）局部治疗：根据皮损情况选用适当剂型和药物。急性湿疹无渗出时用粉剂或洗剂为宜，如炉甘石洗剂，每次适量，每天 3~4 次，外涂，可改善皮肤的血液循环，消除患处的肿胀与炎症；渗出不多者可用氧化锌油；渗出多者局部用生理盐水、3% 硼酸或（1：10 000）~（1：2 000）高锰酸钾溶液冲洗、湿敷，促其炎症消退。亚急性湿疹如无糜烂渗液，可用洗剂、霜剂等，有痂皮时先涂以软膏软化后再用外用药物，使药物易吸收，如糠酸莫米松软膏，每天 1 次；少量渗出可用氧化锌糊剂，每次适量，每天 2~3 次。慢性湿疹应用合适的糖皮质激素霜剂、焦油类制剂或免疫调节剂，如丙酸氯倍他索、他克莫司软膏、樟脑软膏等。顽固性局限性皮损可用糖皮质激素做皮损内注射。

（3）系统治疗

1）抗组胺剂：氯苯那敏，儿童每天 0.35 mg/kg，分 3~4 次，口服。赛庚啶，每天 0.15~0.25 mg/kg，分 2 次口服。氯雷他定，12 岁以上儿童每次 10 mg，每天 1 次，口服；2~12 岁体重 >30 kg 者每次 10 mg，每天 1 次，口服；2~12 岁体重 ≤30 kg 者每次 5 mg，每天 1 次，口服；2 岁以下及孕妇禁用。西替利嗪，12 岁以上儿童每次 10 mg，每天 1 次，口服。咪唑斯汀，12 岁以上儿童每次 10 mg，每天 1 次，口服。小儿可用 0.2% 苯海拉明糖浆 1 mL/kg，分 3 次口服。

2）抗生素：继发感染时，应在抗过敏同时加用抗生素药物。

2. 中医治疗

（1）内治

1）湿热浸淫证

证候：主要为急性湿疹。丘疱疹密集，色红，局部灼热，瘙痒剧烈，有明显渗出，浸淫成片，伴身热不扬，胸闷、纳呆，溺色黄，舌红，苔黄腻，脉滑数。

治则：清热解毒，利湿止痒。

方药：龙胆泻肝汤加减（龙胆草 3 g、黄芩 9 g、栀子 9 g、泽泻 12 g、车前子 9 g、当归 3 g、生地黄 9 g、柴胡 6 g、生甘草 6 g）。

用法：每天 1 剂，水煎，分 2 次（每次 200 mL）口服。

2）脾虚湿蕴证

证候：多见于亚急性湿疹。皮损潮红，抓挠后糜烂渗出，伴有鳞屑，伴神疲乏力，腹胀纳呆，便溏，舌淡胖，苔白腻，脉濡缓。

治则：健脾利湿止痒。

方药：参苓白术散加减（白扁豆9g、白术15g、茯苓15g、甘草6g、桔梗3g、莲子6g、党参15g、砂仁3g、山药9g、薏苡仁9g）。

用法：每天1剂，水煎，分2次（每次200 mL）口服。

3）血虚风燥证

证候：多见于慢性湿疹。皮损反复发作，色暗或色素沉着，或粗糙肥厚，瘙痒剧烈，遇热或肥皂水后加剧，舌淡苔白，脉细。

治则：养血祛风止痒。

方药：当归饮子加减（当归15g、川芎15g、白芍15g、生地黄15g、防风15g、蒺藜15g、荆芥9g、何首乌15g、黄芪15g、甘草6g）。

用法：每天1剂，水煎，分2次（每次200 mL）口服。

（2）外治

1）急性湿疹可用10%黄柏溶液外搽，或选用苦参、地肤子、荆芥、野菊花等煎汤外洗。

2）亚急性湿疹可用三黄洗剂外洗，或3%黑豆馏油外涂。

3）慢性湿疹可用青黛膏、5%硫黄软膏、10%黑豆馏油软膏外涂。

另外，中药熏蒸可用防风3g、金银花6g、地肤子6g、白鲜皮6g、蒲公英9g、甘草3g。

【预防与护理】

（1）去除病因及诱发因素如热水烫、暴力搔抓及患者敏感的物质等。

（2）避免服用易致敏和刺激性食物如鱼、虾、浓茶、酒、辛辣食品。

（3）保持皮肤清洁，防止皮肤感染。

（4）根据患者皮肤性质与环境情况，选择适宜的润肤品，使皮肤保持湿润。

第二节　特应性皮炎

特应性皮炎（atopic dermatitis，AD），原称"异位性皮炎""遗传过敏性皮炎"，是一种与遗传过敏体质有关的慢性炎症性皮肤病，表现为瘙痒、多形性皮损并有渗出倾向，常伴发哮喘、过敏性鼻炎。

【诊断要点】

1. 临床表现

脂溢性皮炎通常只局限于头皮、眉间及鼻周部位。接触性皮炎，尤其是发于四肢的接触性皮炎与特应性皮炎类似，询问病史有助于诊断。神经性皮炎与之形态类似，且有时分布更加广泛，但显著的区别是前者个人或家属中缺乏遗传过敏史（哮喘、过敏性鼻炎或湿疹）。足部的红斑鳞屑提示足癣，但儿童很少感染皮肤真菌，而且足趾间无皮损也排除了真菌感染。

2. 组织病理

在急性期形成海绵状皮炎，即表现为海绵形成（表皮细胞间隙水肿），在慢性期变成银屑病样的皮炎，各个时期均可见真皮炎性细胞浸润，包括活化的淋巴细胞、单核细胞/巨噬细胞、充满颗粒的肥大细胞及小静脉内皮细胞肥大。

3. 辅助检查

嗜酸性粒细胞和血清 IgE 偏高。

4. 鉴别诊断

特应性皮炎需与湿疹、慢性单纯性苔藓、婴儿脂溢性皮炎等进行鉴别。

（1）湿疹：常无家族史，无一定好发部位。

（2）慢性单纯性苔藓：皮损为苔藓样变和多角形扁平丘疹，无个人和家族遗传过敏史，无特殊的皮损发生和发展规律，无血清和皮肤点刺试验的异常发现。

（3）婴儿脂溢性皮炎：常发生于婴儿的头皮、耳后、眉间及鼻唇沟处，以灰黄色或棕黄色油腻性鳞屑为特征性皮损，无遗传过敏性家族史。

【治疗】

1. 西医治疗

（1）局部治疗

1）一般伴皮肤干燥，使用不含激素的润肤剂、保湿剂。

2）对于慢性皮炎，用其他药物无效可使用他克莫司软膏。

3）窄谱紫外线对改善瘙痒及皮损有明显效果。

（2）系统治疗

1）抗组胺类药物：婴儿期选用苯海拉明糖浆，每天 1～2 mg/kg，分 3～4 次口服。成人可口服赛庚啶，每次 2 mg，每天 3 次；或西替利嗪，每次 10 mg，每天 1 次，口服。

2）免疫抑制剂：环孢素，每天 5 mg/kg，口服，连用 6 周，急性湿疹样皮损能完全治愈，但停药后皮损常复发，复发时皮损不加重，无反跳现象。在使用环孢素时，应在治疗前 2 周让患者尽可能停止局部使用皮质类固醇激素治疗。雷公藤总苷片每天 1.0～1.5 mg/kg，分 2～3 次口服，小儿及孕妇慎用。

3）皮质类固醇激素：对皮损严重不易控制的成人，可短期应用皮质类固醇激素。泼尼松，每天 30~40 mg，分 3 次口服；或地塞米松 5~10 mg，加入10%葡萄糖溶液中，每天 1 次，静脉滴注，病情好转后可逐渐减量至停药。

4）抗生素：继发感染时应选用有效抗生素治疗。

2. 中医治疗

（1）内治：中医认为特应性皮炎与脾胃功能关系十分密切，婴儿期多因胎中遗热遗毒或幼时饮食失调，胃热积滞，脾失健运，湿热蕴蒸或外感风邪所致。儿童期则因禀性不耐，脾失健运，湿从内生，郁火化热，湿热相结，郁于肌肤腠理而病。

1）湿热证（婴儿期）

证候：丘疹较多，丘疹颜色暗红，渗出较少，较干燥，最恒定的特征是瘙痒，由于搔抓继发苔藓化皮损，有少许鳞屑，或浸润性斑块。

治则：醒脾消导，清热除湿。

方药：除湿健脾汤加减〔生白术 10 g、枳壳 10 g、薏苡仁 10 g、炒莱菔子6 g、焦三仙（焦神曲、焦山楂、焦麦芽）各 6 g、焦槟榔 6 g、焦栀子 6 g、马齿苋 15 g、白鲜皮 15 g、冬瓜皮 10 g、黄芩 6 g、大青叶 10 g〕。

用法：每天 1 剂，水煎，分 2 次（每次 200 mL）口服。

2）脾虚血燥证（少年期）

证候：皮肤瘙痒剧烈，皮损增厚，渗液不多，呈苔藓样变，而且多数患者有皮肤干燥、粗糙（甲错），面色少华，眼周发黑，舌暗淡，脉沉细涩。

治则：健脾除湿消导，养血润肤止痒。

方药：养血润肤汤加减（炒白术 15 g、炒枳壳 15 g、炒薏苡仁 15 g、炒莱菔子 10 g、厚朴 6 g、白鲜皮 15、苦参 15 g、当归 10 g、生地黄 10 g、赤芍10 g、白芍 10 g、首乌藤 10 g）。

用法：每天 1 剂，水煎，分 2 次（每次 200 mL）口服。

婴幼儿为纯阳之体，用药时切忌大热大补之品，以免热助其热；少儿期久病脾虚，用药时切忌大苦大寒之品，以免伤及脾胃，可佐茯苓、白术、山药。

（2）外治：可用苦参 30 g、蛇床子 30 g、黄柏 10 g、侧柏叶 10 g 等煎液外洗或湿敷，达到收敛、消炎作用，代替传统的 3%硼酸溶液湿敷，收到良效。

【预防与护理】

防治着重于婴儿期。尽量避免一切外来刺激如穿着衣物轻、软、宽松。不要用力搔抓和摩擦。尽量减少环境中的变应原。注意饮食。经常注意消化功能情况。

第三节 荨 麻 疹

荨麻疹是由于皮肤、黏膜小血管扩张及渗透性增加出现的一种局限性水肿反应。临床表现为大小不等的风团，伴瘙痒，约20%的患者伴有血管性水肿。慢性荨麻疹是指风团每天发作或间歇发作，持续时间>6周。

【诊断要点】

1. 临床表现

荨麻疹临床表现为风团和（或）血管性水肿，发作形式多样，风团的大小和形态不一，多伴有瘙痒。病情严重的急性荨麻疹还可伴有发热、恶心、呕吐、腹痛、腹泻、胸闷及喉梗阻等全身症状。

2. 组织病理

主要表现为真皮水肿，皮肤毛细血管及小血管扩张充血，淋巴管扩张及血管周围轻度炎症细胞浸润。水肿在真皮上部最明显，不仅表现在胶原束间，甚至在胶原纤维间也见水肿而使纤维分离。胶原纤维染色变淡，胶原束间隙增宽。

3. 辅助检查

检测血清总 IgE 和各种食物、花粉、屋尘螨、猫犬皮屑、霉菌等变应原，以确定病因，测定冷球蛋白、冷纤维蛋白原、冷溶血素和冰块试验对冷荨麻疹诊断有帮助。疑为感染因素引起者可选择做血液白细胞计数及分类检查，末梢血异型淋巴细胞检查，血原虫、丝虫、尿液常规和培养；疑为幽门螺杆菌所致，可做胃镜检查。

运动和热水浴诱发广泛的小风团是胆碱能性荨麻疹。皮肤划痕症者在机械刺激皮肤后可有阳性划痕表现。光、热水试验可分别用于诊断日光性荨麻疹和热荨麻疹。可疑病因为食物变应原者可做各种食物排除试验。

4. 鉴别诊断

主要与荨麻疹性血管炎鉴别，后者通常风团持续 24 h 以上，可有疼痛感，皮损恢复后留有色素沉着，病理提示有血管炎性改变。另外，还需要与表现为风团或血管性水肿形成的其他疾病如荨麻疹型药疹、丘疹性荨麻疹、败血症、成人斯蒂尔病、遗传性血管性水肿、大疱性类天疱疮、肥大细胞增生症、全身炎症反应综合征等鉴别，可依据其他临床表现、实验室检查或组织病理学检查以明确诊断。

【治疗】

1. 西医治疗

（1）急性荨麻疹的治疗：去除病因，治疗上首选第二代非镇静抗组胺药。常用的第二代抗组胺药包括西替利嗪、左西替利嗪、氯雷他定、地氯雷他定、非索非那定、阿伐斯汀、依巴斯汀、依匹斯汀、咪唑斯汀、苯磺贝他斯汀、奥洛他定等。在明确并去除病因及口服抗组胺药不能有效控制症状时，可选择糖皮质激素：泼尼松每天 30~40 mg，口服，4~5 天后停药，或相当剂量的地塞米松静脉注射或肌内注射，特别适用于重症或伴有喉头水肿的荨麻疹患者；1∶1 000 肾上腺素注射液 0.2~0.4 mL 皮下注射或肌内注射，可用于急性荨麻疹伴休克或严重的荨麻疹伴血管性水肿患者。儿童患者应用糖皮质激素时可根据体重酌情减量。

（2）慢性荨麻疹：首选第二代 H_1 受体拮抗剂，一种抗组胺药无效时，可 2~3 种联用或交替使用，也可视病情联合应用第一代 H_1 受体拮抗剂、第二代 H_2 受体拮抗剂（如雷尼替丁）或曲尼司特等白三烯受体拮抗剂，还可酌情选用利血平、氯喹、雷公藤等口服。给药时间应根据风团发生的时间进行调整，如晨起较多则应临睡前给予稍大剂量，如临睡时多则晚饭后给予稍大剂量；风团控制后宜继续用药并逐渐减量。

（3）特殊类型的荨麻疹：基本治疗原则同自发性荨麻疹，首选第二代非镇静抗组胺药，效果不佳时酌情加大剂量。但部分诱导性荨麻疹对常规抗组胺药反应较差，治疗无效的情况下，要选择一些特殊治疗方法见表 8-1。奥马珠单抗已经成功用于治疗寒冷性荨麻疹、延迟压力性荨麻疹、热接触性荨麻疹、日光性荨麻疹及人工荨麻疹等。

表 8-1　常见特殊类型荨麻疹的治疗选择

人工荨麻疹	①减少搔抓；②联合酮替芬（1 mg，每天 1~2 次）；③联合 H_2 受体拮抗剂；④窄谱紫外线 B
冷接触性荨麻疹	①联合赛庚啶（2 mg，每天 3 次）；②联合多塞平（25 mg，每天 2 次）；③冷水适应性脱敏
胆碱能性荨麻疹	①联合达那唑，0.6 g/d，以后逐渐减为 0.2~0.3 g/d；②联合美喹他嗪（波丽玛朗，5 mg，每天 2 次）；③联合酮替芬（1 mg，每天 1~2 次）；④逐渐增加水温和运动量
迟发性压力性荨麻疹	通常抗组胺药无效，可选择：①糖皮质激素是重要的选择；②难治患者可以选择氨苯砜，每天 50 mg，口服；③柳氮磺胺吡啶，2~3 g/d，口服
日光性荨麻疹	①羟氯喹，每次 0.2 g，每天 2 次；②联合 H_2 受体拮抗剂；③紫外线 A 或紫外线 B 脱敏治疗

2. 中医治疗

（1）风热证

证候：发病急骤，风团色红，灼热，剧痒，伴有发热、畏寒、咽喉肿痛或呕吐、腹痛，遇热皮疹加重，舌苔薄黄，脉浮数。

辨证：风热束表，肺卫失宣。

治法：辛凉透表，宣肺清热。

方药：荆防方（荆芥穗 10 g、防风 10 g、僵蚕 10 g、金银花 10 g、牛蒡子 6 g、牡丹皮 6 g、浮萍 10 g、干生地黄 10 g、薄荷 10 g、黄芩 6 g、蝉蜕 6 g、生甘草 6 g）。

用法：每天 1 剂，水煎，分 2 次（每次 200 mL）口服。

按语：荆芥穗、防风、僵蚕、薄荷、浮萍疏风宣肺，金银花、牛蒡子、甘草清热解毒利咽，牡丹皮、干生地黄凉血清热，黄芩泄肺火，蝉蜕散风清热止痒。

（2）风寒证

证候：皮疹色呈粉白，遇风、冷皮疹加重，形寒恶冷，口不渴，舌体胖嫩，苔白，脉浮滑。

辨证：风寒束表，肺卫失宣。

治法：辛温解表，宣肺散寒。

方药：麻黄方（麻黄 6 g、杏仁 10 g、干姜皮 10 g、浮萍 10 g、白鲜皮 6 g、牡丹皮 6 g、陈皮 3 g、僵蚕 10 g、丹参 10 g）。

用法：每天 1 剂，水煎，分 2 次（每次 200 mL）口服。

按语：麻黄、杏仁、干姜皮辛温宣肺以开腠里，佐以浮萍、白鲜皮温散寒湿，牡丹皮、丹参、僵蚕养血润肤、和血止痒，陈皮、干姜皮理气开胃、醒脾化湿。

（3）阴血不足证

证候：皮疹反复发作，迁延日久不愈，且多于午后或夜间加剧，心悸、心烦、易怒，口干，手足心热，舌红少津，脉沉细。

辨证：阴血不足，风邪束表。

治法：滋阴养血，疏散风邪。

方药：当归饮子加减（当归 10 g、川芎 6 g、熟地黄 10 g、白芍 10 g、何首乌 10 g、黄芪 20 g、蒺藜 10 g、麻黄 6 g、防风 10 g、荆芥穗 10 g、甘草 6 g）。

用法：每天 1 剂，水煎，分 2 次（每次 200 mL）口服。

按语：当归、川芎、熟地黄、白芍、何首乌养血，黄芪补中益气固表，蒺藜、麻黄、防风散风疏表止痒，荆芥穗、甘草和中。

（4）胃肠湿热证

证候：风团色红，瘙痒，伴恶心、呕吐、腹痛腹泻，舌淡红，苔黄腻，脉滑数。

辨证：胃肠湿热，风邪束表。

治法：清热疏风，除湿和胃。

方药：平胃散合多皮饮加减〔苍术 10 g、白术 10 g、厚朴 6 g、陈皮 6 g、白鲜皮 6 g、牡丹皮 6 g、茯苓皮 10 g、桑白皮 10 g、焦三仙（焦神曲、焦山楂、焦麦芽）各 6 g、炒莱菔子 6 g〕。

用法：每天 1 剂，水煎，分 2 次（每次 200 mL）口服。

【预防与护理】

尽可能地找出发病诱因并将之除去，如慎防吸入花粉、动物皮屑、羽毛、灰尘、蓖麻粉，避免接触变应原，禁用或禁食某些机体过敏的药物或食物等。

第四节　丘疹性荨麻疹

儿童以鲜红色风团性丘疹伴剧烈瘙痒为主要表现。

【诊断要点】

1. 临床表现

（1）本病多发于婴幼儿，夏秋多见。有时一个家庭中有数人同时发病。

（2）典型皮损为黄豆至花生米大略呈梭形的红色水肿性丘疹，质坚硬，似风团样，顶端可有小水疱，部分高度敏感者可出现紧张性大疱。皮疹多成批出现，群集而较少融合。

（3）皮损以四肢、腰背、臀部为多见。

（4）自觉瘙痒剧烈，夜间尤甚，往往影响睡眠。一般无全身症状。由于瘙痒剧烈而搔抓，可继发感染，出现发热等症状。皮疹出现后 3～7 天消退，但此起彼伏，可持续数周，愈后遗留暂时性色素沉着。

2. 鉴别诊断

皮损表现为水肿性红斑或风团，单个皮损持续时间不超过 24 h，消退后不留痕迹，无明显季节性。

【治疗】

1. 西医治疗

（1）一般治疗：寻找和去除病因，消灭蚊、臭虫、蚤、虱、螨及其他昆虫，注意避免可疑致敏食物。

（2）局部治疗：可外用止痒药及糖皮质激素类药物，皮损少且无新发皮损者仅用外用药即可。

（3）系统治疗：皮损较多且不断出现新发皮损者，可在外用药的同时口服抗组胺药物。泛发剧痒者可以短期口服小剂量糖皮质激素。有继发感染时，给予相应抗生素治疗。

2. 中医治疗

（1）内治

1）风热型

证候：风团红斑丘疹，顶端有小疱，结痂，舌尖红，苔薄白，脉浮数。

治则：清热解毒，疏风止痒。

方药：荆防汤加减（荆芥6 g、防风6 g、薄荷3 g、地肤子10 g、金银花10 g、蒲公英10 g、牡丹皮10 g、生地黄12 g）。

用法：每天1剂，水煎，分2次（每次200 mL）口服。

2）食滞型

证候：皮疹为小丘疹及风团红斑，偶见糜烂结痂，伴腹胀，大便秘结，小便短赤，舌质红，苔薄白，脉滑或细涩。

治则：清热消导，疏风止痒。

方药：防风3 g、荆芥穗3 g、黄芩10 g、栀子6 g、赤芍6 g、焦山楂30 g、焦神曲30 g、焦麦芽30 g、白鲜皮10 g、槟榔5 g。

用法：每天1剂，水煎，分2次（每次200 mL）口服。

（2）外治

1）蛇药片（南通蛇药片或季德胜蛇药片）：4~5片研末，用白酒调匀外涂；10%~20%百部酊、三黄洗剂、重楼解毒酊外涂，每天3次。

2）中药香袋：用驱蚊杀虫药研粉配制，于春季开始使用，贴身、枕下、床单下放置，每2个月更换1次，可预防虫咬性皮损发生。

【预防与护理】

（1）本病愈后无须巩固治疗。

（2）本病易于复发，患者平时应注意个人及环境卫生，彻底消毒居住环境，勤洗常晒床单、被褥，对宠物进行检查及治疗。

（3）避免抓破继发感染，小儿继发感染常导致肾炎的发生。

第五节　药　疹

药疹亦称药物性皮炎，系由于系统用药（口服、注射、灌注等）后引起机体发生变态反应而产生的一种急性发疹性反应。可以引起药疹的药物甚多，比较常见的有抗生素类（青霉素和氨苄西林等）、解热镇痛药及抗痛风药（阿司匹林、卡马西平、别嘌醇等）、镇静催眠药（氯丙嗪、苯巴比妥等）、磺胺药（复方磺胺甲噁唑、呋喃唑酮等）及血清制品等。其发病机制分为免疫性或非免疫性两种，免疫反应包括全部Ⅰ、Ⅱ、Ⅲ、Ⅳ型变态反应。

【诊断要点】

1. 临床表现

（1）固定性药疹常发生于口周和生殖器处，表现为圆形的暗紫红色斑疹，逐渐可转变为色沉。

（2）荨麻疹型药疹多表现为全身散在的红斑风团。

（3）紫癜型药疹常表现为双下肢散在的瘀点、瘀斑。

（4）湿疹皮炎样型药疹是因药物使用不当导致皮肤异常，形成湿疹型的红疹，且伴有严重的瘙痒症状出现。

（5）多形红斑型药疹表现为靶样的红斑，严重的患者口腔及生殖器黏膜均会出现破溃糜烂。

（6）大疱表皮松解型药疹表现为全身弥漫性红斑，尼科利斯基征阳性。

（7）剥脱性皮炎表现为全身皮肤落叶样剥脱。

后面三种为重症药疹，除皮疹外还常出现发热寒战、恶心、呕吐、肝肾功能损伤、电解质紊乱等全身症状。药疹依据发生类型不同，累及的部位也各不相同。固定性药疹常发生在口周和生殖器等皮肤黏膜交界处；紫癜型药物多累及下肢；荨麻疹型、重症药疹多累及躯干四肢，甚至会出现全身的泛发。首先，药疹常会伴有明显的瘙痒甚至疼痛，对生活及睡眠会有严重的影响；其次，严重的患者会伴有发热、恶心、呕吐、肝肾功能损伤、电解质紊乱等全身症状，并有一定的死亡率。

2. 特殊检查

（1）药疹的诊断主要依靠的是患者的临床表现及既往的用药史。所以皮肤科医生最关注的是患者的皮疹及患者和家属提供的详细病史。

（2）因为药疹可导致患者出现发热、腹泻等症状，并可能出现肝功能、肾功能、电解质等多项指标异常，所以需进行相关的血液及尿粪检查。同时严重的药疹可能会影响内脏，所以需进行胸腹部 CT、超声等多项检查。

【治疗】

1. 西医治疗

（1）一般治疗：最关键的是找到引起药疹的药物，停用所有可疑药物是重中之重，多数药疹患者停用药物再予以积极治疗就可以得到控制及好转。

（2）个体化治疗：根据皮损的严重程度，治疗方法也有所不同。较轻的患者可仅使用口服的抗组胺药物（如氯雷他定等）、维生素 C 就可控制；较重者需要给予中等剂量的激素；重症药疹需要及早使用足量的糖皮质激素甚至需配合使用丙种球蛋白，在治疗过程中需要防治感染、纠正低蛋白血症、维持水电解质紊乱、加强皮肤护理等。

2. 中医治疗

（1）内治

1）风热型

证候：见于荨麻疹型药疹初起阶段，伴有恶寒、发热，头痛鼻塞，咳嗽，舌红苔薄黄，脉浮数。

治法：疏风解表，清热解毒。

方药：银翘散加减（金银花、桑叶、蒲公英各 30 g，黄芩、牛蒡子、荆芥、白鲜皮、地肤子各 15 g，薄荷、连翘、栀子、生甘草各 10 g）。

用法：每天 1 剂，水煎，分 2 次（每次 200 mL）口服。

2）湿热型

证候：见于湿疹皮炎样型药疹。皮肤肿胀、潮红、水疱、糜烂、流液，苔白腻或薄黄，脉滑数。

治法：清热除湿，凉血解毒。

方药：清热除湿汤加减（白茅根、金银花、蒲公英、六一散、车前草、大青叶、生地黄各 30 g，紫草、龙胆草、黄芩、茵陈各 10 g）。

用法：每天 1 剂，水煎，分 2 次（每次 200 mL）口服。

3）血热型

证候：见于固定性药疹。以皮肤黏膜起鲜红色斑块，甚至有血疱、水疱为主，舌红苔薄，脉弦细数。

治法：清热凉血，佐以利湿。

方药：凉血地黄汤加减（金银花、蒲公英、土茯苓各 30 g，生地黄、赤芍、牡丹皮、紫草、生槐花各 15 g，土大黄、车前草、生甘草各 10 g）。

用法：每天 1 剂，水煎，分 2 次（每次 200 mL）口服。

4）火毒型

证候：见于大疱表皮松解型、重症多形红斑、剥脱性皮炎进行性加剧时。以全身皮肤潮红肿胀，或有大疱、血疱，伴有全身症状或有内脏损害为主要辨证要点，舌质红绛、脉弦滑洪数为火毒之象。

治法：清营解毒，养阴泄热。

方药：犀角地黄汤加减（犀角 1 g，生石膏、白茅根各 30 g，生地黄炭、紫草、金银花炭、天花粉各 15 g，莲子心、生栀子、紫花地丁、黄连、生甘草各 10 g）。

用法：每天 1 剂，水煎，分 2 次（每次 200 mL）口服。

5）气阴两伤型

证候：重症药疹后期大片脱屑，黏膜剥脱，神疲乏力，纳呆便溏，口干唇燥欲饮，舌红苔薄，脉细数。

治法：养阴益气，清热凉血。

方药：解毒养阴汤加减（西洋参 6 g，南、北沙参各 15 g，石斛 10~15 g，元参 10~15 g，干生地黄 10~15 g，黄芪、牡丹皮、赤芍、地骨皮各 10 g，天花粉 10~15 g）。

用法：每天 1 剂，水煎，分 2 次（每次 200 mL）口服。

（2）外治：外治药物以选用无刺激性，保护性，有收敛、消炎作用的药物为宜。

1）无渗出的皮损，以红斑、风团、瘙痒为主者，选用粉剂、洗剂，如炉甘石洗剂、三黄洗剂，也可选用糖皮质激素乳膏等。

2）糜烂、渗出多者，用大黄 20 g、黄柏 20 g、马齿苋 20 g、千里光 20 g、野菊花 20 g 煎水冷湿敷，或用生理盐水和 3% 硼酸溶液湿敷。

3）大疱表皮松解型药疹，要重视消毒隔离，有条件可按烧伤患者护理，进行全身暴露干燥疗法，红外线照射创面。用无菌注射器抽干疱液，针眼处外涂 1% 甲紫溶液。糜烂处清洁后贴敷 0.1% 黄连素纱布或 0.2% 庆大霉素纱布，也可外用紫草油或用含地塞米松和有效抗生素的气溶胶喷洒。

4）口腔黏膜损害者，可用 3%~4% 硼酸溶液或 2% 碳酸氢钠溶液漱口。

5）眼部损害者，可用抗生素眼药水或氢化可的松眼药水交替滴眼。必要时请眼科医生会诊。

【预防与护理】

最根本的预防方法就是不使用可能导致药疹的药物，但这在很多时候非常困难。因为药物种类众多，很难预测患者是否在使用这种药物后会出现过敏的现象，但现在也有一些预防的方法，如使用抗生素类药物前进行皮试；在使用某些特殊药物前可以进行基因型检测（如别嘌呤醇）。一旦出现药疹，需要及时就诊进行治疗。多数药疹症状较轻，通过正规的治疗可以得到很好的改善。重症药疹患者病情较重，需到正规医院积极治疗，必要时住院治疗。

第九章 结缔组织病

第一节　系统性红斑狼疮

系统性红斑狼疮（systemic lupus erythematosus，SLE）是一种累及多系统、多器官的自身免疫性结缔组织病。

【诊断要点】

1. 临床表现

系统性红斑狼疮的临床表现复杂多样。大多数患者起病隐匿，刚开始可表现为发热、乏力、体重减轻、脱发、皮疹、手足遇凉后变白或变紫、反复口腔溃疡、浅表淋巴结肿大、经期出血不止、皮肤紫癜、血小板数下降、隐匿性的肾炎、食欲减退、恶心、呕吐等多种表现，随着疾病的进展，患者逐渐出现多个系统的损害，多表现为病情缓解与加重交替进行。

（1）发热：是系统性红斑狼疮常见的全身症状，患者可在病程中出现各种类型的发热，尤以低、中度热为常见，既是首发症状，也是伴发症状。

（2）皮肤与黏膜损害：其中以颊部蝶形红斑最具特征性；其他皮肤损害包括盘状红斑、脱发、大疱性皮损、血管炎、网状青斑、雷诺现象、光过敏、口腔溃疡和甲周红斑等。

（3）关节肌肉：表现为对称性多关节疼痛、肿胀，以近端指间关节、腕关节、膝关节、掌指关节受累常见，一般不引起骨质破坏。有小部分患者在病程中出现股骨头坏死，目前尚不能肯定是由于本病所致，还是糖皮质激素的不良反应之一。少数患者出现肌炎，多见于活动性红斑狼疮。

（4）肾脏损害：肾小球、肾小管、肾间质及肾血管均可累及。表现为肾炎或肾病综合征，直至终末期肾衰竭。

（5）心血管损害：心脏病变包括心包炎、心肌炎、心绞痛，甚至急性心肌梗死。患者还可发生疣状心内膜炎（Libman-Sack 心内膜炎）等。典型的疣状心内膜炎可不引起临床症状，但二尖瓣后叶的心室侧可见瓣膜赘生物，甚至可以脱落引起栓塞，或并发感染性心内膜炎。

（6）肺部损害：系统性红斑狼疮经常累及肺部，出现胸膜炎、狼疮肺炎、肺间质性病变、弥漫性肺泡出血和肺动脉高压等。

（7）神经系统损害：神经精神性狼疮又称狼疮脑病，多发生在疾病活动期，可累及中枢和（或）周围神经。患者表现为焦虑、性格改变、记忆力减退、认知障碍、偏头痛，重者可表现为脑血管意外、昏迷、癫痫持续状态、截瘫、大小便失禁等。

（8）消化系统损害：患者可有食欲减退、恶心、呕吐、腹痛、腹泻、腹水、黑便等，其中部分患者以上述症状为首发表现。少数可并发急腹症，如胰腺炎、肠坏死、肠梗阻。

（9）血液系统损害：50%~80%的患者出现贫血，多为正细胞正色素性，10%的患者出现溶血性贫血。50%患者可有白细胞减少，以淋巴细胞绝对值减少较常见。约20%患者有无痛性轻或中度淋巴结肿大，约15%患者有脾大。

（10）抗磷脂抗体综合征：在40%的系统性红斑狼疮患者中可发现抗磷脂抗体。

（11）干燥综合征：部分患者发生继发性干燥综合征，造成唾液腺和泪腺等外分泌功能不全，表现为口干、眼干。

（12）眼部损害：最常受累的部位是视网膜，表现为出血、视盘水肿、视网膜有渗出物等。另外，血管炎可累及视神经，可影响视力，重者可数日内致盲。然后是角膜炎和结膜炎，只有少部分患者表现为葡萄膜炎或巩膜炎。

2. 组织病理

系统性红斑狼疮的组织病理改变虽与盘状红斑狼疮基本相同，但早期水肿性红斑可能无特异性。系统性红斑狼疮的组织病理变化有基底细胞液化变性、真皮浅层水肿、胶原纤维间黏蛋白沉积及小血管炎改变如红细胞外渗、管壁纤维蛋白沉积等。血管和附属器周围的炎症细胞浸润不如盘状红斑狼疮致密。皮损区狼疮带试验显示表皮-真皮交界处免疫球蛋白和补体沉积，阳性率可高达90%，外观上正常皮肤狼疮带试验阳性率也可高达70%。

3. 鉴别诊断

（1）颊部红斑：固定红斑，扁平或高起，在两颧突出部位。

（2）盘状红斑：片状高起于皮肤的红斑，黏附有角质脱屑和毛囊栓，陈旧病变可发生萎缩性瘢痕。

（3）光过敏：对日光有明显的反应，引起皮疹，从病史中得知或医生观察到。

（4）关节炎：非侵蚀性关节炎，累及2个或更多的外周关节，有压痛、肿胀或积液。

（5）浆膜炎：胸膜炎或心包炎。

【治疗】

1. 西医治疗

（1）一般治疗：应重视对患者的教育，包括正确认识疾病、做好长期治疗的准备、积极配合医生、定期随访等。应避免不良刺激，包括防晒、防寒、戒烟、避免外伤等；注意补充维生素D，尽量避免高盐饮食及光敏性食物，慎用光敏性药物。

（2）局部治疗

1）糖皮质激素：外用糖皮质激素是广泛采用的治疗手段之一。根据皮损部位及类型选用糖皮质激素。皮肤薄嫩处选择弱效或中效制剂，肥厚及疣状皮损选用强效或超强效制剂，亦可采用皮损内注射糖皮质激素。为减少不良反应，外用糖皮质激素的疗程不宜过长，特别是强效及超强效糖皮质激素连续外用一般不应超过 2 周，如需更长疗程可考虑间断重复使用。

2）钙调磷酸酶抑制剂：如他克莫司软膏和吡美莫司乳膏，对亚急性皮肤红斑狼疮、急性皮肤红斑狼疮有一定疗效，对盘状红斑狼疮疗效略差。

3）维 A 酸类制剂：如他扎罗汀凝胶和维 A 酸乳膏等，可用于角化明显的盘状红斑狼疮。

（3）系统治疗

1）抗疟药：是系统治疗的一线用药，对盘状红斑狼疮、肿胀性红斑狼疮和亚急性皮肤红斑狼疮的有效率可达 80% 以上。主要药物有羟氯喹，成人初始剂量为每天 400 mg，分 2 次口服，儿童应采用最小有效剂量，且最大剂量不应超过每天 400 mg。年龄低于 6 岁的儿童禁用。建议妊娠期患者持续使用羟氯喹治疗。

2）糖皮质激素：播散性盘状红斑狼疮、顽固的盘状红斑狼疮、急性皮肤红斑狼疮及部分亚急性皮肤红斑狼疮需要系统使用糖皮质激素治疗，对于成人患者推荐与羟氯喹联合使用。一般选用中小剂量，如泼尼松每天 0.5 mg/kg，病情控制后缓慢递减并尽早停用。对于无系统受累的皮肤红斑狼疮患者不推荐用糖皮质激素长期维持治疗。诊断为系统性红斑狼疮者，参照系统性红斑狼疮诊疗指南治疗。

3）免疫抑制剂：此类药较少用于皮肤红斑狼疮患者，主要在常规药物疗效不佳时应用。可选用甲氨蝶呤每周 7.5～20.0 mg 或吗替麦考酚酯每天 35 mg/kg，一般与羟氯喹联合使用，使用过程中应注意观察疗效及不良反应并及时调整用药。对于不伴系统受累的皮肤红斑狼疮患者，不推荐使用硫唑嘌呤、环孢素及环磷酰胺。

2. 中医治疗

（1）内治

1）气血凝滞证

证候：面部蝶形盘状红斑，色暗滞，角质栓形成及皮肤萎缩，倦怠乏力，舌质暗红或有瘀斑，苔薄白，脉细涩。

治则：活血化瘀，软坚散结。

方药：秦艽丸合血府逐瘀汤加减（秦艽 10 g、丹参 10 g、玫瑰花 10 g、鬼箭羽 10 g、白花蛇舌草 15 g、连翘 15 g、赤芍 10 g、当归 10 g、红花 6 g、陈皮 6 g）。

用法：每天 1 剂，水煎，分 2 次（每次 200 mL）口服。

2）毒热炽盛证

证候：面部蝶状红斑，关节肌肉酸痛，皮肤紫斑，烦躁口渴，神昏谵语，壮热，手足抽搐，大便秘结，尿短赤，舌质红绛，苔黄腻，脉洪数或弦数。

治则：清热凉血，化斑解毒。

方药：犀角地黄汤加减（水牛角 30 g、生地黄 15 g、牡丹皮 10 g、赤芍 10 g、生石膏 15 g、玄参 10 g、金银花 15 g、连翘 15 g、知母 10 g、黄连 10 g、甘草 3 g）。

用法：每天 1 剂，水煎，分 2 次（每次 200 mL）口服。

3）阴虚内热证

证候：持续低热，手足心烦热，斑疹暗红，自汗，盗汗，心烦乏力，懒言，关节痛楚，足跟痛，腰酸，脱发，舌质红，或舌光无苔，脉细数。

治则：滋阴清热。

方药：知柏地黄丸加减（生地黄 15 g、牡丹皮 10 g、泽泻 10 g、知母 10 g、黄柏 10 g、山药 15 g、山茱萸 10 g、茯苓 15 g、地骨皮 10 g）。

用法：每天 1 剂，水煎，分 2 次（每次 200 mL）口服。

4）脾肾阳虚证

证候：面色无华，面目四肢浮肿，腹部胀满，腰膝酸软，乏力，面热肢冷，口干不渴，尿少或尿闭，舌质淡，舌体胖嫩，苔少，脉沉细弱。

治则：温补脾肾，壮阳利水。

方药：附桂八味丸合真武汤加减（制附子 6 g、干姜 10 g、茯苓 15 g、白术 10 g、陈皮 6 g、淫羊藿 10 g、菟丝子 15 g、仙茅 10 g、淫羊藿 10 g、山药 15 g、黄芪 15 g、茯苓 15 g、车前子 10 g、甘草 3 g）。

用法：每天 1 剂，水煎，分 2 次（每次 200 mL）口服。

5）风湿热痹证

证候：大小关节肿胀酸痛，伸屈不利，肌肉酸痛不适，低热乏力，溲赤便秘，舌质红，苔黄糙，脉沉细弱。

治则：祛风清热，化湿通络。

方药：独活寄生汤加减（独活 10 g、桑寄生 10 g、牛膝 10 g、生石膏 15 g、知母 10 g、虎杖 10 g、伸筋草 10 g、鬼箭羽 10 g、丹参 10 g、秦艽 10 g、防风 10 g、川芎 10 g、当归 10 g、生地黄 15 g、甘草 3 g）。

用法：每天 1 剂，水煎，分 2 次（每次 200 mL）口服。

（2）外治：①皮质类固醇激素霜剂外搽；②生肌白玉膏局部外搽。

【预防与护理】

（1）饮食方面，一些食物如无花果、香菜、芹菜等可以增强光敏感作用，尽量不食用或少食用，如食用后应避免日光照射；患者应以清淡、易消化、低盐、富含维生素、含糖量低的食物为主。

（2）应保持良好的心情，病情改善后可进行体育锻炼、参与适当的家务劳动，以自己不感到劳累为限。保持良好的生活、饮食习惯，做到起居有规律。外出活动时要采取遮阳措施。预防感冒，以免加重病情。

（3）预防复发。一般来讲感冒最容易使红斑狼疮复发，因此患者平时要注意保暖，避免感冒。

（4）充分休息好，不要劳累，工作要适度，可做适当的活动，但不要在日光下暴晒。

（5）精神保持愉快，要安排好合理的饮食习惯，定期找医生复查各项化验指标。

第二节　皮　肌　炎

皮肌炎（dermatomyositis）是一种主要累及皮肤和横纹肌的自身免疫性疾病，以亚急性和慢性发作为主，通常包括皮肤、肌肉两方面病变，也可表现为单一病变。

【诊断要点】

1. 临床表现

对称性四肢近端肌（靠近躯干、肩膀的手臂肌肉）无力，伴有肌痛或肌肉压痛。上肢近端肌肉受累时，可出现抬臂困难，不能梳头和穿衣；下肢近端肌肉（靠近臀部的下肢）受累时，常表现为上楼梯和上台阶困难，蹲下或从座椅上站起困难。

2. 组织病理

皮肤活检显示早期变化类似于系统性红斑狼疮，晚期变化类似于硬皮病。肌肉活检显示肌纤维肿胀，横纹消失、透明变性，肌细胞核增加，肌纤维断裂，甚至坏死，后期发生纤维化。

3. 辅助检查

（1）病情活动期血清肌酶升高，如肌酸磷酸激酶（CPK）、醛缩酶（ALD）、乳酸脱氢酶（LDH）、谷草转氨酶（GOT）、谷丙转氨酶（GPT）升高，尤其是 CPK 和 ALD 最具有特异性，与病情活动呈平行关系。肌酶常在肌力改善前 3~4 周开始下降，复发前 5~6 周开始升高，故可作为增减皮质类固醇激素的指标。

（2）24 h 尿肌酸排出量增加，一般大于 200 mg，常达 400 mg 以上，但轻症病例可不明显。该方法影响因素多，准确性低，目前已基本不做。

（3）抗肌浆蛋白抗体、抗肌红蛋白抗体、抗 PM-Ⅰ 抗体、抗 Jo-1 抗体和抗 Mi 抗体阳性，对诊断有较大价值，此外尚有低滴度抗核抗体阳性、类风湿因子阳性、血清 γ-C 增高、粒细胞升高及血沉增快等。

（4）肌电图检查应选病变明显处检查，呈肌原性损害波形。

4. 鉴别诊断

（1）肿瘤相关性皮肌炎/多发性肌炎：老年男性多见。肿瘤相关性皮肌炎多见于胸腺瘤、淋巴瘤、恶性组织细胞增生症、多发性骨髓瘤、前列腺癌、睾丸癌、卵巢癌等，常先累及肩胛带与股四头肌。肌无力进展迅速，肌萎缩明显，可因呼吸肌麻痹导致死亡。肌无力症状可早于肿瘤数年，有时肌酸激酶升高不明显。肿瘤相关性多发性肌炎多见于鼻咽癌肺癌、乳腺癌、卵巢癌、子宫颈癌、食管贲门癌、肝癌等。皮损以颈胸部"V"形充血性红色斑疹较为多见。皮肌炎可因肿瘤切除而缓解，可于强烈放疗、化疗后完全消失。

（2）结缔组织病相关性皮肌炎/多发性肌炎：系统性红斑狼疮、系统性硬化、干燥综合征、类风湿关节炎等，患者常伴有肌炎症状，其皮损与皮肌炎的皮肤改变常混在一起难以区分，该类肌炎较少累及吞咽肌和呼吸肌，主要表现为四肢近端肌无力、肌肉酸痛、肌萎缩较轻，肌酸激酶轻度升高。

【治疗】

1. 西医治疗

（1）系统治疗

1）以激素和免疫抑制剂治疗为主，其他治疗方法为辅，遵循个体化的原则。①糖皮质激素：一般为泼尼松口服，症状严重者可应用大剂量甲基泼尼松龙冲击治疗。②免疫抑制剂：常用的有甲氨蝶呤、硫唑嘌呤、环孢素 A、环磷酰胺、羟氯喹等。③其他疗法：对于复发性和难治性患者，可使用静脉注射免疫球蛋白，生物制剂（如抗肿瘤坏死因子抗体、抗 B 细胞抗体），血浆置换；其他辅助药物如三磷酸腺苷、新斯的明、维生素 E（大量）、维生素 C、鱼肝油等，都有助于疾病的恢复。

2）免疫抑制剂可与激素合用或单独使用，如环磷酰胺、甲氨蝶呤、硫唑嘌呤、环孢素 A 等。中药雷公藤总苷也有一定疗效。

3）其他蛋白同化剂如苯丙酸诺龙肌内注射对肌力恢复有一定作用；儿童皮肌炎及怀疑与感染相关者，宜配合抗感染治疗；白芍总苷、转移因子、胸腺素等可调节机体免疫功能，增强抵抗力；钙质沉着症患者可试用氢氧化铝和给予低钙饮食，必要时行手术切除。

（2）局部治疗：皮损治疗可外用遮光剂、润肤剂、他克莫司、吡美莫司软膏和糖皮质激素制剂，皮损明显及有光敏感者可予以沙利度胺、氯喹或羟氯喹及抗组胺药治疗。

2. 中医治疗

（1）热毒炽盛型

证候：急性发病，病情进展较快，壮热不退，面颊紫红色水肿斑，肌肉、关节疼痛，乏力感明显，口苦咽干，舌红绛，苔黄厚，脉滑数。

治则：清热解毒，凉血护阴。

方药：清营汤加减（水牛角 15 g、金银花 15 g、生地黄 15 g、赤芍 15 g、玄参 10 g、连翘 10 g、牡丹皮 10 g、黄连 6 g、淡竹叶 10 g）。

随症加减：口干渴者加生石膏；大便秘结者加生大黄（后下）。

用法：每天 1 剂，水煎，分 2 次（每次 200 mL）口服。

（2）湿热郁蒸型

证候：急性发病，皮肤红肿，伴不规则发热，倦怠乏力，胸脘痞满，口黏干，渴不欲饮，舌红，苔黄腻，脉滑数。

治则：清热利湿，解毒消肿。

方药：茵陈蒿汤合萆薢渗湿汤加减（茵陈 15 g、生薏苡仁 30 g、滑石 15 g、生石膏 15 g、当归 15 g、白芍 15 g、萆薢 15 g、栀子 10 g、牡丹皮 10 g、黄柏 10 g、茯苓 9 g、泽泻 9 g、大黄 6 g、通草 6 g、甘草 6 g）。

随症加减：肌肉疼痛者加鸡血藤、防己。

用法：每天 1 剂，水煎，分 2 次（每次 200 mL）口服。

（3）脾肾阳虚型

证候：病程日久，皮疹颜色紫暗，关节疼痛，肌肉萎缩，肢端发凉怕冷，小便清长，大便溏泄，舌质淡，苔薄白，脉沉细。

治则：补肾健脾，温阳通络。

方药：金匮肾气丸加减（熟地黄 15 g、牛膝 15 g、茯苓 10 g、山茱萸 10 g、怀山药 10 g、淫羊藿 10 g、菟丝子 10 g、泽泻 10 g、牡丹皮 6 g、炒杜仲 10 g、补骨脂 10 g、制附子 10 g、肉桂 6 g）。

随症加减：腰膝酸软者加续断、狗脊；血虚者加阿胶（烊化）。

用法：每天 1 剂，水煎，分 2 次（每次 200 mL）口服。

（4）气血亏虚型

证候：皮肤肌肉萎缩，消瘦，气短乏力，胃纳减少，自汗，舌淡苔薄，脉细数。

治则：益气养血。

方药：八珍汤加减（黄芪 30 g、党参 15 g、鸡血藤 15 g、当归 15 g、熟地黄 15 g、赤芍 10 g、白芍 10 g、鸡内金 10 g、川芎 6 g、白术 9 g、茯苓 9 g、甘草 6 g）。

随症加减：关节疼痛者加威灵仙；肢软无力者加续断、狗脊。

用法：每天 1 剂，水煎，分 2 次（每次 200 mL）口服。

【预防与护理】

（1）控制病毒感染和弓形虫感染的传染途径，减少感染的机会。

（2）对有免疫缺陷（补体缺失）或风湿病倾向的患者，要注意避免免疫接种、药物等诱发皮肌炎的因素。

（3）皮肌炎急性期应卧床休息，可做简单的关节和肌肉的被动活动，每天 2 次，以防止组织萎缩，但不鼓励做主动活动。恢复期可适量轻度活动，但动作不宜过快，幅度不宜过大。

（4）避免日光直射暴晒或受冻，以免增加肌肉、皮肤的损害。

第三节　硬　皮　病

硬皮病（scleroderma）是一种以局限性或弥漫性皮肤及内脏器官组织的纤维化或硬化为特征的疾病。系统性硬化的发病机制复杂，尚不完全清楚。

暴露于环境触发因素（包括氯乙烯、环氧树脂、农药，以及在涂料中使用的多种有机溶剂）与毒素可能导致遗传易感宿主出现差异性的疾病表达。

对于部分人，遗传因素就可以引起疾病。有研究认为系统性硬化与人体免疫系统功能发生异常相关。激活分泌多种自身抗体、细胞因子等，会引起人体血管内皮细胞损伤和活化，使得成纤维细胞合成胶原的功能受到影响，最终引起血管壁及组织纤维发生硬化。

【诊断要点】

1. 临床表现

本病多见于 20~50 岁中青年女性，男女发病率比约为 1：3。根据疾病累及的范围，分为局限性硬皮病（包括块状硬皮病与线状硬皮病）和系统性硬皮病两型。

（1）块状硬皮病：又称为硬斑病，儿童与成人都可见，女性发病率是男性的2倍，皮损以直径为数厘米的斑片或斑块多见，也可见带状或点滴状损害。硬皮病皮损初期呈圆形或不规则，淡红色或紫红色水肿性斑片及斑块，数周或数月后直径可扩散至1~10 cm或更大的光滑质硬、稍凹陷、象牙白或黄白色皮损。表面干燥，具有蜡样光泽，周围有轻度紫红色晕，有时伴毛细血管扩张，触之如皮革。点滴状硬斑病表现为胸、颈、肩和背部泛发灰白色斑疹。皮损可于3~5年内自然消退或萎缩。

（2）线状硬皮病：10岁以前起病多见，皮肤硬化沿一侧肢体或肋间神经呈带状分布，或见于前额正中部，皮损呈刀砍形，局部显著凹陷，皮肤菲薄不发硬，不同程度地贴于骨面上。有人认为Parry-Romberg综合征为线状硬皮病的一型。线状硬皮病累及下肢时可出现脊柱裂、肢体运动障碍、偏侧萎缩或屈曲挛缩。

（3）系统性硬皮病

1）前驱症状：疲乏、乏力、关节痛、不规则发热等。

2）雷诺现象：因寒冷或情绪等因素诱发的发作性指端缺血，出现苍白、发绀、潮红三相颜色反应。其时间长短与指端缺血硬化有相关性。

3）皮肤表现：常自手、足、面部开始。水肿期表现为凹陷性水肿，指关节僵硬、疼痛。硬化期表现为皮肤渐紧亮，毳毛减少，手指变细，指关节末节变尖，面部绷紧无表情，口唇变薄，口周有放射状沟纹，鼻端变尖。硬化区域的颜色加深或出现色素沉着，色素脱失，毛细血管扩张等异色样改变。萎缩期表现为皮肤出现软化、松弛、脆性增加。

4）其他症状：关节痛、关节挛缩、末端指（趾）骨吸收溶解。

5）内脏器官：可出现吞咽困难、肺间质纤维化而致活动后呼吸困难，肾脏受累可出现蛋白尿、氮质血症及肾性高血压，肾脏受累所致恶性高血压是硬皮病患者最常见的死亡原因之一。心脏及肺损害也是常见的死亡原因。

2. 组织病理

局限性和系统性硬皮病皮损的病理变化相同，均为表皮萎缩，真皮层病变早期胶原纤维肿胀，胶原束间及血管周围有以淋巴细胞为主的炎性细胞浸润；中期血管及胶原纤维周围酸性黏多糖增加；晚期胶原纤维增多致密变厚变性，血管减少，血管壁增厚，皮肤附属器萎缩。内脏主要表现为间质及血管壁的胶原增生及硬化。

3. 辅助检查

局限性硬皮病患者实验室检查一般无明显异常。系统性硬皮病患者可有缺铁性贫血、血沉增快、γ球蛋白升高、类风湿因子和冷凝集素或冷球蛋白阳性等改变，并可查出多种自身抗体，90%患者抗核抗体阳性，核仁型多见，也可见斑点型；伴发雷诺现象者常可检测到抗U，抗核糖核蛋白抗体，抗着丝点抗体为 CREST 综合征的标记抗体，而抗 Scl-70 抗体是系统性硬皮病的标记抗体。各内脏器官受累时进行相关检查可出现相应改变。

4. 鉴别诊断

（1）硬化性萎缩性苔藓：轻度硬化的斑块由白色光泽的多角形扁平丘疹组成，斑上有毛囊性黑色角质栓，最后发生萎缩。组织病理可帮助鉴别。

（2）成年人硬肿病：常发生于感染、发热性疾病后，多自颈后皮肤深层呈坚实性硬肿，渐延至面部、躯干及肩臂部，无毛细血管扩张、色素变化、萎缩和雷诺现象等。不累及内脏，有自愈倾向，一般在 1~2 年消退，不留瘢痕。

【治疗】

1. 西医治疗

（1）一般治疗：生活作息规律、注意劳逸结合，避免过度紧张劳累和精神刺激，忌烟酒。避免外伤、注意保暖，避免使用具有血管收缩功能的药物（如肾上腺素及麦角碱类药物等），以避免雷诺现象反复发作而导致组织缺血坏死。注意关节活动，预防关节挛缩。

（2）局部治疗

1）糖皮质激素制剂，早期局部涂搽或封包，或者皮损内注射糖皮质激素。

2）外用卡泊三醇软膏、他克莫司软膏、积雪苷霜软膏。

2. 中医治疗

（1）内治

1）风湿痹阻证

证候：四肢或胸前皮肤出现片状或条状皮损，呈弥漫性实质性肿胀，触之坚硬如软骨，蜡样光泽，手捏不起，痛痒不显，舌质淡红，苔薄白，脉浮数。

治则：祛风除湿，活血通络。

方药：独活寄生汤加减（独活 10 g、桑寄生 10 g、防风 10 g、当归 10 g、白芍 15 g、黄芪 15 g、桑枝 10 g、川芎 10 g、伸筋草 10 g、牛膝 10 g、茯苓 15 g、生地黄 15 g、甘草 3 g）。

用法：每天 1 剂，水煎，分 2 次（每次 200 mL）口服。

2）寒盛阳虚证

证候：周身皮肤板硬，手足尤甚，面部表情较少，眼睑不合，口唇缩小，指（趾）青紫，关节疼痛，腰膝酸软，畏寒肢冷，便溏溺清，或喘咳，胸闷短气，舌质淡红，舌体胖嫩，苔薄白，脉沉细。

治疗：温阳散寒，活血通痹。

方药：阳和汤加减（熟地黄 15 g、肉桂 3 g、麻黄 2 g、鹿角胶 10 g、白芥子 6 g、姜炭 2 g、生甘草 3 g、丹参 10 g、茯苓 15 g、白术 10 g、鸡血藤 10 g、黄芪 15 g）。

用法：每天 1 剂，水煎，分 2 次（每次 200 mL）口服。

按语：本型相当于系统性硬皮病，是由脾肾阳虚、寒凝腠理、运化温煦功能减弱所致。

（2）外治

1）中药伸筋草 20 g、透骨草 20 g、艾叶 20 g、乳香 5 g、没药 5 g，煎水温浴。

2）早期局部涂搽或封包皮质类固醇激素制剂如曲安西龙软膏、氟轻松软膏或恩肤霜，或局部皮损内注射皮质类固醇。

【预防与护理】

（1）避免精神刺激和过度劳累。

（2）严禁吸烟，多食营养丰富易消化的食品。

（3）注意保暖，防止冻伤或外伤。

第四节　混合结缔组织病

混合结缔组织病为一种具有多种结缔组织病特点的重叠综合征，其临床特点为具有系统性红斑狼疮、硬皮病、皮肌炎和类风湿关节炎等症状，血中常有高滴度的抗核抗体，特别是抗可提取核抗原抗体中的抗核糖核蛋白（ribonucleoprotein，RNP）抗体。

本病发病机制尚未完全明确，多认为主要与肾脏血管病变引起的血浆肾素活性增高有关，血管内皮细胞损伤、炎症细胞浸润、血小板聚集及血小板因子释放，使血管通透性增加、胶原及纤维蛋白沉积，小叶间动脉和弓动脉内膜增厚致管腔狭窄和肾血流减少，进而引起肾小球旁器的增殖及肾素的释放，使血压升高，最终导致急性肾衰竭。

【诊断要点】

1. 临床表现（皮损特征）

（1）雷诺现象：是最常见的首发症状，约发生于 85% 的患者，半数发生于夏季。

（2）类似系统性红斑狼疮的表现：如面部蝶形红斑、多发性关节炎和关节痛等。

（3）类似皮肌炎/多发性肌炎的表现：如眼睑紫红色水肿性斑片、指关节背侧萎缩性红斑、肌肉疼痛和近端肌无力等。

（4）类似原发性干燥综合征（primary sjögren's syndrome，PSS）的表现：如手部弥漫性肿胀，手指皮肤肿胀硬化，指端变细呈腊肠样等，全身皮肤也可有硬皮病样改变。

2. 组织病理

（1）全身症状：可有全身乏力、发热、体重减轻、肌痛、肌无力、关节疼痛等。

（2）多脏器受累：心、肺、肝、脾及中枢神经系统等均可受累，肾脏病变较少见，但可发生膜性肾小球肾炎。常出现胸膜炎、间质性肺炎和肺纤维化、心包炎、心肌炎、肝脾肿大、淋巴结肿大及食管蠕动功能低下等，偶可发生无菌性脑膜炎。

3. 辅助检查

抗核抗体几乎可在所有混合性结缔组织病患者中呈阳性，且多为斑点型。高滴度的血清抗 U1-RNP 抗体是混合性结缔组织病的重要特征之一。有研究发现，存在高滴度抗 U1-RNP 抗体而无任何相应临床表现者，常可在 2 年内发展至混合性结缔组织病。也有研究提示，抗 U1-RNP 抗体的存在可能对混合性结缔组织病患者肾脏损害具有一定的保护作用。皮肤直接免疫荧光检查可见表皮细胞核内斑点型 IgG 沉积。半数以上患者可有贫血、白细胞减少及血清中类风湿因子阳性。

4. 鉴别诊断

其他类型的结缔组织病包括系统性红斑狼疮、系统性硬皮病、皮肌炎或多发性肌炎、干燥综合征、类风湿关节炎及重叠综合征。这些疾病均可出现雷诺现象及抗核抗体阳性。鉴别的要点是只有在尚不能达到这些疾病的任一诊断标准的前提下，结合患者的临床表现及抗核抗体、抗 U1-RNP 抗体阳性，抗 Sm 阴性，方能诊断混合性结缔组织病。如果同时满足两种或两种以上结缔组织病各自的诊断标准，则应考虑重叠综合征。

【治疗】

1. 西医治疗

1）一般治疗：注意休息，加强营养，对症处理。出现雷诺现象时应注意保暖，避免寒冷刺激，必要时给予血管扩张剂。关节炎或关节痛者可配合理疗、热敷等。

2）药物治疗：奈普生、布洛芬对轻度关节炎或关节痛有效。羟氯喹对皮肤损害有效。糖皮质激素适用于肾脏病变、心脏病变、肌炎、血小板减少及神经系统受累者。免疫抑制剂如环磷酰胺或甲氨蝶呤可与糖皮质激素合用治疗肾脏损害，也可用霉酚酸酯（mycophenolate mofetil，MMF）等。

3）其他治疗：自体外周血干细胞移植治疗。

2. 中医治疗

（1）复方益母草汤

方药：益母草3og、灵磁石30 g、丹参15 g、元参15 g、牡丹皮9 g、桂枝9 g、补骨脂9 g、黄柏9 g、川芎9 g、肉苁蓉9 g、广犀角粉30 g、甘草3 g。

功效：养阴清热，活血通络。

（2）凉血通络饮

方药：白茅根30 g、天花粉30 g、茜草根15 g、紫草根15 g、板蓝根15 g。

功效：活血祛瘀，凉血通络。

（3）益气活血方

1）寒凝血瘀证：指（趾）端苍白、发凉，麻木或刺痛，继而紫暗、肿胀，遇冷加重，得温缓解等。

方药：桑枝15 g、大枣10 g、桂枝6 g、赤芍10 g、当归10 g、川芎6 g、桃仁10 g、红花10 g、炙地龙6 g、炙川乌（先煎）6 g。

功效：温阳散寒，活血通络。

2）阳虚血瘀证：手指肿胀，关节酸痛，活动不利，伴面色萎黄，畏寒肢冷，纳呆，便溏等。

方药：淫羊藿15 g、丹参10 g、熟地黄15 g、益母草15 g、鹿角片6 g、锁阳6 g、肉苁蓉10 g、桂枝6 g、麻黄6 g、川芎6 g、威灵仙6 g、羌活6 g。

功效：补肾壮阳，温经和营。

3）阴虚血瘀证：双手弥漫性肿胀，关节疼痛，面部蝶形红斑，伴不同程度发热等。

方药：生地黄15 g、鸡血藤15 g、白花蛇舌草15 g、鹿衔草10 g、六月雪10 g、虎杖6 g、生黄芪30 g、丹参10 g、乌梢蛇10 g、炙地龙10 g、玄参10 g、天冬10 g。

功效：养阴清热，益气活血。

【预防与护理】

患者一般应注意手足部位保暖，避免手指外伤，避免操作振动性工具，而且应当戒烟。

第五节　白　塞　病

白塞病又称白塞综合征或称口眼生殖器综合征，是一种累及多系统、多器官的全身性疾病。其主要表现为复发性口腔溃疡、生殖器溃疡和葡萄膜炎，故又称口眼生殖器三联征。

【诊断要点】

1. 临床表现

（1）口腔溃疡几乎 100% 发生。溃疡分布于舌、齿龈、上下唇内侧、口腔黏膜或咽喉部，易反复发作。

（2）眼部症状发生率为 70%，男性发生率较高且重，如角膜炎、角膜溃疡、巩膜炎、脉络膜炎，典型的常伴有前葡萄膜炎甚至失明。

（3）外生殖器溃疡，发生率为 66.8%，生殖器、皮肤、黏膜均可发生溃疡，面积大且深，疼痛、愈合慢。

（4）皮肤损害发生率为 76%，可发生脓疱疮、毛囊炎、疖肿、红斑。

（5）关节痛及心、肺、肾、肠道受累。血沉增快，血细胞轻度升高。

2. 辅助检查

实验室检查可有贫血、白细胞增多、血沉升高、C 反应蛋白及类风湿因子阳性、血清黏蛋白及血浆铜蓝蛋白增加。检眼镜检查和眼底荧光造影检查有助于眼损害的诊断，胃镜或肠镜有助于发现消化道溃疡。

3. 诊断标准

白塞病的国际诊断标准如下。

（1）复发性口腔溃疡 1 年内反复发作至少 3 次。

（2）生殖器反复溃疡。

（3）眼部病变为前和（或）后葡萄膜炎，裂隙灯显微镜检查玻璃体内有细胞浸润，可有视网膜血管炎。

（4）皮肤病变结节红斑、假性毛囊炎、脓性丘疹，或未服用糖皮质激素而出现痤疮样皮疹。

（5）针刺试验阳性。无菌 20 号针头斜行刺入皮内，24~48 h 后出现米粒大小的红色丘疹或脓疱。

具有复发性口腔溃疡及其余 4 项中任何 2 项可确诊，其诊断敏感性及特异性分别为 91% 和 96%。对符合诊断标准中 2 条，尤其是有眼部特异表现合并另一条标准者，在除外其他疾病后可诊断不完全白塞病，应密切随访。

4. 组织病理

损害通常显示为血管炎。可累及大小血管，口腔和皮肤损害早期常为白细胞碎裂性血管炎，后期为淋巴细胞性血管炎。

【治疗】

1. 西医治疗

（1）抗炎、免疫抑制治疗

1）糖皮质激素：主要用于治疗急性发作的眼部病变者，口腔、生殖器溃烂面积大且深、疼痛难忍者，神经系统发生病变者，肺、肾、消化道出现病变且病情比较严重者。而且糖皮质激素治疗期间需定期复查血糖、电解质等，以防出现严重的副作用。

2）免疫抑制剂：常见药物有环磷酰胺、硫唑嘌呤、环孢素等。当白塞病病情进一步加重或糖皮质激素治疗效果不佳时，可改用或联用免疫抑制剂。用药期间需定期复查肝肾功能，孕妇、哺乳期妇女绝对不能使用。

3）非甾体抗炎药：布洛芬、奈普生，或选择性环氧化酶-2（COX-2）抑制剂。发热、关节症状严重、皮肤结节红斑疼痛明显者，可与糖皮质激素联合使用，需注意消化道溃疡的发生。沙利度胺对口腔和生殖器溃烂有较好的疗效，但本药可致胎儿畸形，近期有生育要求的妇女和孕妇绝对不能使用。

4）秋水仙碱：对眼和皮肤病变有显著的疗效，需定期复查肝肾功能。

（2）对症支持治疗

1）止痛治疗：口腔溃烂疼痛难忍者，可以口服止痛药。

2）局部用药缓解症状：生殖器溃烂时可外用高锰酸钾溶液清洗局部，然后外涂莫匹罗星软膏等抗生素；眼和口腔病变轻者可外用激素类药膏。

3）血栓疾病的治疗：预防白塞病中的静脉血栓形成事件的方法是控制全身性炎症而不是初始开始抗凝治疗。然而，如果发生静脉血栓形成事件，则应使用标准方法进行抗凝治疗。溶栓可静脉应用链激酶，抗凝可皮下注射低分子肝素、口服华法林。

2. 中医治疗

（1）肝脾湿热证

证候：起病急，病期短，口腔黏膜及外阴溃疡，灼热疼痛，甚至腐烂臭秽，患者进食及行走困难，目赤畏光，眼睑肿烂，伴发热身重，关节酸痛，纳差，腹胀，便溏不爽，小便短赤，舌红，苔黄腻，脉弦滑数或濡数。

治则：疏肝理脾，除湿清热。

方药：疏肝泻肝汤合泻黄散加减［龙胆草15 g、栀子12 g、黄芩10 g、柴胡12 g、黄连10 g、生石膏（先煎）15 g、生地黄15 g、藿香12 g、泽泻12 g、牡丹皮15 g］。

随症加减：目赤肿痛加菊花、千里光；口腔溃疡较重者加穿心莲、淡竹叶；阴部溃疡者加黄柏、土茯苓。

（2）肝肾阴虚、湿热内蕴证

证候：病程日久，口腔、外阴溃疡反复发作，时轻时重，长期不愈，溃疡处暗红，糜烂灼痛，双眼红赤干涩，头晕目眩，视物不清，下肢出现红斑结节，伴五心烦热，口苦咽干，心烦不寐，腰膝酸软，舌质红或红绛，少苔或无苔，脉细数。

治则：滋养肝肾，解毒除湿。

方药：知柏地黄丸加减（生地黄 15 g、知母 12 g、生地黄 15 g、牡丹皮 15 g、山茱萸 10 g、泽泻 12 g、山药 30 g、女贞子 15 g、墨旱莲 15 g、土茯苓 30 g、枸杞子 15 g）。

随症加减：外阴溃疡持久不愈者加生黄芪、白术；小腿红斑结节者加牛膝、赤芍、夏枯草。

（3）脾肾阳虚证

证候：病程较长，反复出现口腔、阴部溃疡，伴有结节性红斑，病情有遇寒加重、冬季尤甚的倾向，全身乏力，少气懒言，手足不温，纳差，五更泻，伴面目、肢体浮肿，舌质淡胖，苔薄白，脉沉细。

治则：扶脾补肾，益气温阳。

方药：四君子汤合金匮肾气丸加减〔党参 30 g、茯苓 15 g、白术 15 g、陈皮 12 g、白芍 12 g、补骨脂 12 g、砂仁（后下）6 g、山药 15 g、炒薏苡仁 15 g、生甘草 10 g、附子 6 g、杜仲 12 g、肉苁蓉 15 g〕。

随症加减：关节疼痛者加威灵仙、桑枝、牛膝、淫羊藿。

【预防与护理】

（1）乐观、开朗，保持心情愉悦。

（2）生活规律，劳逸结合，病情较重时注意休息。

（3）避免皮肤受伤、破损，避免感染。

（4）注意口腔卫生，经常漱口。

（5）不戴隐形眼镜，避免日光直射。

第十章 神经功能障碍性皮肤病

第一节　神经性皮炎

神经性皮炎，又名慢性单纯性苔藓，是比较常见的一种皮肤病，主要表现为阵发性的剧烈瘙痒和皮肤苔藓样变（皮肤增厚，变粗糙，皮肤表面的纹理变得明显，将皮肤划分成网格状），多见于青年人、中年人。

【诊断要点】

1. 临床表现

（1）局限性神经性皮炎多发于颈后、颈两侧、肘窝、腋窝、股内侧、尾骶部及腕、踝等部位，双上眼睑、会阴、阴囊等部位也常发病。起病初期，患部皮肤仅有瘙痒而无皮疹，经常搔抓或摩擦等机械性刺激后，局部便出现米粒至绿豆大小丘疹，丘疹顶部扁平，呈圆形或多角形，散在分布，正常皮色或淡红、褐黄色扁平丘疹。表面光滑或有少量鳞屑。病程稍长，丘疹增多，密集融合，形成皮沟皮纹加深和皮嵴隆起的苔藓样变，皮损为钱币至掌心大小，形状可为圆形、类圆形或不规则形，边界清楚，周边常有少数孤立散在的扁平丘疹。表面可有抓伤、血痂及轻度色素沉着。自觉症状为阵发性剧烈瘙痒，夜间为甚，常常不同程度地影响睡眠。

（2）播散性皮疹分布广泛，除在局限性神经性皮炎中所述的部位外，眼睑、头皮、躯干及四肢受累时，则称为泛发性神经性皮炎。多发于成年人及老年人。皮损多数呈苔藓样变，散布于全身多处。本病的自觉症状常为阵发性剧烈瘙痒，夜间为甚，病程迁延，长期难愈，治愈后也易复发，可因搔抓继发毛囊炎及淋巴结炎等。

2. 组织病理

表皮角化过度，间以角化不全，不规则棘层肥厚，表皮突延长且较整齐，棘层有海绵形成但无水疱形成，真皮内有血管周围多形核细胞浸润，浅层有炎性细胞浸润，常见成纤维细胞增生及纤维化。

3. 鉴别诊断

（1）慢性湿疹：多由糜烂、渗出等急性或亚急性湿疹演变而来，浸润肥厚较神经性皮炎明显，边界有时不清楚，无固定的多发部位，病程中皮损倾向湿润。

（2）特应性皮炎：患儿本人和家庭中有哮喘、过敏性鼻炎、荨麻疹等遗传过敏性病史，患儿常有婴儿湿疹史，血清中 IgE 增高和血中嗜酸性粒细胞常增高，皮肤划痕试验阳性，对乙酰胆碱呈迟发苍白反应，但有时两者难以区别。

【治疗】

1. 西医治疗

（1）一般治疗：神经性皮炎的治疗目的是止痒。避免搔抓很重要，只有这样，才能打破"瘙痒—搔抓—瘙痒"这一恶性循环。治疗方法很多，具体治疗方案由皮肤科医师面诊后，根据皮损及患者个人情况来综合制订。

（2）局部治疗：可选择外用糖皮质激素软膏、霜剂或溶液等；皮损肥厚者可封包或者联合外用10%黑豆馏油软膏。难治性皮损可于局部皮损内注射曲安奈德注射液。

（3）系统治疗：可选用抗组胺类药物，如氯雷他定。

（4）物理治疗：光化学疗法（补骨脂素光化学疗法）可用于治疗泛发性神经性皮炎，窄谱中波紫外线B也可选用；浅层X线、紫外线、氦氖激光照射也可收到较好效果；液氮冷冻、磁疗、蜡疗、矿泉浴等也能收到较好的疗效。

2. 中医治疗

（1）风湿热型

证候：皮损成片，呈淡褐色，粗糙肥厚，阵发性剧烈瘙痒，夜间尤甚，舌质淡红，苔薄黄，脉浮数。

治则：清热利湿，祛风止痒。

方药：消风散加减（荆芥10 g、防风10 g、生地黄15 g、蝉蜕6 g、生石膏15 g、知母10 g、赤芍10 g、苦参10 g、苍术10 g、牛蒡子10 g、当归10 g、甘草3 g）。

用法：每天1剂，水煎，分2次（每次200 mL）口服。

（2）血虚风燥型

证候：局部干燥、肥厚、脱屑，状如牛皮，色淡或灰白，乏力气短，心悸失眠，烦躁不安，舌质淡，苔薄，脉沉细。

治则：养血祛风润燥。

方药：当归饮子加减（当归10 g、生地黄15 g、白芍15 g、川芎10 g、荆芥10 g、防风10 g、何首乌10 g、黄芪15 g、蒺藜15 g、鸡血藤10 g、地肤子15 g、甘草3 g）。

用法：每天1剂，水煎服，分2次（每次200 mL）口服。

【预防与护理】

由于本病的病因较为复杂，无有效预防措施。注意皮肤保湿，避免可能的致敏物质，可在一定程度上减少神经性皮炎的发生。

第二节 瘙 痒 症

瘙痒症（pruritus）是一种仅有皮肤瘙痒而无原发性皮损的皮肤病。本病病因复杂，有体内的和外界的因素。体内因素包括代谢障碍、内分泌功能紊乱、肿瘤、变态反应、肝胆疾病、肾疾病、血液病、肠寄生虫习惯性便秘、月经不调、妊娠及精神焦虑、神经性疾病等。外界因素包括气候变化、工作环境、皮肤干燥、外用药物、酒类、辛辣食物、使用碱性强的肥皂或皂粉、穿着毛衣或化纤织品等。

【诊断要点】

1. 临床表现

老年性瘙痒症：多因皮脂腺体功能减退，皮肤干燥和退行性萎缩，加之过度用热水烫洗等因素诱发，躯干多见。一般无原发性皮损出现，仅有瘙痒症状。情绪波动、温度变化、衣服摩擦等刺激可引起瘙痒发作或加重。搔抓可引起继发性皮损，包括条状抓痕、血痂、色素沉着或减退，日久可呈湿疹样变和苔藓样变，还可继发各种皮肤感染如毛囊炎、疖、淋巴结炎等。

肛门瘙痒症：男女均可发病，以中年男性多见，儿童多见于蛲虫病患者。瘙痒限于肛门及周围皮肤，皮损呈灰白色，有浸渍、糜烂、皱襞肥厚、辐射状皲裂、苔藓样变及色素沉着等。

2. 组织病理

（1）冬季瘙痒症：多发于冬季患者睡前脱衣时，多发于股部、髋部、小腿后部及胫前等处。可见皮肤干燥脱屑及苔藓样变。

（2）局限性瘙痒症：瘙痒发生于身体某一部位。常见于肛门、女阴、阴囊，也可见于小腿、掌跖、外耳等处。

3. 鉴别诊断

（1）阴囊瘙痒症：为阵发性瘙痒，偶可波及阴茎及会阴等处，局部也可突发剧痒。可因经常搔抓而使局部水肿、渗液、糜烂、结痂、肥厚、色素沉着或苔藓样变。

（2）外阴瘙痒症：主要发生于大阴唇外侧，亦可累及小阴唇、阴阜及阴蒂周围等处。多为阵发性瘙痒，夜间尤甚，可有局部皮肤浸润肥厚及苔藓样变。

【治疗】

1. 西医治疗

（1）局部治疗：可按个体皮肤情况及季节选用各种剂型，如夏季选止痒或激素酊剂、搽剂，冬季选用霜剂，阴部瘙痒应选用刺激性小的药物。

（2）系统治疗：可用镇静止痒、抗组胺剂。

2. 中医治疗

（1）内治

1）风热血热证

证候：多见于青壮年，皮肤瘙痒剧烈，触之灼热，搔破处呈条状血痕，遇热逢暖则剧，近寒得冷则轻，心烦口渴，小便黄，大便秘结，舌质淡红，苔薄黄，脉弦数。

治法：疏风凉血清热。

方药：四物消风散加减（当归 10 g、生地黄 15 g、赤芍 10 g、牡丹皮 10 g、生石膏 15 g、防风 10 g、牛蒡子 10 g、蝉蜕 6 g、知母 10 g、苦参 10 g、白鲜皮 15 g、甘草 3 g）。

用法：每天 1 剂，水煎，分 2 次（每次 200 mL）口服。

按语：本证多见于青壮年，病属初起，夏秋季节发病，血热内蕴，复感风热者。四物消风散由四物汤合消风散组成，四物汤养血和血，消风散疏风养血清热。

2）血虚肝旺证

证候：以老年人多见，皮肤干燥脱屑，有明显抓痕及血痂，头昏目眩，心烦失眠，舌质红，苔薄，脉弦细。

治法：养血平肝，滋阴润燥。

方药：养血润肤饮加减（生地黄 15 g、熟地黄 15 g、天冬 10 g、麦冬 10 g、白芍 15 g、赤芍 10 g、当归 10 g、鸡血藤 10 g、黄芪 15 g、柴胡 6 g、黄芩 10 g、甘草 3 g）。

用法：每天 1 剂，水煎，分 2 次（每次 200 mL）口服。

（2）外治

1）外用冷却剂如薄荷脑、樟脑等，局麻药利多卡因、辣椒素、糖皮质激素软膏及 5% 的多塞平乳膏均有止痒作用。

2）百部 20 g、苦参 20 g、蛇床子 20 g、地肤子 20 g、土茯苓 20 g、千里光 20 g、白鲜皮 20 g、徐长卿 20 g，每天 1 剂，煎水外洗。

【预防与护理】

由于本病的病因较为复杂，无有效预防措施。注意皮肤保湿，避免可能的致敏物质，可在一定程度上减少皮肤瘙痒症的发生。

第三节　结节性痒疹

结节性痒疹是一种慢性炎症性皮肤病，以剧烈瘙痒和结节性损害为特征。病因与昆虫叮咬，胃肠功能紊乱，内分泌代谢障碍，以及神经、精神因素有关。本病女性多见。皮损多发于四肢，也可见于腰臀部，最多见于小腿伸侧。

【诊断要点】

1. 临床表现

1）皮损特点为初起常于蚊虫叮咬处发生风团样丘疱疹，渐成为半球形结节，黄豆至蚕豆大小，角化明显，呈疣状外观，黑褐色，数个至数十个以上，散在分布，触之坚实。由于搔抓常有表皮剥脱、出血或结痂，结节周围皮肤有色素沉着及肥厚、苔藓样变等，邻近皮损可密集成斑或纵行排列。瘙痒剧烈。

2）多发于四肢伸侧及手足背部，小腿伸侧更为显著。

3）本病呈慢性病程，长期不愈。

2. 组织病理

表皮角化过度，棘层肥厚，棘细胞水肿，表皮突向真皮不规则增生形成假上皮瘤状，真皮内血管扩张，周围伴淋巴细胞浸润，结节中央或边缘有增生的神经组织。

3. 鉴别诊断

（1）丘疹性荨麻疹：多发于儿童，主要表现为丘疹、风团、丘疱疹，病程较短，易反复发作。

（2）寻常疣：表现为丘疹或斑块，表面呈乳头状、花蕊状，正常肤色或灰褐色，皮疹不对称，一般无自觉症状。

（3）孢子丝菌病：可出现结节损害，常侵犯单侧上肢或下肢，发病前常有局部外伤史，由远心端向近心端发展，表面易破溃、化脓。

【治疗】

1. 西医治疗

（1）局部治疗：外用药物治疗以止痒、消炎为主，可选 0.5% 薄荷炉甘石洗剂或 1% 酚炉甘石洗剂、达克罗宁酊或乳膏等，以及焦油类止痒剂外用。瘙痒较明显者，也可外用糖皮质激素洗剂，如 0.04% 地塞米松等。

（2）系统治疗：对年老有高血压的患者可口服桂利嗪，每次 25 mg，每天

2~3 次，瘙痒严重的患者可用去氯羟嗪，每次 25 mg，每天 2 次。

2. 中医治疗

（1）风湿蕴毒证

证候：皮损表面粗糙，色暗红，瘙痒剧烈，部分抓破结痂，舌苔白，脉滑。

治则：除湿解毒，疏风止痒。

方药：全蝎方合乌蛇祛风汤加减（全蝎 6 g、蒺藜 15 g、威灵仙 15 g、白鲜皮 20 g、苦参 20 g、荆芥 10 g、乌梢蛇 15 g、防风 10 g、羌活 10 g、蝉蜕 6 g、金银花 15 g、甘草 3 g）。

用法：每天 1 剂，水煎，分 2 次（每次 200 mL）口服。

按语：如皮损肥厚，色素沉着明显，可加用当归、丹参，大便干燥加大黄。

（2）气滞血瘀证

证候：病程长，表面肥厚，色紫暗，瘙痒剧烈，夜间较重，舌暗红，脉涩。

治则：活血软坚，除湿止痒。

方药：加味逍遥丸合桂枝茯苓丸加减（当归 15 g、赤芍 10 g、茯苓 15 g、牡丹皮 10 g、桃仁 10 g、红花 10 g、柴胡 10 g、陈皮 6 g、蝉蜕 6 g、秦艽 15 g、防风 10 g、生贝母 15 g、甘草 6 g）。

用法：每天 1 剂，水煎，分 2 次（每次 200 mL）口服。

【预防与护理】

（1）患者在平时一定要保证周围环境的湿度，一般室温最好控制在 20 ℃左右，以免皮肤脱水的现象发生，以及加重瘙痒。

（2）结节性痒疹患者在日常生活中还不宜过勤地洗澡，每周以洗 2~3 次澡为宜，而洗澡时水温最好在 35 ℃左右，在洗浴过后还应该涂抹一些护肤品，以免皮肤干燥后加重瘙痒的症状。

（3）患者在日常生活中穿衣要以棉质的衣服为主，内衣也不要太紧，尤其是在外出时最好穿长袖衣服和戴帽子，以免日光直射暴露部位而导致瘙痒症状加重。

第十一章 角化性皮肤病

第一节　毛囊角化病

毛囊角化病，又称 Darier 病（Darier's disease），是 1889 年由 Darier 命名，是一种少见的以表皮细胞角化不良为基本病理变化的遗传性慢性角化性皮肤病。这是一种常染色体显性遗传病，以皮脂溢出部位如头皮、前额、耳后、胸背部及四肢弯曲部位等处油腻性、持久性、角化性、过渡性丘疹为特征，有融合、增殖的倾向。

【诊断要点】

1. 临床表现

（1）一般多发于 10~20 岁，5 岁前少见，任何年龄均可发病，无明显男女差异，但女性患者临床表现相对较轻。有明显季节性变化，常在夏季加重。本病早期损害常发生在日光暴露部位，日晒后加重，一般夏季加重，冬季改善。

（2）多发于头面、躯干、四肢，头面部以头皮、前额、耳前及鼻唇沟为主，躯干以胸腹部及骶部中线为多，四肢屈侧及腋下、腹股沟等也较常见。多对称分布。

（3）早期皮疹为细小、坚实、正常肤色的小丘疹，多对称分布，偶见单侧分布，不久即覆以灰色、褐色或黑色油腻性和角化性痂，痂皮剥离后，丘疹顶端暴露出漏斗状小凹。丘疹逐渐增大成疣状，常群集并趋向融合，形成不规则的疣状斑块。

（4）一般无自觉不适，最常见的症状是瘙痒，大多数患者都具有这种现象，一部分患者可能也存在疼痛症状。

（5）本病可累及食管、喉和肛门直肠黏膜。有研究提出部分患者可伴有神经、精神性疾病，如癫痫、智力发育迟缓等。

（6）慢性病程，到成年期后趋于稳定，但无自愈倾向。

2. 组织病理

棘层松懈和角化不良是毛囊角化病典型的组织病理表现。其特征病理改变为：①特殊形态的角化不良，形成圆体和谷粒；②棘层松懈，形成基底层上裂隙和隐窝；③被覆有单层基底细胞的乳头，即"绒毛"向上不规则增生，进入隐窝和裂隙内；④可有乳头瘤样增生，棘层肥厚和角化过度，真皮呈慢性炎症性浸润。

3. 辅助检查

（1）皮肤活检的特征性表现为局灶性棘层松懈性角化不良，棘层松懈部位在基底层。

（2）如怀疑合并病毒或细菌感染，可以做皮肤涂片/培养。

4．鉴别诊断

（1）黑棘皮病：可发生于两性的任何年龄。分为恶性型、遗传型、内分泌型和特发型。皮损色深，多局限于腋下、腹股沟等身体屈侧部位，呈柔软的乳头瘤状，恶性型常合并内脏腺癌。

（2）融合性网状乳头瘤病：青年期发病，多发于两乳房间、双肩胛间，为黄棕色扁平丘疹，并逐渐融合成网斑片。

（3）脂溢性角化：多发于中年以上成人的面部、手背、躯干和上肢，为褐色扁平斑丘疹，表面光滑或呈乳头瘤样改变。

（4）暂时性棘层松懈性皮肤病：多发于躯干，中年人多见，组织病理上可有毛囊角化病的表现，但皮损以丘疹、丘疱疹为特征，皮损一般可在数月内自行消退。

【治疗】

1．西医治疗

（1）一般治疗：毛囊角化病作为一种少见病，其诊断和治疗都是非常困难的。目前的治疗大多只是缓解症状，控制病情，减少激惹。

（2）局部治疗：轻症患者或皮损呈现性分布是一种遗传镶嵌现象的反映。可局部外用维A酸类药物，包括0.05%和0.1%异维A酸、维A酸乳膏、阿达林和他扎罗汀凝胶。为减小药物刺激，开始一般采用隔日疗法，可以耐受时可增至每天1次。局部交替使用糖皮质激素可减轻维A酸类药物的副作用。因病毒和细菌的重复感染常见，因此推荐联合使用糖皮质激素和抗生素制剂。

（3）系统治疗

1）重症患者需要口服维A酸类药物。因这类药物可致胎儿畸形，故育龄期妇女应谨慎选择。

2）水疱大疱型毛囊角化病较罕见，需用泼尼松龙治疗。对肢体屈侧的肥厚性皮损及维A酸类药物治疗无效者，可考虑外科手术治疗。

此外，常用外用药还有他扎罗汀、莫匹罗星软膏、糠酸莫米松软膏、维A酸软膏、丁酸氢化可的松软膏、20%尿素霜，以及黑豆馏油软膏与等量硼酸氧化锌软膏混合外用。

2．中医治疗

（1）内治

1）血燥失养证

证候：初期阶段，皮疹多发于头面、颈胸及四肢屈侧，表面多有油腻污垢痂，其损害呈粟粒大小，触之较硬，状如蟾皮，甲错感明显，舌淡，脉细。

治则：养血祛风润燥。

方药：养血润肤饮加减（丹参20 g、赤芍10 g、生地黄20 g、当归10 g、鸡血藤10 g、红花10 g、玄参10 g、地龙10 g、蒺藜30 g、白鲜皮20 g、刘寄奴10 g、防风10 g、石斛10 g、甘草6 g）。

用法：每天1剂，水煎，分2次（每次200 mL）口服。

2）脾虚湿盛证

证候：面部、头皮、颈部、腋下、骶部可见毛囊性丘疹上覆油腻性痂皮，伴有肢体困重、腹胀、大便溏薄，舌淡红，苔白腻，脉濡缓。

治则：健脾祛湿。

方药：除湿胃苓汤加减（苍术10 g、厚朴10 g、陈皮10 g、白术10 g、猪苓10 g、茯苓30 g、地肤子20 g、当归10 g、生地黄20 g、熟地黄10 g、藿香10 g、佩兰10 g、白鲜皮20 g、薏苡仁30 g、甘草6 g）。

用法：每天1剂，水煎，分2次（每次200 mL）口服。

3）湿热熏蒸证

证候：为本病的发展期。皮损上油腻性痂皮逐渐增厚，出现增生性皮损，有脓性分泌物并有恶臭，伴有口苦烦躁，脘腹胀满，不欲饮食，小便短赤，大便不爽，舌红苔黄腻，脉濡数。

治则：清热利湿。

方药：萆薢渗湿汤加减（茵陈15 g、黄芩10 g、黄柏10 g、萆薢15 g、泽泻10 g、茯苓30 g、薏苡仁30 g、滑石10 g、牡丹皮10 g、甘草6 g）。

用法：每天1剂，水煎，分2次（每次200 mL）口服。

（2）外治

1）陈皮、透骨草各15 g，细辛、木贼草各30 g，地骨皮20 g。水煎浓汁，先熏后洗患处。

2）藿香、佩兰各60 g，水煎熏洗或溻洗患处，每天2次。

3）狗脊、陈皮各20 g，细辛、香附各15 g，水煎熏洗患处。

【预防与护理】

患者应避免烈日暴晒，保持局部清洁，减少局部摩擦，穿舒适的纯棉衣物有助于保持皮肤凉爽。推荐有光敏感染史的患者使用防晒霜。防护方面，患者心态要好，积极配合医生合理正确的治疗，主动避免病情加重的诱导因素。医生也要合理地为患者调整治疗方案。

第二节　汗孔角化病

汗孔角化病（porokeratosis，PK）是较罕见的慢性角化异常性遗传性皮肤病，皮损特点是边缘堤状隆起的角化嵴，组织学表现为角样板层。多数汗孔角化病表现为常染色体显性遗传，一部分无家族遗传史。中医称汗孔角化病为"鸟啄疮"。

【诊断要点】

1. 临床表现

（1）Mibelli 斑块型汗孔角化病：任何年龄均可发病，但大多数发病于青春期。初发时皮损为帽针头大小的漏斗状角质丘疹，后逐渐扩散形成环状、地图状或不规则斑块状，甚至疣状结节，直径从数毫米至数厘米。斑块边缘隆起和角质化，中央形成沟槽、裂隙，其中的角质薄片突起形成嵴突。斑块中央亦可呈向心性萎缩，也可呈正常皮色。多发部位为四肢，尤以上臂、下肢、手足背居多，颜面部、颈项、胸背、腹腰等部位均可受累，甚至累及头皮、口腔黏膜、外生殖器和角膜。

（2）播散性浅表光线性汗孔角化病：初发皮损仅限于曝光部位，特别是颜面部，其次是上臂、下肢及手足背等，可因日光照射、人工紫外线、放疗等因素加重或诱发。随着患者年龄的增长和日光照射量的累积，皮损由曝光部位逐渐波及非曝光部位，甚至全身。

（3）掌跖合并播散性汗孔角化病：以多发性环状皮损首发于掌跖，后波及身体的非曝光部位和曝光部位为特点，是汗孔角化病的一种罕见类型，发病年龄一般在 10~30 岁，以初发皮损仅限于掌跖部为特点。

（4）掌跖点状汗孔角化病：皮损仅限于掌跖部，多为成年期初发。皮损呈许多小的针尖样或棘刺状角化性丘疹和角质栓，其周围环有细小的嵴状边缘。有时皮损也可融合成斑块状。

（5）线状汗孔角化病：多在婴儿和儿童期发病，偶见于成人期。皮损类似线状疣状表皮痣。皮损呈棕褐色，各环状皮损可独立散在、多个皮损呈带状分布、线性排列于身体的一定区域。

2. 组织病理

光镜下可见位于表皮内并向真皮侧突出的角化不全细胞柱（角样板层）。角样板层下颗粒层减少或消失，棘层细胞角化不良或核周空泡化；真皮内毛细血管可见沿扩张的血管周的慢性炎细胞浸润，免疫组织化学证实这些淋巴细胞是辅助 T 淋巴细胞。

3. 鉴别诊断

本病根据临床表现，一般不难诊断，必要时可做活检以证实，因本病的组织病理象有诊断价值。

在鉴别诊断方面，本病需与扁平苔藓、萎缩性硬化性苔藓、疣、光线性角化症、疣状表皮痣、Bowen 病、环状穿通性肉芽肿、环状晚期梅毒疹、环状弹性纤维溶解性肉芽肿及匐行性穿通性弹性纤维病相鉴别。

【治疗】

1. 西医治疗

（1）局部治疗：主要是运用物理疗法。物理疗法包括冷冻、CO_2 激光及皮肤磨削术治疗，播散性浅表光线性汗孔角化病、Mibelli 斑块型汗孔角化病皮损面积小者可试用 CO_2 激光或液氮治疗。部分患者效果尚可，亦有少数患者可产生色素沉着，而且治疗后皮损仍可复发。也可外用维 A 酸类、氟尿嘧啶、咪喹莫特软膏。

（2）系统治疗

1）维 A 酸类药物：具有抑制细胞角化的作用，对治疗局限型和播散型的汗孔角化病都有效，但是也有在用药后出现皮损加重加大的现象。因治疗中断后皮损复发很常见，因此需要长时间维持治疗。

2）维生素 D_3 及其衍生物：维生素 D_3 类似物诱导角质形成细胞的基因表达，促进细胞分化，并通过减少鞘磷脂的水解、调节蛋白激酶 C 的活性而抑制细胞增殖。

2. 中医治疗

（1）内治

1）阴亏血瘀证

证候：皮肤出现角质性丘疹，逐渐扩大，边缘为角质隆起，皮损颜色深，周围皮肤甲错，纹理粗糙，面色不华或黧黑，形体消瘦或伴有身体发育迟缓，少汗，两目干涩，舌暗红，脉弦细而涩。

治则：育阴化瘀，软坚散结。

方药：通幽汤加减（生地黄 12 g、当归 9 g、桃仁 9 g、红花 6 g、枸杞子 9 g、女贞子 9 g、墨旱莲 12 g、丹参 12 g、赤芍 9 g）。

用法：每天 1 剂，水煎，分 2 次（每次 200 mL）口服。

2）痰郁互结证

证候：皮肤出现角质性丘疹，逐渐扩大，边缘呈角质性隆起，伴有呕吐痰涎或咽喉不利，心悸失眠，易怒善惊，甚或精神抑郁与癫狂，舌红苔腻，脉弦滑。

治则：解郁化痰，软坚散结。

方药：温胆汤加减（半夏 9 g、陈皮 6 g、竹茹 9 g、枳实 9 g、茯神 12 g、郁金 9 g、石菖蒲 9 g、川贝母 9 g、丹参 15 g、桃仁 9 g、红花 6 g、山慈菇 12 g、夏枯草 15 g）。

用法：每天 1 剂，水煎，分 2 次（每次 200 mL）口服。

（2）外治

1）外涂紫草膏，每天 2 次。

2）知母 20 g、蛇皮灰 10 g，共研细末，米醋调擦，每天 2 次。

3）苍术 12 g、乌梅 10 g、苦参 15 g、白鲜皮 15 g、黄柏 10 g，煎水外洗患处，每天 1 次。

【预防与护理】

（1）注意皮肤护理及卫生，保持干燥，避免日光照射，防止继发感染。

（2）局部不宜用碱性肥皂擦洗或热水过度烫洗，忌用刺激性过强的外用药物涂擦患处。

（3）加强营养，多食含维生素 A 的食物及新鲜蔬菜和水果，忌食辛辣发物及油腻食物，勿吸烟、饮酒。

第三节　剥脱性角质松解症

剥脱性角质松解症，又名板层状出汗不良，是一种掌跖部角质层浅表性剥脱性皮肤病。多发于青少年，亦可发于成人，春、夏季较常见。

【诊断要点】

1. 临床表现

（1）发病开始，一般无自觉症状，偶有轻度瘙痒和轻微疼痛，手掌皮下出现数量不等的充血性红斑，胀热微痛，之后在此基础上常对称出现一个或数个小白点，逐渐向周围扩大，表面皮肤与基底分离，基底无炎症，对称发于手掌，少数可累及足底。之后中心破裂或被撕破，出现较薄的鳞屑，往往 1~2 个月或更长时间自愈。

（2）易复发，一年发作一至数次，易在暖热季节复发，春秋二季较重，往往合并局部多汗。鳞屑脱落造成皮肤屏障功能的损害极易致感觉不适或感染，并且容易给患者造成心理压力。

2. 鉴别诊断

（1）汗疱疹：多为深在性小水疱，呈肤色或红色，出疱时常伴有瘙痒或灼痒感，多发于春夏之交，气温突然变化时。

（2）手足湿疹：皮疹不局限于手足掌，手足背也可出现红斑和群集的小水疱或丘疱疹，伴有剧烈瘙痒，其发病与季节变化无明显关系，常与进食发物或接触酸碱等化学物品有关。

【治疗】

1. 西医治疗

（1）局部治疗：本病治疗较困难，但数周后常可发生自然缓解。外用焦油制剂常可产生较满意的结果，如5%煤焦油凝胶等；维A酸霜或12%乳酸铵洗剂也常有效；低浓度的角质剥脱剂或温和的润滑剂也有一定的效果。

（2）系统治疗

1）病情严重者可口服维生素A、维生素E等。

2）长期不愈患者肌内注射小剂量曲安奈德可使病情缓解，但应谨慎使用。

2. 中医治疗

（1）内治

1）脾经湿热证

证候：双手掌或足跖潮湿多汗，春夏之交多发，自觉轻度灼热，有点状及片状脱屑，伴有心烦口渴，大便黏滞不爽，小便色黄，舌红，苔黄腻，脉弦滑。

治则：清脾除湿。

方药：清脾除湿饮加减（苍术10 g、白术10 g、茯苓15 g、黄芩15 g、栀子10 g、茵陈15 g、泽泻10 g、淡竹叶10 g、枳壳10 g、六一散10 g）。

随症加减：纳差、腹胀者，加陈皮12 g、生薏苡仁30 g、白豆蔻10 g；手足心烦热者，加牡丹皮10 g、地骨皮10 g、蒺藜15 g。

用法：每天1剂，水煎，分2次（每次200 mL）口服。

2）阴虚血燥证

证候：双手掌及足跖干燥，出现点片状脱屑，秋冬之交多发，伴有咽干口燥，手足心烦热，大便干燥，舌红少苔，脉弦细。

治则：滋阴清热，养血润燥。

方药：养血润肤饮加减（生地黄30 g、天冬10 g、麦冬10 g、天花粉15 g、当归12 g、桃仁10 g、红花10 g、黄芪10 g、地肤子15 g、僵蚕10 g、蒺藜15 g）。

随症加减：失眠多梦者，加炒枣仁15 g、生龙骨（先煎）30 g、生牡蛎

（先煎）30 g；手干而痒者，加鸡血藤 15 g、白鲜皮 15 g；大便干燥者，加全瓜蒌 30 g。

用法：每天 1 剂，水煎，分 2 次（每次 200 mL）口服。

（2）外治

1）中药外洗可用苍术 30 g、苦参 30 g、白鲜皮 30 g、枯矾 10 g，煎水待温后外洗，每次 20 min，每天 2 次。洗后外搽药膏，适用于脾经湿热证。

2）天麻膏或硅霜外涂，每天 2 次，适用于阴虚血燥证。

3）疯油膏外涂，每天 2 次，适用于阴虚血燥证。

【预防与护理】

现代医学认为剥脱性角质松解症的发作与遗传、手足多汗，也可能与真菌、霉菌等病原微生物有关，还有认为本病是一种遗传缺陷，多汗可能是促发因素。剥脱性角质松解症出现的皮肤角质异常还可能与维生素的缺乏有一定关系，应及时补充一些富含维生素的食物，如蛋黄、猪肝、胡萝卜、菠菜、橘子、番茄等，并尽量多饮水，以补充体内水分。

第四节　毛发角化病

毛发角化病（keratosispilaris，KP），又名毛发苔藓和毛发糠疹，是一种常见的遗传性毛囊角化性皮肤病。其特征为身体特定部位存在黏着性毛囊角质栓。

【诊断要点】

1. 临床表现

（1）基本损害为针尖至粟米大小尖顶毛囊性角化性丘疹，正常肤色或淡红色。皮损特点为群集、孤立的毛囊性角化丘疹，可见角质栓，去除角质栓后可见杯状微小凹陷，可露出卷曲的毳毛。

（2）儿童期表现明显，常出现在上臂伸侧、大腿前侧及脸颊侧面。严重患者四肢末端、双肩、臀部均累及。通常可见毛囊周围红斑及面颊基底淡红色。部分患者合并鱼鳞病。

（3）发病缓慢，一般无自觉症状，冬重夏轻，持续数年，特别是成年期后可获愈或逐渐消退。若伴发鱼鳞病，皮疹常倾向持久不变。

2. 组织病理

毛囊口张开，有层板样角质栓，偶见扭曲或螺旋状毛发，稀疏的毛囊周围可见单核细胞浸润。

3. 鉴别诊断

（1）萎缩性毛发角化病：系先天性遗传性缺陷病。起病于儿童，皮损主要发生于眉弓及颊部（面部萎缩性毛发角化病），亦可波及头皮、面、四肢和躯干（脱发性毛发角化病）。表现为毛囊性角质栓、角化性丘疹，继以点状萎缩、脱发。

（2）小棘苔藓：病因不明，可能与基因缺陷或维生素 A 缺乏有关，多见于儿童。损害为毛囊性角化性丘疹，正常肤色，每个丘疹顶部有一丝状角质棘突。丘疹均密集成群，呈钱币大小，触之刺手。多发于项、腹、背、臀、股、上臂伸侧，常对称分布。无明显自觉症状。皮疹历时数月可自然消退。

（3）维生素 A 缺乏症：由维生素 A 缺乏引起。表现为皮肤干燥，毛囊性角化性丘疹，皮疹较毛发角化病稍大，疏散或密集分布，皮疹外周可见轻微色素减退。皮疹多发于上臂、股部伸侧，以及项、背部，可伴毛发变脆、变灰、易脱，甲板显蛋壳甲等改变。常伴夜盲及结膜斑等。

（4）毛囊性扁平苔藓：可表现为典型扁平苔藓皮疹，同时有毛囊角化性丘疹，有时仅有后者。毛囊性丘疹消退后留有瘢痕，头皮可因此而脱发，可伴黏膜损害。组织病理示扁平苔藓样改变。

【治疗】

1. 西医治疗

（1）一般治疗：本病一般不需要治疗，症状明显或者患者有治疗要求时，可涂抹一些外用药物。若皮损较重，可联合应用口服药物。

（2）局部治疗：常用外用药物有 0.1% 维 A 酸霜或软膏、3%～5% 水杨酸软膏、鱼肝油软膏等，可软化或溶解角质，改善症状。维 A 酸、水杨酸、尿素等外用制剂可能会导致皮肤发红、刺痛等，因此不建议儿童使用。此外，外用维 A 酸还可导致脱皮，妊娠期、哺乳期的女性禁用。皮损炎症反应较重者可联合外用中效糖皮质激素。

（3）系统治疗：主要是用维生素。维生素 A，每次 5 万 U，每天 3 次，口服，连用 2 个月为 1 个疗程。疗程之间可间断休息 2 周。注意防止维生素 A 蓄积中毒。维生素 E，每次 100 mg，每天 3 次，口服。

2. 中医治疗

（1）内治：本病主要为阴虚血燥证。

证候：皮肤干燥，散在皮色或淡红色毛囊性角化性丘疹，干燥粗糙，触之碍手，冬季加重，伴有口干咽燥，大便干结，舌淡红苔薄，脉沉细。

治则：滋阴养血，润肤止痒。

方药：养血润肤饮加减（当归 12 g、何首乌 15 g、生地黄 15 g、熟地黄 15 g、鸡血藤 30 g、蒺藜 15 g、玄参 12 g、沙参 10 g、白芍 12 g、地肤子 25 g）。

随症加减：口干咽燥者加麦冬 10 g、石斛 10 g；大便干结者加火麻仁 30 g、郁李仁 30 g；头晕乏力者加黄芪 15 g、茯苓 15 g、黄精 15 g；皮疹色暗者加丹参 15 g、地龙 12 g；心烦失眠者加炒枣仁 20 g、首乌藤 15 g。

用法：每天 1 剂，水煎，分 2 次（每次 200 mL）口服。

（2）外治

1）天麻膏或硅霜外涂，每天 2 次。

2）当归 15 g、桃仁 15 g、红花 15 g、地肤子 30 g，水煎外洗，每天 2 次。

【预防与护理】

通常患者可通过加强皮肤护理来避免本病的发生，如温和去角质，洗澡后要涂抹有护肤作用的油脂，以保持皮肤的柔润。在冬季气候干燥时，因皮肤失水较多，容易发生本病。因此，在冬季洗澡不宜过勤，也不宜过多使用碱性强的洗浴用品。在饮食上可摄取一些富含维生素 A 的食物，如胡萝卜、绿色蔬菜、新鲜水果等。另外，涂抹防晒油、口服维生素 C 也可减少本病的复发。

第十二章 红斑和丘疹鳞屑性皮肤病

第一节 多形红斑

多形红斑（erythema multiforme），又称渗出性多形红斑，为急性炎症性皮肤病，有自限性，皮疹多形，有红斑、丘疹、风团、水疱等，典型皮损为靶形或虹膜状红斑，多在肢端呈对称分布，常伴有口腔、生殖器和（或）眼部黏膜的糜烂或大疱。本病春秋季多发，可反复发作，多发于儿童和青年女性。中医称为"猫眼疮"。

【诊断要点】

1. 临床表现

（1）红斑-丘疹型多形红斑：发病突然，多发生在面部、颈部和四肢远端伸侧，口腔、眼等处黏膜较少受累。开始为界线清楚的红斑，逐渐向周围扩大，红斑中央可出现丘疹、水疱或大疱。红斑中间的颜色变深，为紫癜样灰褐斑，周围为隆起的水肿苍白环，最外层有红色的晕环，最终形成典型的"靶形"皮损。可有瘙痒或轻度疼痛和灼热感。皮损通常在 2~4 周消退，消退后留有暂时性色素沉着。

（2）水疱-大疱型多形红斑：皮损从四肢远端逐渐扩散到全身，口腔、鼻、眼及外生殖器黏膜也可出现糜烂。渗出较严重，常发展为浆液性水疱、大疱或血疱，周围有暗红色晕。

（3）重症型多形红斑：发病前会有高热、头痛、咽痛、疲乏无力、关节疼痛和咳嗽等症状。之后出现皮肤损害，表现为红斑迅速扩大，相互融合，泛发全身，其上可有水疱、大疱或血疱。可累及多个部位的黏膜，出现以下症状：口腔、鼻黏膜受累可发生糜烂，出现灰白色假膜，疼痛明显。口腔受累严重可有因疼痛引起的进食和张口困难。眼部黏膜受累可出现眼结膜充血、渗出，并有畏光、流泪。外阴、肛门黏膜受累可出现红肿、疼痛、出血性大疱或糜烂。尿道生殖道受累可有排尿困难。

2. 组织病理

组织病理主要有三种类型改变。

（1）表皮型：表皮角质形成细胞出现程度不同的坏死，严重者基底细胞液化变性，真表皮分离，其上方表面大片坏死。本型见于靶形损害和重症型多形红斑。

（2）真皮型：真皮乳头水肿，表皮下水疱形成，真皮上部血管周围浸润，以单一核细胞为主，杂有嗜酸性粒细胞。本型见于斑疹、丘疹性损害。

（3）真皮表皮混合型：常见，沿真皮表皮边缘及表浅血管的周围有一单核细胞浸润，伴基底细胞液化变性，形成表皮下水疱，部分表皮角质形成细胞坏死，细胞内水肿及海绵形成，真皮上部常有红细胞外渗。

3. 鉴别诊断

本病与荨麻疹、固定性药疹、冻疮、大疱性类天疱疮等有相似之处，应从多个方面进行详细检查以进行判断。

（1）荨麻疹：表现为水肿性红斑，没有多形红斑典型的中央暗色、大疱或结痂区域。单个病灶是短暂性的，持续时间不到 24 h。必要时组织病理学检查有助于两者的鉴别。

（2）固定性药疹：特征是单个或多个暗红色斑块，伴或不伴有中央大疱或坏死。部分弥漫性固定性药疹的临床和组织学特征难以与多形红斑相区分。固定性药疹通常在首次暴发时的病变较少，用药史也可以帮助诊断。

（3）冻疮：多见于冬季，主要发生在四肢末端及耳郭、面颊，无多形红斑"靶形"样改变，瘙痒明显，遇热则更为严重。

（4）大疱性类天疱疮：一种慢性自身免疫性大疱性疾病，可表现为荨麻疹样红斑和紧张性大疱，黏膜较少累及。很少见多形红斑的典型"靶形"皮损，直接从病灶处取材活检进行免疫荧光检查，有助于两者的鉴别。

【治疗】

1. 西医治疗

（1）局部治疗：对皮损可用清洁、保护、止痒、温和消炎剂，如炉甘石洗剂、氧化锌油剂、硅油霜、糖皮质激素软膏等。口腔病变应用含漱剂，保持口腔清洁。眼部病变应及早请眼科会诊。肛门、尿道口及外生殖器部位可用 0.05% 氯己定液清洁，有感染时及时应用抗生素。

（2）系统治疗

1）口服抗组胺药、多种维生素，重症者补充水分和营养，保持水、电解质的平衡。

2）对重症型病例早期、短程、系统应用糖皮质激素可及时控制病情发展，减轻症状和缩短病程。

3）重症型病例可静脉注射免疫球蛋白治疗，尤其适用于糖皮质激素疗效不佳或有糖皮质激素禁忌证者。

4）另外，还可应用左旋咪唑、环磷酰胺、环孢素、氨苯砜、沙利度胺等。

2. 中医治疗

（1）内治

1）血热型

证候：发热，咽痛口干，关节疼，局部灼痛，大便干，小便黄，舌质红，苔白或微黄，脉弦滑或微数。

辨证：血分蕴热，外感风邪。

治则：清热凉血散风。

方药：凉血五根汤加减（白茅根 30 g、茜草根 10 g、紫草根 10 g、菊花 10 g、生地黄 15 g、牡丹皮 10 g、大青叶 12 g、防风 10 g、车前草 15 g、薄荷 3 g）。

随症加减：热盛烦渴者加生石膏、竹叶；大便秘结者加大黄；关节痛者加秦艽、桑枝、鸡血藤，或用三花子藤方（生槐花、款冬花、地肤子、首乌藤）内服。

用法：每天 1 剂，水煎，分 2 次（每次 200 mL）口服。

2）寒湿型

证候：皮疹色暗，遇冷加重，手足发凉，肢体沉重，大便溏，小便清长，舌质淡，苔白，脉沉细或缓。

辨证：脾虚湿盛，外感风寒。

治则：健脾除湿，温经散寒。

方药：当归四物汤加减（茯苓 10 g、白术 10 g、陈皮 5 g、桂枝 10 g、白芍 10 g、吴茱萸 10 g、干姜 6 g、当归 10 g、鸡血藤 15 g）。

随症加减：气虚明显者加生黄芪、党参；关节痛者加秦艽、老鹳草；发于上肢者加片姜黄；发于下肢者加木瓜。

用法：每天 1 剂，水煎，分 2 次（每次 200 mL）口服。

（2）外治

1）血热型：有水疱破溃者，祛毒油膏外用。

2）寒湿型：紫色消肿膏。

【预防与护理】

患者在日常生活中应注意保护好病变部位，减少刺激，并保持皮肤清洁。遵医嘱按时服药，定期复查，以便于医生评估治疗效果，治疗期间有任何不适症状，需要及时就诊。

保护好病变处的皮肤，避免受伤。皮损处瘙痒者，除用药外可用冷毛巾进行湿敷。养成良好的卫生习惯，保护皮肤清洁。疾病康复后建议外出时涂抹防晒霜或穿防晒服，可能会减少疾病的复发，减少色素沉着形成。

第二节　离心性环状红斑

离心性环状红斑，又称持久性环状红斑、持久性渗出性红斑、持久性轮廓状红斑等，是一种原因不明的反复发作的环状红斑型皮肤病，常并发其他疾病。可发生于任何年龄，3~10月份多发，夏季多见，平均病程为11个月，多数病例可自行缓解，预后良好。少数合并恶性肿瘤患者，预后取决于肿瘤状态。

【诊断要点】

1. 临床表现

（1）浅表型：初期为淡红色扁平丘疹，离心性扩大，边缘隆起，内侧可附有鳞屑，中央区皮损消退形成环状，呈淡红色或略带黄色，消退期中央区仍有新发皮损，形成双环形、多环形或地图形。皮损经1~2周消退，遗留有色素沉着斑。不典型的皮损在红斑边缘部有小水疱、毛细血管扩张和紫癜。皮损分布于躯干和四肢，尤其多发于大腿和臀部，很少累及头面、掌跖和黏膜。

（2）深在型：和浅表型相比，红斑无鳞屑，边缘隆起，浸润显著而坚实，无瘙痒。少数病例会有关节痛和咽痛。本病呈周期性发作，皮损可持续多年。

2. 组织病理

组织学上按炎症部位深浅分为浅表型和深在型，浅表型炎症位于真皮上部，深在型位于真皮中、下部。两型炎细胞均围绕血管，呈"袖口状"浸润，浸润较致密，边界清楚，浸润细胞主要为淋巴细胞、组织细胞，偶见嗜酸性粒细胞和载色素细胞。对比两型，深在型表皮基本正常，浅表型表皮可有轻度海绵形成、小水疱、灶性角化不全，炎症剧烈时有浅表结痂，以及个别角质形成细胞坏死和真皮乳头水肿。两型病变可同时存在。

3. 鉴别诊断

根据临床特点和组织病理学变化，不难诊断，但需与其他反应性环状红斑病，以及有环状皮疹的其他皮肤病相鉴别。

（1）慢性游走性红斑：为Lyme病的皮肤表现，有蜱虫叮咬史，初起红斑位于叮咬部位，红斑发展缓慢，直径可达15 cm以上，环的宽度较宽，在组织病理中可发现螺旋体。

（2）风湿环状红斑：为风湿热皮肤表现之一，红斑呈游走性和多发性，变化较快，常在数小时或2~3天内消失，红斑无鳞屑。组织病理中炎细胞为多形性，有中性粒细胞浸润，以及其他风湿热临床症状。

（3）匐行性回状红斑：红斑发展缓慢，构成同心圆状、水纹状、脑回状等奇异形态。

（4）有环状皮疹的其他皮肤病：如体癣、结核样麻风、环状肉芽肿、二期梅毒疹等，均有相应的临床、病理和实验室检查特征，不难鉴别。

【治疗】

1. 西医治疗

（1）一般治疗：通常为找出病因，针对病因进行治疗，但本病往往找不到明确的病因，目前主要是对症治疗。

（2）局部治疗：局部外用糖皮质激素、炉甘石洗剂等。

（3）系统治疗：可选择抗组胺类药 1~2 种口服，可配合维生素 B 族、维生素 C 及葡萄糖酸钙、硫代硫酸钠等。继发或合并感染者应选用抗生素或抗真菌药。对面积大而较重者，可小剂量使用皮质类固醇激素。

2. 中医治疗

（1）内治

证候：形态不一的水肿性淡红色或红色扁平丘疹，皮损中央呈淡黄色，边缘稍隆起，呈环状分布，皮疹内侧附着薄鳞屑，舌红，苔薄黄，脉细数。

治则：清营解毒，滋阴透表。

方药：银翘汤加减（金银花 30 g、连翘 15 g、蒲公英 15 g、生石膏 15 g、珍珠母 30 g、磁石 30 g、赭石 30 g、生地黄 15 g、丹参 15 g、牡丹皮 12 g、淡竹叶 15 g、黄连 3 g）。

用法：每天 1 剂，水煎，分 2 次（每次 200 mL）口服。

（2）外治

1）急性期可用清凉膏、黄连膏、紫草膏等外涂，清热解毒收敛；慢性期可用冲和膏、硫附膏外涂。

2）止痒酊组成为苦参 310 g，百部、菊花、风眼草各 90 g，樟脑 125 g，将诸药（除樟脑外）置入 75% 乙醇 5 000 mL 内浸泡 7 天，滤渣后加入樟脑粉溶化，每天 1~2 次，外涂患处。

3）止痒洗剂组成为豨莶草、苦参各 30 g，地肤子 15 g，明矾 9 g，水煎温洗，每天 2 次，每次 15 min，清热祛风。

【预防与护理】

本病患者饮食方面应以清淡为主，避免辛辣刺激。多休息，适当运动，提高机体免疫力。

第三节　银　屑　病

银屑病俗称牛皮癣，是一种常见的慢性复发性炎症性皮肤病，特征性损害为红色丘疹或斑块上覆有多层银白色鳞屑，多发于四肢伸侧、头皮和背部，严重皮损可泛发全身，并可出现高热、脓疱、红皮病样改变及全身大小关节病变。本病与中医学文献中记载的"白疕""风""蛇虱"相类似。

【诊断要点】

1. 临床表现

（1）寻常性银屑病：是最常见的临床类型。初期典型损害为红色丘疹或斑丘疹，针头至绿豆大小，边界清楚，上覆多层银白色或云母样鳞屑，鳞屑容易刮除，刮除后基底可见一层发亮的淡红色薄膜，即薄膜现象，继续下刮红斑表面则出现小出血点，即点状出血，又称为 Auspitz 征。薄膜现象和 Auspitz 征为寻常性银屑病特征性表现。皮损可缓慢扩大或融合成棕红色斑块，伴有不同程度的瘙痒。皮损多发于四肢伸侧、肘、膝、头皮和腰背部。本病病程长，可持续数年至数十年，其间可反复发作。根据病情的发展，本病可分为进行期、稳定期和退行期。

（2）红皮病性银屑病：是银屑病的一种少见的特殊炎症类型。常累及体表75%以上，可累及所有的部位，包括面、手、足、甲、躯干和四肢。本型可为突然发病或慢性银屑病逐渐发展而来。临床特征为全身皮肤弥漫大片红斑、水肿、脱屑，以红斑最为明显，常有边界清楚的小片正常皮肤存在。发生于面部时可有眼睑外翻。往往伴有发热、寒战、疲乏、情绪低下等系统症状。患者可有白细胞增加及核左移、电解质紊乱、低蛋白血症、脱水，偶有肝功能异常。

（3）脓疱性银屑病

1）急性泛发性脓疱性银屑病：患者可有数年的寻常性银屑病病史，然后发生脓疱性银屑病。男女均可受累。局部刺激、妊娠、服用避孕药、感染和停用糖皮质激素均为促发因素。临床特征为患者突然发生持续数天的高热、全身不适和关节肿胀，随后出现全身皮肤红斑、水肿、泛发性密集黄白色浅在性的无菌性针头至粟粒大小的小脓疱。脓疱一般位于明显发红的皮肤上，开始为小片状，以后融合成脓糊，围绕脓疱的红斑常扩展、融合，可导致红皮病样改变。除甲母质脓疱形成和甲完全丧失之外，病程较长者可出现指尖萎缩。其他全身表现包括体重减轻、白细胞增多、低钙血症和血沉增快等，患者可出现严重的系统病变、充血性心力衰竭和继发感染。短期发热和脓疱形成呈周期性发作，一般治疗难以奏效，可持续数月或更长时间，但皮损亦可自发性消退。

2）环状脓疱性银屑病：皮损在银屑病发作时出现或在泛发性脓疱性银屑病的病程中发生，倾向扩展和形成扩大的环，环形红斑上出现脓疱为其主要特征。

3）局限性脓疱性银屑病：本型银屑病缺乏全身症状，包括掌跖脓疱性银屑病和连续性肢端皮炎两种类型。掌跖脓疱性银屑病多发于女性患者，发病年龄通常为40~60岁。表现为对称发生于掌跖部位的红斑、鳞屑性斑块，伴反复发作的持续性无菌性脓疱，脓疱分批出现，1~2周内转变为褐色脱屑性斑疹。本病病程呈慢性经过，反复发作。

4）疱疹样脓疱病：多发生于妊娠中晚期。病程可持续至分娩后数周。临床特征类似于急性泛发性脓疱性银屑病，全身症状严重，可因体温调节障碍和脏器功能衰竭而死亡。

（4）关节病性银屑病：又称银屑病性关节炎，是主要累及韧带、肌腱、筋膜和关节的自身免疫性炎症性疾病，为一种血清学阴性的脊椎关节病。上肢关节受累较多见为其特征，在银屑病患者中的发病率为5%~8%。发病年龄一般为35~45岁，20岁以下发病较少见，成人病例无明显性别差异。成年期发病较早者发生破坏性关节炎的可能性较大，预后较差，但儿童的关节炎常为良性。通常缓慢发病，但有1/3以下患者发病相当突然。全身症状者罕见，一般仅见于广泛关节受累的暴发性病例。临床上根据患者骨关节受累情况，目前将银屑病性关节炎分为5种临床类型，即主要累及远端指趾关节型、残毁性关节炎型、对称性多关节炎型、非对称性少关节炎型和脊椎炎（伴有或不伴有周围性关节炎）。

2. 组织病理

（1）寻常性银屑病：表皮角化过度，伴有角化不全，角质层内或棘层上部可见中性粒细胞聚集，分别称为Munro微脓肿和Kogoji海绵状脓疱；真皮乳头内可见慢性炎性细胞浸润。

（2）红皮病性银屑病：具有银屑病和慢性皮炎的特征，毛细血管扩张、真皮水肿、炎性浸润和海绵形成较明显。

（3）脓疱性银屑病：Kogoji海绵状脓疱较大，真皮炎症浸润明显。

（4）关节病性银屑病：暂无。

3. 辅助检查

一般实验室检查显示非特异性贫血、血沉加快、血清补体水平及C反应蛋白水平增加。类风湿因子及抗核抗体一般为阴性，血尿酸正常。

4. 鉴别诊断

（1）脂溢性皮炎：损害边缘不十分鲜明，基底部浸润较轻，鳞屑少而薄，呈油腻性，带黄色，刮除后无点状出血。多发于头皮、胸、背、颈及面等部位。无束状发，但常伴有脱发。

（2）玫瑰糠疹：多发于躯干及四肢近端，为多数椭圆形小斑片，其长轴沿肋骨及皮纹方向排列，鳞屑细小而薄。病程仅数周，消退后不易复发。

（3）扁平苔藓：皮疹为紫红色的多角形扁平丘疹，密集呈片状或带状，表面有蜡样光泽，可见网状纹理（Wickham 纹），鳞屑薄而紧贴，不易刮除。常有剧烈瘙痒。

（4）毛发红糠疹：在斑片周围常能见到毛囊角化性丘疹，其损害表面覆盖密集的细小鳞屑，不易剥脱，掌跖部往往有过度角化。

（5）副银屑病：鳞屑较薄，基底炎症轻微，发病部位不定，长期存在，多无自觉症状。

（6）慢性湿疹：尤其是发生于小腿的慢性肥厚性银屑病，应与小腿慢性湿疹相鉴别。湿疹往往有剧烈瘙痒，鳞屑不呈银白色，有皮肤浸润肥厚、苔藓样变及色素沉着等同时存在。

（7）头癣：尤其是头皮银屑病，需与头癣相鉴别。头癣为灰白色糠状鳞屑，有断发及脱发，检查易见真菌，多见于儿童。

（8）盘状红斑狼疮：颜面银屑病需与盘状红斑狼疮相鉴别。后者损害表面覆有灰黄色黏着性鳞屑，鳞屑底面有角质栓，患处留有萎缩性瘢痕。

（9）汗疱性湿疹：掌跖银屑病需与汗疱性湿疹相鉴别。后者先有水疱，鳞屑薄，炎症明显，鳞屑去除后无点状出血，伴剧烈瘙痒。

（10）甲癣：指（趾）甲银屑病需与甲癣相鉴别。甲癣先自游离缘或侧缘发病，甲屑内检查可见真菌，同时可伴有手足癣。

【治疗】

1. 西医治疗

（1）一般治疗：银屑病的治疗目的是防止发作，尽可能地延长其缓解时间。治疗必须根据具体情况进行选择，最重要的是要因不同的临床类型、分期、皮损的严重程度及部位而异。避免各种可能的诱因。

（2）局部治疗：外用药物通常选用糖皮质激素制剂、0.1%~2%蒽林软膏、焦油制剂、0.05%~0.10%顺维 A 酸霜、氟尿嘧啶软膏等。上述外用药物可引起刺激性皮炎，表现为灼烧、瘙痒、红斑、脱屑等。头皮银屑病可联合应用二硫化硒（硫化硒）、2%酮康唑洗剂及 6%水杨酸溶液等外用。糖皮质激素局部应用主要有收缩血管、抗炎和降低表皮有丝分裂等作用。一般而言至少需用中效的糖皮质激素才能有效改善或消除皮损。强效糖皮质激素只能有限期地使用，一般不应超过 3 个月，且禁用于面部、腋下、腹股沟等皮肤褶皱部位。副作用有用药部位出现皮肤萎缩、毛细血管扩张、毛囊炎及类固醇性皮炎，一般在用药 1~2 个月后出现，因此面部用药时间以不超过 2 周为宜。

（3）系统治疗：临床上红皮病性银屑病、泛发性脓疱性银屑病及关节病性银屑病病情严重，单独采用外用药物治疗难以奏效，需接受系统治疗。

1）糖皮质激素：寻常性银屑病及关节病性银屑病均应避免系统使用糖皮

质激素。仅用于红皮病性银屑病、泛发性脓疱性银屑病其他疗法不能控制的情况。糖皮质激素只能作为暂时用药，并且应避免单独使用，同时联合逐渐起效可使病情得到长期持久控制的药物。要注意外用或系统用糖皮质激素均应逐渐撤药，可联合应用阿维A酯、甲氨蝶呤及环孢素等。

2）免疫抑制剂：甲氨蝶呤，按每次10~25 mg，每周1次，口服、肌内注射或静脉滴注，通常开始每周7.5~10.0 mg，逐渐增加至常用有效剂量每周15~25 mg。

2. 中医治疗

（1）内治

1）血热型

证候：皮疹发生及发展迅速，皮肤潮红，皮疹多呈点滴状，新生皮疹不断出现，鳞屑较多，表层易剥离，基底有点状出血，瘙痒明显，常伴有口干舌燥，心烦易怒，大便干，小便黄，舌质红，舌苔黄或腻，脉弦滑或数。

治则：清热凉血活血。

方药：凉血活血汤（白疕一号）加减（生槐花30 g、白茅根30 g、生地黄30 g、紫草根15 g、赤芍15 g、丹参15 g、鸡血藤30 g）。

用法：每天1剂，水煎，分2次（每次200 mL）口服。

2）血燥型

证候：病程较久，皮疹色淡，原有皮损部分消退，舌质淡红，苔少，脉缓或沉细。

治则：养血滋阴润肤。

方药：养血解毒汤（白疕二号）加减（鸡血藤30 g、当归15 g、丹参15 g、天冬10 g、麦冬10 g、生地黄30 g、土茯苓30 g、蜂房15 g）。

用法：每天1剂，水煎，分2次（每次200 mL）口服。

3）血瘀型

证候：皮损肥厚，颜色暗红，经久不退，舌质紫暗或见瘀点或瘀斑，脉涩或细缓。

治则：活血化瘀行气。

方药：活血散瘀汤（白疕三号）加减（三棱15 g、莪术15 g、桃仁15 g、红花15 g、鸡血藤30 g、鬼箭羽30 g、白花蛇舌草15 g、陈皮10 g）。

用法：每天1剂，水煎，分2次（每次200 mL）口服。

（2）外治

1）清凉膏、香蜡膏、普连软膏均可外擦。适用于血热型银屑病。

2）楮桃叶250 g，侧柏叶250 g加水5 000 mL，煮沸20 min，适温洗浴，每周2~3次。适用于各型皮疹，急性期不宜用，以免继发红皮病。

3）京红粉软膏、5%～20%黑豆馏油软膏、5%～10%黑红软膏均可外擦。适用于血燥型皮损，大面积使用时应注意副作用。

4）30%黑豆馏油软膏、豆青膏均可外擦。适用于慢性肥厚皮损。

【预防与护理】

（1）去除可能的病因，如提高机体免疫力，防治扁桃体病或上呼吸道感染。

（2）早期诊断，早期治疗。不要过度追求疗效，正确对待疾病，保持好心态。

第四节　毛发红糠疹

毛发红糠疹是指一种少见的慢性鳞屑性炎症性皮肤病，又称毛发糠疹、尖锐红苔藓，以黄红色鳞屑性斑片和角化性毛囊性丘疹为特征。

【诊断要点】

1. 临床表现

患者头皮先出现较厚的灰白色糠样鳞屑，随后面部出现黄红色干性细薄鳞屑，类似于干性脂溢性皮炎，继而可泛发全身。皮疹的临床特征为小的毛囊角化性丘疹和散在性融合成糠秕状鳞屑性棕红色斑片或斑块，对称分布。77%～97%的患者有掌跖过度角化。皮疹严重时可泛发全身，发展成脱屑性红皮病。

2. 组织病理

表皮弥漫性角化过度，有时呈网篮状。毛囊口角化过度，间有点状角化不全，特别见于毛囊性角质栓周围。部分病例在增厚的角质层的水平方向及垂直方向上都有交替存在的角化过度和角化不全，角质层呈现方格布样外观。颗粒层稍增厚，棘层不规则轻度肥厚，基底细胞轻度液化变性。真皮血管周围轻度炎细胞浸润。

3. 鉴别诊断

（1）银屑病：具有银白色云母样发亮的多层鳞屑，剥去鳞屑后基底有点状出血。角质层内有中性粒细胞聚集成的 Munro 微脓肿。

（2）扁平苔藓：其丘疹为紫色或暗红色、顶部扁平、多角形、发亮，表面可见白点或白色纹，很少累及头面部和掌跖部。组织病理学有特征性改变。

（3）脂溢性皮炎：毛发红糠疹在早期发生于头面部时与脂溢性皮炎不易区别。但后者无毛囊角化丘疹，而具有油腻性鳞屑的黄红色斑片。本病有时还应与毛发苔藓、掌跖角化病、砷角化病、进行性对称性红斑角化病、B 族维生素缺乏所致的湿疹样皮疹、亚急性皮肤红斑狼疮和皮肌炎等相鉴别。当发生红皮病时，需与由其他原因引起的红皮病相鉴别。

【治疗】

1. 西医治疗

（1）一般治疗：对局限性受累的患者可采用保守治疗，对症处理，对皮损广泛、慢性病程、反复发作的患者，应积极治疗，以期尽快控制病情。

（2）局部治疗

1）润滑剂：以单纯的润滑剂或润肤剂最为安全，如凡士林、橄榄油等温和的润滑剂。

2）维 A 酸类制剂：0.025%～0.100%维 A 酸软膏外用，对某些轻症病例疗效较好。但面部及外阴部外用时，其浓度宜低，以免刺激皮肤引起皮炎。

3）卡泊三醇软膏（50 μg/g）或他卡西醇软膏：对毛发红糠疹有较好的疗效，但大面积应用可能会导致高钙血症，应注意。

4）角质松解剂：高浓度维生素 A［（25 万～50 万，U/30 mL 洗剂］局部封包外用，有较好的疗效，也可外用 20%鱼肝油软膏或尿素软膏及 2%～5%水杨酸软膏。大面积应用水杨酸软膏时，应注意全身吸收的中毒反应。

5）其他：糖皮质激素软膏或霜剂等外用有一定的疗效。

（3）系统治疗

1）维 A 酸类药物：如异维 A 酸、阿维 A 酯，治疗期间应监测其可能发生的不良反应。

2）维生素：①维生素 A 每次 5 万～10 万 U，每天 3 次，口服或肌内注射，连用 2 个月，如无效则停用，如有效可继续使用 4～6 个月。大剂量长期应用时要注意其不良反应。②其他，维生素 E 每次 100 mg，每天 2～3 次，口服。复合维生素 B、酵母、烟酸、维生素 B_1 和维生素 C，常配合维生素 A 用，以补充维生素 A 摄入后机体对其需要的增加，可增加维生素 A 的效果。

3）糖皮质激素：对继发性红皮病者可适当应用糖皮质激素，如泼尼松、曲安奈德（60～80 mg，每 4～6 周 1 次，肌内注射，可以取得较好的疗效，但一旦停药，皮疹常复发）。应用糖皮质激素治疗本病仅为急性短期处理，一般不作为常规基本用药。

4）免疫抑制剂：对病情较严重特别是继发红皮病者，其他治疗无效时，可试用免疫抑制剂。①甲氨蝶呤：是治疗顽固性毛发红糠疹的替代方法，每次 10～25 mg，每周 1 次，儿童酌减，静脉滴注或分 3 次服用，每隔 12 h 使用 1 次。②硫唑嘌呤：开始剂量为每次 50 mg，每天 2～3 次或每次 100 mg，每天

1次,直至停药。③雷公藤总苷：每次20 mg，每天3次，口服。④甲状腺素片，每次30 mg，每天1~2次，口服，有促使肝内胡萝卜素转变为维生素A的作用。

2. 中医治疗

（1）内治

证候：全身皮肤潮红干燥，有细碎鳞屑脱落，手足掌角化过度，指（趾）甲增厚，自觉症状轻微，或有皮肤发紧，少汗，口干，唇燥，舌质正常，苔白或微黄，脉弦微缓。

治则：健脾和胃，养血润肤。

方药：健脾润肤汤（湿疹三号）加减（党参15 g、苍术10 g、白术10 g、茯苓10 g、怀山药15 g、陈皮10 g、赤芍10 g、丹参15 g、鸡血藤15 g、亚麻子10 g、白鲜皮15 g）。

用法：每天1剂，水煎，分2次（每次200 mL）口服。

（2）外治：清凉膏外涂。大风子油、蛋黄油、甘草油各等量混匀外涂。

【预防与护理】

（1）注意饮食，患者要养成健康科学的饮食习惯，多食新鲜的水果、蔬菜。

（2）保持良好的心态、开朗乐观，避免情绪激动，如急躁、易怒、焦虑。

（3）毛发红糠疹患者要养成良好的生活习惯，首先居室不宜干燥，以防加重瘙痒，洗澡时不宜用热水及刺激性的香皂，更不宜搓澡，用温水洗即可。

第五节　玫瑰糠疹

玫瑰糠疹是一种红斑、丘疹、鳞屑性急性炎症性皮肤病。中医称为"风热疮"。皮损以被覆糠秕状鳞屑的玫瑰色斑丘疹为主要特征，开始为单一母斑，1~2周后分批出现广泛分布的子斑，病程具有自限性。多发于春秋季节。

【诊断要点】

1. 临床表现

（1）本病多发于青年人或中年人，以春秋季多发。初起损害是在躯干或四肢出现直径1~3 cm大小的玫瑰色淡红斑，有细薄的鳞屑，称为前驱斑，数目为1~3个。1~2周以后躯干与四肢出现大小不等的红色斑片，常对称分布。开始于躯干，以后逐渐发展至四肢。斑片大小不一，直径为0.2~1.0 cm，常呈椭圆形，斑片中间有细碎的鳞屑，而四周圈状边缘上有一层游离缘向内的薄弱鳞屑，斑片的长轴与肋骨或皮纹平行。可伴有不同程度的瘙痒。少数患者的皮损仅限于头颈部或四肢部位。

（2）有少数患者开始皮损为红色丘疹，可互相融合成斑片，这类患者常有剧痒，称为丘疹型玫瑰糠疹。

（3）另有一类患者，发病急骤，无前驱斑，多在下腹部或大腿内侧出现大片红色斑片或斑丘疹，有剧痒，损害迅速扩至躯干与四肢，这些损害渐渐在中央部位出现结痂性损害，痂皮脱落而呈玫瑰糠疹样皮损，这类患者可能是由自身敏感性反应所引起，故称为玫瑰型自身敏感性皮炎。

2. 组织病理

表现为非特异性慢性炎症的改变，表皮可见灶性角化不全，轻度棘层增厚，海绵形成和细胞内水肿，真皮浅层有中度血管扩张、水肿和淋巴细胞浸润。

3. 鉴别诊断

（1）银屑病：皮疹多发于四肢伸侧及膝部，有银白色鳞屑，刮除鳞屑可见Auspitz征，早期皮疹冬季加重，夏季消退或减轻，病程长，易复发。

（2）脂溢性皮炎：皮疹多发于头、面及胸部，头发部位皮疹可见油脂状鳞屑，可有脱发，躯干部位皮疹无特殊排列特征，也无前驱斑。

（3）花斑癣：在躯干部位皮疹排列无特殊性，真菌检查呈阳性。

（4）梅毒：斑疹性梅毒损害大小一致，并很快变为淡棕色，无鳞屑或仅有少许鳞屑，有全身淋巴结肿大，血清反应呈阳性。

【治疗】

1. 西医治疗

（1）一般治疗：在急性期禁忌热水洗烫和肥皂外洗。禁用刺激性较强的外用药。临床上见到许多患者由于局部护理不当使病情加重，延长病程，或转变成自身敏感性皮炎。

（2）系统治疗

1）抗组胺药：氯雷他定，每次 10 mg，每天 1 次，口服。

2）维生素：维生素 C，每次 0.1 g，每天 3 次，口服。维生素 B_{12}，每次 0.5~1.5 mg，每天 3 次，口服。

3）糖皮质激素：重症者或病程长期迁延者，可酌情使用。泼尼松，每次 10 mg，每天 3 次，口服，以后每 7 天减量 10 mg。

（3）局部治疗：外用保护性止痒剂，如炉甘石洗剂、硫黄洗剂或糖皮质激素霜剂等。

2. 中医治疗

（1）内治

证候：发病急骤，皮疹淡红色，皮肤干燥，鳞屑细碎，有轻重不同的瘙痒感，常有心烦，口渴，性情急躁，大便干燥，小便微黄，舌尖红，苔白或薄黄，脉弦滑微数。

辨证：血热内蕴，外感风邪。

治则：清热凉血，散风止痒。

方药：凉血活血汤（白疕一号）加减（白茅根 30 g、生地黄 15 g、牡丹皮 10 g、生槐花 15 g、紫草根 15 g、赤芍 10 g、白鲜皮 15 g、地肤子 10 g、防风 10 g）。

用法：每天 1 剂，水煎，分 2 次（每次 200 mL）口服。

（2）外治

1）龙葵水剂外用。

2）止痒药粉、祛湿散各半，混匀外扑。

3）雄黄解毒散洗剂外用。

【预防与护理】

（1）早期诊断，治疗原发病。急性发作期应避免各种刺激和潮湿。

（2）减少出入公共场所，增加抵抗力，避免受到感染。

第六节　扁 平 苔 藓

扁平苔藓是一种由不明原因引起的累及皮肤、毛囊、甲、黏膜的慢性炎症性疾病，多发于中年人，特征性皮疹表现为紫红色多角形扁平丘疹和斑块，多发于手腕、前臂、下肢远端和骶骨前区，自觉瘙痒。

【诊断要点】

1. 临床表现

（1）本病表现为小的、紫红色、多角形扁平丘疹，表面有光泽，可见白色网状条纹，皮疹多分布于手腕和前臂的屈侧，手背、前臂、颈部、骶尾部，可于搔抓部位形成线状分布的新发皮疹（同形反应）。

（2）患者自觉瘙痒，皮疹可于数月至数年后消退，部分遗留色素沉着斑。

（3）扁平苔藓可累及黏膜部位，最常发生于口腔，表现为双颊黏膜为重的白色网状细纹，也可出现糜烂、溃疡、大疱，伴有烧灼感。

（4）部分患者可发生甲扁平苔藓，表现为甲板增厚、粗糙、凹凸不平，也可出现萎缩，特征性的表现为甲翼状胬肉——甲板消失，甲小皮向前覆盖甲床。

2. 组织病理

组织病理表现为表皮角化过度，颗粒层楔形增厚，棘层不规则肥厚，基底细胞液化变性，真皮上部为以淋巴细胞为主的带状浸润。不同亚型的扁平苔藓除上述改变外，还有各自的特征性改变。

3. 鉴别诊断

（1）扁平苔藓样疹：本病与扁平苔藓有时很难鉴别，必须根据病史。一般损害出现在曝光部位，有较多鳞屑而不是肥厚，或融合或呈播散性，停药或不再接触彩色显影剂后损害多会逐渐消退，在组织病理上有嗜酸性粒细胞的存在，则应怀疑是扁平苔藓样疹。

（2）扁平苔藓样角化病：损害常为单发的平顶丘疹或小斑丘疹，无自觉症状，可自然消退，病理变化常见角化不全，真皮浸润细胞中常有嗜酸性粒细胞及浆细胞，可见日光性弹性纤维变性，而扁平苔藓一般无此变化。

（3）结节性痒疹：肥厚性或钝头性扁平苔藓，皮疹有时与结节性痒疹相似，但该型扁平苔藓的斑片与斑块周围，往往有扁平苔藓的典型丘疹，结合组织病理学检查可鉴别。

【治疗】

1. 西医治疗

（1）一般治疗：治疗慢性病灶，消除或减轻精神紧张，避免搔抓及烫洗等刺激。详细了解发病前的用药情况，应停用可能诱发本病的药物。口腔扁平苔藓患者牙填充材料等要去除，限制烟酒及刺激性饮食。光线性扁平苔藓应尽量避光或用遮光剂。

（2）系统治疗

1）糖皮质激素：为本病首选药物。

2）抗组胺剂：对瘙痒患者可给抗组胺剂，如氯雷他定，每次 10 mg，每天 1 次，口服。

3）维 A 酸类：阿维 A，每次 20~30 mg，每天 1 次，口服。

4）免疫抑制剂：①雷公藤总苷片，每次 20 mg，每天 3 次，口服。②硫唑嘌呤，每次 25~50 mg，每天 2 次，口服。③沙利度胺，每次 25 mg，每天 2 次，口服。

（3）局部治疗：局部可外用糖皮质激素类软膏、维 A 酸类软膏、他克莫司软膏等。对小面积的损害可用强效皮质类固醇夜间封包治疗。

2. 中医治疗

（1）内治

1）风盛型

证候：皮损发生突然，全身泛发，为粟粒大、多角形散在紫红色发亮丘疹，瘙痒剧烈，可伴有发热、头痛等，舌紫或红，脉弦数。

治则：祛风止痒，活血软坚。

方药：消风散加减（荆芥9 g、防风9 g、薄荷5 g、僵蚕9 g、蝉蜕5 g、全当归9 g、半边莲30 g、莪术9 g、紫草9 g、穿山甲9 g）。

用法：每天1剂，水煎，分2次（每次200 mL）口服。

2）血虚风燥型

证候：皮疹融合成片状、线状、环状或疣状等，病程较长，瘙痒难忍，舌苔薄，脉濡细。

治则：活血祛风润燥。

方药：地黄饮子加减（生地黄18 g、全当归9 g、生白芍9 g、首乌藤12 g、炒栀子9 g、蒺藜9 g、珍珠母30 g、炙僵蚕9 g、莪术9 g、炮山甲9 g）。

用法：每天1剂，水煎，分2次（每次200 mL）口服。

3）肝郁气滞型

证候：灰白色小丘疹，分散或成群组成白色网状外观，伴有喉痛、咽干、口渴，性情急躁或情绪忧郁，胸肋串痛，舌红苔薄，脉弦。

治则：养阴清热和营。

方药：清喉益气汤加减（生地黄15 g、玄参9 g、天冬9 g、麦冬9 g、黄芩6 g、牡丹皮6 g、赤芍6 g、当归9 g、桔梗9 g、薄荷5 g、青皮6 g、陈皮6 g、防风3 g、甘草1 g）。

用法：每天1剂，水煎，分2次（每次200 mL）口服。

4）肝肾不足型

证候：皮疹多分布在阴部，为红而发亮扁平多角形丘疹，可融合成环状，伴有小便短赤、尿道口刺痛，苔黄腻，脉滑数等。

治则：滋阴利湿泻火。

方药：丹栀逍遥散加减（牡丹皮9 g、生栀子9 g、生地黄15 g、当归9 g、赤芍6 g、白芍6 g、炒白术9 g、黄柏9 g、半边莲30 g、茯苓14 g、炮山甲9 g、珍珠母30 g）。

用法：每天1剂，水煎，分2次（每次200 mL）口服。

（2）外治

1）皮损瘙痒明显者：可用10%金粟兰酊外涂。

2）皮疹泛发色鲜者：用三黄洗剂外涂。

3）皮损局限肥厚者：用黄柏霜外涂。

【预防与护理】

（1）定期检查口腔黏膜，以预防扁平苔藓的发生。及时做到早预防、早发现、早治疗。

（2）日常生活中应增强体质，减少全身疾病的发生，也能有效地预防扁平苔藓的发生。

（3）在生活中要尽可能避免不良刺激因素，如白酒、辣椒、醋、烫食等，从而预防扁平苔藓的发生。

第十三章　大疱及疱疹性皮肤病

第一节 天 疱 疮

天疱疮是一种慢性、复发性、严重的表皮内棘刺松解性大疱性皮肤病。中医文献中称本病为"火赤疮""天疱"。

【诊断要点】

1. 临床表现

发病年龄差别很大，男女发病率相近。我国传统上将天疱疮分为四型：寻常型、增殖型、落叶型、红斑型。

（1）寻常型天疱疮：是天疱疮中最常见的一型，半数以上患者先是口腔黏膜发生水疱和糜烂，而后出现皮肤损害，经久不愈。以后在外观正常的皮肤出现黄豆至核桃大的水疱，疱液清或稍浑，疱壁薄而松弛易破，尼科利斯基征阳性。水疱破裂显露潮红糜烂面，有少许渗液或结痂，创面愈合慢，自觉灼痛，愈后遗留色素沉着和粟丘疹。水疱可以发生于全身任何部位，常见于头面、颈、胸背、腋下、腹股沟等处。可有甲营养不良和急性甲沟炎、甲下出血。妊娠期严重的天疱疮可出现早产、死胎。

（2）增殖型天疱疮：发病年龄较年轻。皮损多发于脂溢部位，如头面、腋下、脐窝、胸背、阴股部等处。初起为松弛性水疱，极易破裂形成糜烂面和蕈样、乳头状增生，在摩擦部位尤为明显。损害表面有浆液或脓液渗出，覆有厚痂，周围有炎性红晕。损害聚集成群或扩大融合成片，有腥臭味。皮肤损害可发生于黏膜损害前或损害后。自觉症状不明显。病程中由于继发细菌感染，有时有高热等症状。病变时重时轻，病程较寻常型长。本病分两型：①重型，皮损为水疱和大疱，破裂后肥厚性颗粒状的糜烂面，很容易出血，所形成的增殖性斑块处有血清和脓液渗出，四周有小脓疱。边界处糜烂形成新的增殖斑块，最后这些增殖性损害变得干燥、角化过度、皲裂。本型病程长，在糖皮质激素应用前很难自行缓解。②轻型，早期皮损以脓疱而不是水疱为特征。脓疱破后形成增殖性斑块。斑块四周有小脓疱。在损害内可培养出多种细菌。本病呈慢性经过，病情轻，能自行缓解，预后良好。

（3）落叶型天疱疮：多在头面、躯干外观正常皮肤处发生松弛大疱，尼科利斯基征阳性，疱壁菲薄，极易破裂，很快干燥，结黄褐色薄痂，痂皮于中心附着，边缘游离，痂下湿润，渐发展至全身。皮肤暗红，覆大量叶片状痂皮，有恶臭味。有时无明显水疱而似剥脱性皮炎。口腔损害少见，毛发稀疏，常可脱光。指甲可见营养不良改变。自觉瘙痒或灼痛，全身症状轻重不一，可有发热、畏寒、精神障碍等。病程可持续 10 年以上，预后较好，易被糖皮质激素控制，部分患者可完全缓解。

（4）红斑型天疱疮：皮损发生于头部、前额、鼻、两颊、耳壳，有时胸背部、腋窝、腹股沟也可被侵犯，但很少累及四肢。头面部皮损类似盘状或系统性红斑狼疮、脂溢性皮炎。局限性红斑上有脂溢性鳞屑、黄痂。上述皮损出现一至数月后，胸背部和四肢突然发生松弛性大疱，疱壁薄，易破，糜烂面渐扩大，渗液较多，表面常结成污秽色、黑褐色痂和脂性厚痂，不易脱落，愈后遗留棕褐色色素沉着。水疱此起彼伏，尼科利斯基征阳性。一般无黏膜损害。自觉瘙痒，全身症状不明显。

2. 组织病理

水疱基底涂片可见天疱疮细胞，组织病理改变有特征性，表皮内有棘层松解细胞。间接免疫荧光检查示血清中有天疱疮抗体，水疱周围正常皮肤或新皮损直接免疫荧光检查，表皮细胞间有 IgG 和 C3 沉积。

3. 鉴别诊断

（1）副肿瘤型天疱疮：黏膜损害常表现为唇部扁平苔藓或重症多形红斑样的脱屑。皮肤表现为红色斑疹、扁平苔藓或多形红斑样损害、松弛性水疱或深在的张力性水疱。患者合并有良性或恶性肿瘤，最常见的有非霍奇金淋巴瘤、慢性淋巴细胞性白血病、Castleman 肿瘤和肉瘤等。大多数患者死于潜在的良、恶性肿瘤。组织病理示常合并有基底层上的细胞松解和角化不良的角质形成细胞。

（2）疱疹样天疱疮：青老年人均可发生，女性多于男性。口腔黏膜损害少见。发病部位以躯干为主。皮损类似于疱疹样皮炎，为单发或多发的环状红斑损害，其上发生疱壁紧张的水疱或丘疱疹，尼科利斯基征多呈阴性。瘙痒剧烈。组织病理示表皮内棘细胞中层松解和嗜酸粒细胞海绵形成。直接免疫荧光见棘层细胞之间有以 IgG 为主的抗体或 C3 沉积。间接免疫荧光示血清中抗表皮间物质抗体阳性，抗表皮基膜带抗体阴性。

【治疗】

1. 西医治疗

（1）一般治疗：对损害广泛者应给予高蛋白饮食，补充多种维生素。注意水、电解质平衡，禁食者应由静脉补充。全身衰竭可多次小量输血或血浆。加强护理，注意皮肤清洁卫生，以减少创面继发感染，并防止发生压疮。

（2）系统治疗

1）糖皮质激素：为治疗本病首选药物，尽量做到及时治疗，足量控制，正确减量，继用最小维持量。病情严重者可采用冲击疗法。应用糖皮质激素的患者，近半数死于糖皮质激素的并发症，如呼吸道感染、肺栓塞、糖尿病和消化道溃疡，故必须随时警惕其不良反应的发生，及时采取相应措施处理。

2）免疫抑制剂：可抑制自身抗体的形成，是本病主要的辅助治疗方法，与糖皮质激素联合应用，可提高疗效，减少激素用量。常用药为硫唑嘌呤和环磷酰胺。

3）血浆交换疗法：适用于病情严重、糖皮质激素和免疫抑制剂联合治疗无效、血中天疱疮抗体滴度高的患者，大剂量糖皮质激素治疗有副作用或疗效不明显时可选用。每周 1~2 次，每次交换 1~2L，根据病情可连用 4~10 次。与小剂量的糖皮质激素或免疫抑制剂并用，效果最好。

4）其他：少数病例用以下药物治疗有效，如氨苯砜、磺胺吡啶、烟酰胺、四环素，单纯或与糖皮质激素联合使用。大剂量免疫球蛋白可使天疱疮很快缓解，但持续时间短。阿维 A 联合泼尼松可用于治疗增殖型天疱疮。

（3）局部治疗：注意口腔卫生，治疗牙周疾病。口腔糜烂可用 2%硼酸溶液或 1%过氧化氢，每 3~4 小时漱口 1 次。疼痛明显时可在进食前涂用 3%苯唑卡因硼酸甘油溶液，或 1%普鲁卡因液含漱。皮损少时，糜烂面外用锌氧油、2%甲紫锌氧油。红斑损害可外用糖皮质激素霜。

2. 中医治疗

（1）内治

1）毒热炽盛型

证候：发病急骤，水疱迅速扩展，疱面鲜红，身热，口渴欲饮，烦躁不安，便干尿黄，舌质红绛，苔少而干，脉细数。

治则：清热解毒，凉血清营。

方药：解毒凉血汤加减（犀角 10 g、生地黄炭 10 g、金银花炭 10 g、莲子心 10 g、白茅根 10 g、天花粉 10 g、紫花地丁 10 g、生栀子 10 g、甘草 7 g、黄连 10 g、生石膏 30 g）。

用法：每天 1 剂，水煎，分 2 次（每次 200 mL）口服。

2）心火脾湿型

证候：遍身燎浆大疱，糜烂渗出面大，身热，心烦口渴，口舌糜烂，大便秘结，小便短赤，舌质红，苔白略黄燥，脉弦滑数。

治则：泻心凉血，清脾除湿。

方药：清脾除湿饮加减（赤苓皮 15 g、生白术 10 g、淡黄芩 10 g、栀子 6 g、泽泻 10 g、茵陈 6 g、枳壳 10 g、生地黄 12 g、竹叶 6 g、灯心草 3 g、甘草 10 g、麦冬 10 g）。

用法：每天 1 剂，水煎，分 2 次（每次 200 mL）口服。

3）气阴两伤型

证候：水疱不断出现，病程日久，汗出口渴，不欲多饮，烦躁不安，倦怠懒言，周身无力，舌质淡红，舌体嫩或有裂纹，苔薄白或见剥苔，脉沉细濡。

治则：益气养阴，清解余毒。

方药：解毒养阴汤加减（西洋参 3 g、南沙参 30 g、北沙参 30 g、石斛 6 g、玄参 30 g、佛手参 30 g、天冬 18 g、麦冬 18 g、玉竹 15 g、生黄芪 15 g、丹参 15 g、金银花 15 g、蒲公英 15 g）。

用法：每天 1 剂，水煎，分 2 次（每次 200 mL）口服。

（2）外治：消炎止痛，预防继发感染。水疱大时，宜在消毒情况下把疱液抽干，糜烂时可用祛毒油膏。继发感染明显时，可加入 1% 的氯霉素粉调匀外用。口腔黏膜损害者，可选用锡类散或金莲花片（口含）。

【预防与护理】

（1）卧室温度、湿度适宜，定时通风换气，保持空气新鲜。

（2）重症者卧床休息，限制活动，加强生活护理，保持皮肤清洁。

（3）每天三餐后、睡前漱口，并加强口腔护理。

（4）选择宽大、柔软、棉质、颜色浅的贴身衣服，勤换洗，被子不宜过厚，保持床单平整、清洁，污染后要及时更换。

（5）适当运动，加强锻炼，增强机体抵抗力。饮食宜清淡，可给予高蛋白、富含维生素的饮食，忌辛辣刺激性食物，忌烟酒。

（6）加强护理，注意皮肤清洁卫生，可减少创面继发感染并防止发生压疮。

第二节　疱疹样皮炎

疱疹样皮炎是一种较为少见的慢性良性复发性大疱性皮肤病，病因不明。它的特点是反复发作、病程呈慢性经过、皮疹形态多样、对称分布、瘙痒剧烈、预后良好。多发生于 22～55 岁。常有无症状的谷胶过敏性肠病。

【诊断要点】

1. 临床表现

（1）多分布于肩胛、臀、骶及四肢伸侧，皮损对称分布。

（2）皮疹呈多形性，成群或排列呈环形，匐行性或地图形。初起为点状红斑或小丘疹，迅速变为粟粒、豌豆或更大的水疱，水疱紧张，壁厚不易破，尼科利斯基征阴性。1~2天后，水疱变为脓疱。

（3）早期瘙痒剧烈，夜间尤甚，常因搔抓而不断接种新疹。碘化钾可加重病情。

（4）患者常对碘剂、牛乳、谷胶饮食过敏。

（5）60%~70%患者小肠黏膜有萎缩，导致吸收不良综合征和脂肪泻。

2. 组织病理

早期真皮乳头顶部毛细血管周围有较多中性及嗜酸性粒细胞浸润，形成以中性粒细胞为主的小脓肿，使该处胶原纤维发生溶解，使乳头顶部与表皮分离，形成多房性水疱。36 h后，由于渗出加重，融合成单房性表皮下大疱。真皮内血管周围有多数嗜酸性粒细胞及中性粒细胞浸润，偶见血管炎改变。

3. 辅助检查

（1）组织病理检查：表皮下可见水疱，真皮乳头顶部中性粒细胞呈微脓疡。

（2）直接免疫荧光检查：真皮乳头颗粒状 IgA 沉积，部分病例基底膜带可见颗粒状沉积。

（3）间接免疫荧光检查：少数病例有循环 IgA 类抗体。

（4）免疫电镜：IgA 主要沉积在基底板下方。

4. 鉴别诊断

（1）暂时性棘层松解性皮病：多见于中年男性。损害主要分布于躯干上部，为针帽至绿豆大小丘疹或丘疱疹，散在分布。日晒后皮疹加剧，伴不同程度的瘙痒。多数病例可自行缓解。组织病理检查示局限性基底细胞层上有裂隙或水疱真皮浅层血管周围有以淋巴细胞为主的浸润。

（2）妊娠疱疹：发生于妇女妊娠或产褥期，但最多见于妊娠5~6个月。皮损以腕、下腹、股、脐和臀部为重，20%患者有口腔黏膜损害。皮损呈多形性，为正常皮肤或水肿性红斑基底上的水疱或大疱，有时可见多形红斑及风团样损害。剧烈瘙痒于产后自然缓解，但再次妊娠可复发。10%婴儿出现类似成人的皮损，但可自行消退。组织病理检查示表皮下水疱合并基底细胞坏死。直接免疫荧光检查示表皮基底膜带处 IgG 或 C3 呈线状沉积。血清学检查可发现妊娠疱疹因子。

（3）幼年型疱疹样皮炎：临床表现、组织学和免疫荧光检查均与成人疱疹样皮炎相似。在有症状且对无谷胶饮食、氨苯砜和磺胺吡啶无反应的大部分患儿中，常可发现掌部水疱或棕色、出血性、瘙痒的斑疹。HLA-B8、HLA-Dw 产生率很高。空肠活检异常率高。

（4）局限型疱疹样皮炎：皮损局限，表现为丘疱疹和张力性水疱病理及免疫病理符合疱疹样皮炎表现。

【治疗】

1. 西医治疗

（1）一般治疗：避免食用含碘剂、溴剂的药物（如华素片）和食物（如紫菜、海带），宜无谷胶（面筋）饮食。

（2）系统治疗

1）氨苯砜：每次 25 mg，每天 2 次或 3 次，口服，可在 1~3 天之内缓解瘙痒等症状。若症状无改善，遵医嘱适当增加剂量。

2）磺胺吡啶：无氨苯砜效果好。

接受氨苯砜和磺胺吡啶治疗的疱疹样皮炎患者，在治疗前和治疗后的前 4 周，每周要检查血常规，以后 8 周，每 2~3 周检查 1 次，继之每 12~16 周检查 1 次，因为随时可能发生粒细胞缺乏症。溶血性贫血和高铁血红蛋白血症是最常见的副作用。这些副作用在遗传性葡萄糖-6-磷酸脱氢酶缺乏的患者中非常严重。中枢神经系统或肝脏毒性反应罕见。如果使用氨苯砜治疗引起溶血，明显心肺功能障碍或周围神经病变，应考虑改用磺胺吡啶。磺胺吡啶一般不会引起溶血。某些疱疹样皮炎患者通过严格而长期的（如 6~12 个月）无谷胶饮食，不用或少用药物治疗也可控制病情。

（3）局部治疗：以止痒、消炎和预防继发感染为主。

2. 中医治疗

（1）内治

证候：全身有大小不等丘疹及水疱或丘疱疹，反复发作，剧痒，眠差，食少，四肢沉重，舌质不红，苔白或腻，脉弦滑微数。

辨证：脾虚湿盛，外感风邪。

治则：健脾除湿，疏风止痒，佐以清热。

方药：健脾除湿汤加减（怀山药 30 g、扁豆 15 g、芡实 15 g、薏苡仁 15 g、茯苓 10 g、泽泻 10 g、车前草 15 g、川萆薢 10 g、白鲜皮 15 g、黄柏 10 g、牡丹皮 10 g、地肤子 10 g）。

用法：每天 1 剂，水煎，分 2 次（每次 200 mL）口服。

（2）外治

1）祛湿散 30 g，雄黄 3 g，冰片 1.5 g，明矾 3 g，用鲜芦荟取汁蘸搽，每天 2~3 次。

2）如意金黄散 30 g，化毒散 1.5 g，冰片 1.5 g，植物油调擦，每天 2~3 次。

【预防与护理】

部分患者对谷胶过敏，限制谷胶饮食后，病情可自然好转，同时亦应避免含碘、溴、氯的食物、药物。

第三节　先天性大疱性表皮松解症

先天性大疱性表皮松解症（congenital epidermolysis bullosa，CEB）是一组遗传性疾病，以皮肤脆性增加，轻微摩擦或外伤即可导致皮肤及黏膜水疱、糜烂为临床特点。

【诊断要点】

1. 临床表现及组织病理

（1）单纯性先天性大疱性表皮松解症：常染色体显性遗传。出生第1年或青春期以后发病，最初几周罕见，暴露部位，尤其是手足部位数量最多。2%患者累及黏膜部位；损害常在受压或机械损伤后发生，皮损为红斑、大疱，愈后一般无瘢痕和粟丘疹；温暖、摩擦可使皮损加剧；一般发育情况，如毛发、牙齿、甲均发育正常；慢性病程，但常随年龄增长而减轻。

基底细胞变性所引起的表皮内或表皮下大疱，疱内可见中性粒细胞和嗜酸性粒细胞。真皮乳头完整，炎症细胞浸润很少。

（2）手足先天性大疱性表皮松解症：常染色体显性遗传。大多在青壮年或成年时首次发病，大疱几乎都发生于手、足；伴掌跖多汗；大疱愈后无瘢痕。大疱发生于颗粒层，棘细胞层示细胞内水肿。真皮浅层血管周围轻度炎症细胞浸润。

（3）显性遗传营养不良型先天性大疱性表皮松解症：常染色体显性遗传。婴幼儿期发病，皮损以肢端和易受摩擦部位为主，可累及黏膜，但程度较轻，表现为张力性大疱，疱液可呈血性，愈后形成轻度萎缩性瘢痕，表皮呈皱纹纸样，常伴表皮囊肿和粟丘疹，一般健康不受影响。水疱位于基底板下方，锚状纤维缺陷。

（4）隐性遗传全身营养不良型先天性大疱性表皮松解症：常染色体隐性遗传。刚出生或婴儿期发病，除了肢端外，皮损广泛，黏膜明显受累，皮损为大疱、血疱，尼科利斯基征阳性，愈后留有瘢痕，其上皮肤菲薄，呈香烟纸样，伴指趾融合、甲脱落、食管狭窄。健康状况明显受影响，发育受阻，常夭折或伴发肿瘤。水疱位于基底板下方，锚状纤维缺陷。

（5）局限性营养不良型先天性大疱性表皮松解症：出生时或婴儿期有大疱，大疱局限于手、足、肘和膝，留有瘢痕和粟丘疹，黏膜很少受累。

（6）致死型先天性大疱性表皮松解症：常染色体隐性遗传。出生时或出生后不久发病；广泛分布的大疱和糜烂面，愈合慢，不留瘢痕，大多死亡。水疱发生于基底细胞质膜与基底板之间，即透明板内，半桥粒数目减少。

2. 鉴别诊断

应与大疱性类天疱疮、天疱疮进行鉴别。

【治疗】

1. 西医治疗

（1）一般治疗：主要是对症处理，疗效欠满意。注意避免创伤，控制继发感染，尽可能预防致残。

（2）系统治疗：口服维生素 E 和苯妥英对部分病例可能有效。隐性营养不良型的，大剂量皮质类固醇激素可使病情暂时控制，或有助于减轻重度致残的发生。

2. 中医治疗

（1）内治

1）脾肾阳虚型（相当于营养不良型）

证候：皮损为松弛的大疱，身体瘦弱，毛发稀疏、细弱脱落，牙齿不健，指甲营养不良，手足不温，常伴有大便溏泄，舌质淡或胖嫩，脉细或沉细。

治则：温补脾肾，益气养血。

方药：党参 10 g、黄芪 15 g、茯苓 10 g、白术 10 g、阿胶 10 g、菟丝子 10 g、巴戟天 10 g、肉桂 2 g、熟地黄 10 g、当归 10 g、桂枝 10 g。

用法：每天 1 剂，水煎，分 2 次（每次 200 mL）口服。

2）脾虚湿盛型（相当于单纯型）

证候：一般健康情况尚好，水疱大小不等，毛发、齿、甲不受累，大便时有溏泄，舌质淡，舌体胖，有时边有齿痕，苔薄白，脉沉弦或缓。

治则：健脾除湿，利水消肿。

方药：健脾除湿汤加减（赤苓皮 15 g、白术 10 g、枳壳 10 g、泽泻 10 g、茵陈 6 g、竹叶 6 g、灯心草 2 g、冬瓜皮 3 g、冬瓜子 3 g、甘草 10 g）。

用法：每天 1 剂，水煎，分 2 次（每次 200 mL）口服。

（2）外治

1）清凉膏外敷。

2）继发感染者，可用化毒散软膏、芙蓉膏；水疱糜烂明显时，用祛湿散植物油调敷。

【预防与护理】

（1）应根据患儿具体情况，制订个体化护理与治疗方案。

（2）穿宽松质软的衣服和鞋子，使用绷带、护垫、手套等保护好易受摩擦部位，减少运动，避免其反复受伤；使用不黏附的软硅胶泡沫进行伤口护理，并用其分隔每个手指，避免其残毁和融合；对于糜烂、破溃的地方，及时清洁伤口，避免继发感染；若病情累及其他系统，需多学科共同护理。

第四节　疱疹样脓疱病

疱疹样脓疱病是一种多发于孕妇的严重性皮肤病。基本损害是在红斑基础上出现无菌性脓疱，常伴有严重的全身症状。分娩后逐渐缓解，再次妊娠时可复发。本病虽罕见，但较严重，甚至可危及生命，重症病例多有较明显的全身症状、低钙血症及手足抽搐。通常认为疱疹样脓疱病、脓疱性银屑病、连续性肢端皮炎可能为同一无菌性脓疱性疾病。

【诊断要点】

1. 临床表现

（1）本病多发生在妊娠后 3 个月，分娩后病情逐渐缓解，再次妊娠时本病还可以复发。

（2）起病急骤，最初在皮肤褶皱处（如腋窝、乳房下部、腹股沟、脐周、四肢屈侧、外生殖器等），表皮内突然出现大片急性炎症性红斑，随后出现群集、浅在性的小脓疱，为针尖至粟粒大小，黄白色，常排列呈花环状、半环状或地图样。单纯病损也可以相互融合在一起成为大面积脓糊。

（3）皮损处轻度瘙痒，脓疱经过若干时日后干燥结痂，在旧的病灶周围又出现新的皮肤损害。痂皮一旦脱落，即显露出潮湿、红色发亮区（湿疣样皮损），最终上皮修复出现深度色素沉着而治愈，严重病例可见皮损广泛波及全身，并伴有寒战、弛张型高热、呕吐、腹泻、谵妄等全身症状，可以累及口腔颊黏膜、舌、咽，食管黏膜也常受累，形成脓疱或糜烂，呈灰色斑块状，有时因吞咽剧痛而影响进食。

2. 组织病理

组织病理呈脓疱性银屑病组织象。外周血白细胞计数增高，血沉增快，有低钙血症及低蛋白血症。

3. 鉴别诊断

需要注意的是，疱疹样脓疱病的脓疱为无菌性，这就可与妊娠期发生的其他原因所致的脓疱相鉴别。有时与脓疱性银屑病不易鉴别，后者病变多在手及手指，且有脱屑倾向；还应与天疱疮相鉴别，后者是在正常皮肤表面出现豌豆至核桃大小水疱，容易鉴别。此外，还应与妊娠性疱疹（多形性皮疹以水疱为主，无全身症状）相鉴别。

【治疗】

1. 西医治疗

（1）一般治疗：积极治疗，保护胎儿，减少其死亡率。对于疱疹样脓疱病患者，应给予特殊护理并密切注意病情变化。患病孕妇应以支持疗法为主，高热者应及时补充液体及热能；为增强机体抵抗力输血浆；出现手足搐搦者经化验检查证实为低血钙时，应立即缓慢静脉注射10%葡萄糖酸钙，必要时4 h后再缓慢静脉注射一次。低蛋白血症、体液丢失及感染时应予以相应对症处理。

（2）系统治疗：治疗主要是给予糖皮质激素口服。皮质类固醇激素对本病有较好疗效，但孕妇不宜作为首选药物应用，除非病情严重，可选用泼尼松，病情控制后逐渐减量。

由于本病对母儿损伤严重，且母儿死亡率均高，故一旦发病应考虑人工流产或引产，及早终止妊娠。分娩后脓疱可逐渐消退，终止妊娠本身也为治疗手段。

2. 中医治疗

（1）内治

证候：躯干、四肢屈侧、腹股沟、腋窝等处有群集性针尖大小的表浅脓疱，皮面细嫩潮红，自觉灼热刺痒，伴有发热，畏寒，疲倦乏力，纳差，小便短赤，大便干燥，舌质红，苔薄黄，脉滑数或细数。

治则：清热解毒，清营凉血。

方药：金银花炭15 g、蒲公英15 g、天花粉15 g、生栀子10 g、黄连10 g、白茅根30 g、生地黄15 g、牡丹皮15 g、生石膏30 g、赤芍15 g、玄参15 g、甘草15 g。

用法：每天1剂，水煎，分2次（每次200 mL）口服。

（2）外治

1）清凉膏薄涂患部，以保护皮面，清凉止痒。

2）脱屑显著、皮面粗糙者可用甘草油涂擦，每天多次。

【预防与护理】

加强对患病孕妇的口腔护理和皮肤护理，预防并发症的发生。尽管脓疱内的脓液无菌，仍需预防性应用广谱抗生素。

第五节　类天疱疮

类天疱疮是一种多发于中老年人的全身泛发性自身免疫性表皮下大疱病。临床特征是水疱疱壁紧张，不易破溃，溃后易于恢复。

【诊断要点】

1. 临床表现

（1）多累及 50 岁以上的中老年人。多发于四肢伸侧、腋窝和腹股沟。10%~35%患者累及口腔黏膜，出现水疱或糜烂。

（2）典型皮损为外观正常皮肤或红斑基础上发生的呈半球状的紧张性水疱或大疱，内含浆液，少数可呈血性，尼科利斯基征阴性，疱壁较厚不易破，破溃后糜烂面常覆盖痂皮或血痂。

（3）可有不同程度瘙痒，进展缓慢，数月至数年后可自发性消退或加重，易复发，但预后好于天疱疮。死亡原因多为机体消耗性衰竭和长期、大量应用糖皮质激素等免疫抑制剂后引发的感染、多脏器功能衰竭等并发症。

2. 组织病理

基本病理变化为表皮下水疱，疱腔中为血清及纤维素凝结形成的网，其中有许多嗜酸性粒细胞，也有中性粒细胞及淋巴细胞。在大疱周围乳头顶部，有时可见以嗜酸性粒细胞为主的小脓疡。

3. 鉴别诊断

（1）大疱性多形红斑：皮损见于四肢末端，为浮肿性红斑基础上出现张力性水疱、大疱，红斑中间可见虹膜样损害，组织病理学检查可见坏死的角质形成细胞，免疫荧光检查阴性。

（2）天疱疮：详见相关具体章节。

【治疗】

1. 西医治疗

（1）一般治疗：早诊断，早治疗，规律服药，长期随访。

（2）系统治疗

1）糖皮质激素：如口服泼尼松。

2）免疫抑制剂：单独应用有效，但多与糖皮质激素联用，也可用雷公藤总苷片，在使用前和使用期间应定期检查血尿常规及肝肾功能。

3）氨苯砜：单用或与糖皮质激素联用。

4）针对重症患者采用全身支持疗法：给予高蛋白、高维生素饮食，补充水、电解质，必要时给予静脉滴注全血、血浆和白蛋白。

（3）局部治疗：应加强局部护理，注意疮面清洁，可用1∶8 000高锰酸钾溶液或复方黄柏液外洗。

2. 中医治疗

（1）内治

1）心火脾湿证

证候：发病急骤，水疱迅速增加、扩散，大疱较多，糜烂面大，色泽鲜红，渗液较多，常合并黏膜损害，伴有身热，烦躁不安，口渴欲饮，胸闷纳呆，疲倦乏力，口舌糜烂，小便短赤，大便干结，舌质红或绛，苔黄腻或白腻，脉弦数、滑数、弦滑数或濡数。多见于类天疱疮急性发作期。

治则：清热利湿解毒。

方药：清脾除湿饮加减（土茯苓30 g、生地黄30 g、金银花15 g、连翘15 g、茵陈15 g、黄芩12 g、栀子12 g、泽泻12 g、枳壳12 g、白术9 g、苍术9 g、淡竹叶9 g、生甘草6 g）。

用法：每天1剂，水煎，分2次（每次200 mL）口服。

2）脾虚湿盛证

证候：水疱、大疱较稀疏，间有新水疱出现，糜烂面淡红不鲜，渗液较多，并见黄褐色厚痂或乳头状增殖，常伴有面色苍白或萎黄，体倦乏力，胃纳不佳，胸闷腹胀，大便溏，舌质淡红，苔白腻，脉濡缓。多见于寻常型和增殖型类天疱疮之慢性期。

治则：健脾除湿。

方药：参苓白术散加减〔党参25 g、茯苓30 g、薏苡仁30 g、白术12 g、炒扁豆15 g、山药15 g、苍术12 g、陈皮5 g、炙甘草6 g、砂仁（后下）6 g〕。

用法：每天1剂，水煎，分2次（每次200 mL）口服。

3）阴伤津耗

证候：病程日久，水疱出现较少，皮疹以红斑、鳞屑、结痂为主，渗液不多，伴有口干咽燥，烦躁不安，眠差难寐，大便干结，舌质红，无苔或少苔，脉细数或细涩。多见于落叶型和红斑型类天疱疮，病程迁延日久者。

治则：养阴生津润燥。

方药：润燥养营汤合增液汤加减（生地黄15 g、熟地黄15 g、白芍15 g、玉竹15 g、金银花15 g、当归9 g、黄芩12 g、玄参12 g、麦冬12 g、生甘草6 g）。

用法：每天1剂，水煎，分2次（每次200 mL）口服。

（2）外治

1）水疱较小而皮损范围大，选青黛散茶水调搽，每天 2~3 次。

2）水疱较大而破溃糜烂者，先用马齿苋、苦参、地榆、明矾、冰片、生甘草等煎水外洗，后用青蛤散以植物油调搽，每天 2~3 次。

3）黏膜溃烂者，用马齿苋、生甘草、薄荷、佩兰等煎水漱口或外洗，并外用珍珠粉或冰硼散及锡类散。

【预防与护理】

（1）饮食护理，类天疱疮患者饮食宜选取高蛋白、高热量、高维生素的食物，要多饮水，多进优质蛋白质食物，如鸡蛋、瘦肉、新鲜的果汁，忌海鲜、辛辣刺激性食物，忌饮酒。

（2）患者的病室应保持一定的温度和湿度，温度一般在 20~22 ℃，湿度以 50%~60% 为宜，保持病室空气清新。另外，由于患者皮损处糜烂面积大，易发生感染，因此，应给患者安排单独房间，对病室进行紫外线消毒，并对水疱进行射灯照射以促进其愈合。

第六节　掌跖脓疱病

掌跖脓疱病是指局限于掌跖部的慢性复发性疾病，以在红斑的基础上出现周期性的无菌性小脓疱，伴角化、鳞屑为临床特征。多发于 50~60 岁，女性多于男性。

【诊断要点】

1. 临床表现

（1）本病多发年龄在 50~60 岁，女性比男性多见，最常见发病部位在掌跖，跖部又比掌部多见。掌部最多发的部位是大鱼际，其次是小鱼际、掌中央和掌远端。足底多发部位是足弓、足弓水平的足内外侧缘、足跟底和侧缘，其次是远端或整个跖部。手指皮损少见。掌跖部位的皮损多呈对称性，但有时单个皮损可以持续数周到数月。

（2）受累区域为灰红色，常有脱屑，鳞屑去除后留下光滑的暗红色表皮在这些斑块内，出现数目众多的直径 2~5 mm 的小脓疱。新鲜的脓疱是黄色的，陈旧的脓疱呈黄褐色或黑褐色，最终脓疱干涸，脱屑，留下红色嫩薄的表皮，病变严重时为点状糜烂，渗液较多。以后表皮下方又有水疱、脓疱，反复发作，缓解期长短不一，在疾病恶化期可 5~7 天发作 1 次，各种外界刺激（肥皂、洗涤剂和外用刺激性药物等)、夏季局部多汗、经期前、自主神经功能紊乱均可促使发作,使症状恶化。

2. 组织病理

表皮内单房脓疱,脓液内可见许多中性粒细胞、少数单核细胞。脓疱周围表皮轻度棘层肥厚,脓疱下方真皮内有类似的炎细胞浸润。

3. 鉴别诊断

(1)局限型脓疱性银屑病:表皮内有 Kogoj 海绵样脓疱,周围有银屑病的病理改变。

(2)局限型连续性肢端皮炎:脓疱常初发于指趾末端或甲周,常伴沟纹舌,表皮内有 Kogoj 海绵样脓疱。

(3)脓疱性细菌疹:常有感染病灶,去除病灶或用抗生素后脓疱消失、痊愈。

【治疗】

1. 西医治疗

(1)系统治疗

1)四环素每次 0.25~0.50 g,每 6 小时口服 1 次,每天 0.5~1.0 g,连用1~2 个月。

2)维 A 酸类药,如阿维 A 每次 25~30 mg,每天 1 次,口服,一般连用不超过 8 周,以防不良反应增多,加用补骨脂素光化学疗法治疗效果会更好。

3)雷公藤或昆明山海棠口服。

(2)局部治疗:外用各种糖皮质激素有较好效果,以密闭包扎疗法最好。久用后则疗效降低,可加用焦油类或维 A 酸软膏与他卡西醇软膏。

2. 中医治疗

(1)内治

1)脾湿型

证候:掌跖有较深在水疱或混浊水疱,继发感染不明显。

治则:健脾除湿,清热祛风。

方药:除湿胃苓汤加减(白术 20 g、苍术 20 g、薏苡仁 15~30 g、苍耳子10 g、苦参 15 g、枳壳 6 g、土茯苓 30 g、茯苓 10 g、车前子 10 g、泽泻 10 g、蒲公英 3 g、紫花地丁 10 g、生地黄 30 g)。

用法:每天 1 剂,水煎,分 2 次(每次 200 mL)口服。

2)湿热型

证候:跖脓疱继发感染,发热口干、尿赤便干,舌红,苔黄稠,脉滑数。

治则:清热解毒除湿。

方药：五味消毒饮合四妙丸加减（金银花 10 g、蒲公英 15 g、连翘 10 g、重楼 6 g、黄柏 10 g、茵陈 15 g、苍术 12 g、茜草根 10 g、生地黄 15 g、玉竹 10 g）。

用法：每天 1 剂，水煎，分 2 次（每次 200 mL）口服。

3）血虚风燥型

证候：掌跖皮肤干燥，角化皲裂，舌淡，苔薄白，脉沉或细弦。

治则：养血，润肤，祛风。

方药：经验方（当归 10 g、麦冬 30 g、天冬 30 g、生地黄 30 g、熟地黄 30 g、玄参 10 g、连翘 10 g、蒺藜 12 g、白鲜皮 30 g）。

用法：每天 1 剂，水煎，分 2 次（每次 200 mL）口服。

（2）外治

1）以水疱、脓疱为主的皮损可用苍肤洗剂外洗，或选用清热利湿中药煎水外洗或湿敷，或用青黛膏外涂。

2）以糜烂、结痂为主的皮损，可用青蛤散香油调外搽。

3）以红斑渗出为主的皮损，予马齿苋、龙胆草、地榆、生甘草各 15 g，煎水，外洗，湿敷。

【预防与护理】

（1）忌食烟酒、鱼虾海鲜、羊肉、辣椒等辛腥发散的温热之品，而对于牛奶、蔬菜及水果等食物，则应摄入充足以保证营养。

（2）消除精神紧张因素，患者应尽量控制情绪，尽量保持心情平静，避免过于疲劳，注意休息。

（3）尽可能避免感冒、扁桃体炎、咽炎的发生。一旦发生应积极对症治疗，以免加重病情。

（4）清洗患处时，动作要轻揉，不要强行剥离皮屑，以免造成局部感染。

第十四章 血管性皮肤病

第一节　过敏性紫癜

过敏性紫癜（anaphylactoidpurpura），即 Henoch-Schonlein 紫癜，又称自限性急性出血症，是一种侵犯皮肤和其他器官细小动脉和毛细血管的过敏性血管炎。本病属中医学"血证""斑疹""紫癜风"范畴。

【诊断要点】

1. 临床表现

多发于儿童及青少年，开始可有发热、头痛、关节痛、全身不适等。

（1）皮肤：大多数以皮肤紫癜为首发症状。皮损表现为针头至黄豆大小瘀点、瘀斑或荨麻疹样皮疹，或粉红色斑丘疹，压之不褪色，即为紫癜。紫癜可融合成片，最后变为棕色。一般 1~2 周内消退，不留痕迹。严重者可发生水疱、血疱、溃疡甚至坏死。皮疹多发生在负重部位，多发于四肢伸侧，尤其是双下肢、踝关节周围和臀部。皮损对称分布，成批出现，容易复发。仅有皮肤损害者也称单纯性紫癜。

（2）消化系统：约 2/3 病例出现消化道症状。一般出现在皮疹发生 1 周以内。常见腹痛，多表现为阵发性脐周痛、绞痛，腹痛也可发生在腹部其他部位。可有压痛，少见反跳痛，同时伴有呕吐。约半数患儿大便潜血阳性，部分可有血便，甚则呕血。如果腹痛在皮肤症状之前出现，易误诊为外科急腹症，甚至误行手术治疗。少数患儿可并发肠套叠、肠梗阻、肠穿孔及出血性小肠炎。伴有腹痛、腹泻、便血甚至胃肠道出血者，也称为胃肠型紫癜。

（3）泌尿系统：多数于发生紫癜后 2~4 周出现肉眼血尿或显微镜下血尿及蛋白尿，或管型尿。泌尿系统症状可在病程的任何时期发生，也可于皮疹消退后或疾病静止期出现。病情轻重不等，重症可出现肾衰竭和高血压。半数以上患儿的肾脏损害可以自行痊愈。伴血尿、蛋白尿、肾损害者，也称为肾型紫癜。

（4）关节：大多数患儿仅表现为关节及关节周围肿胀、疼痛、触痛或关节炎，可同时伴有活动受限。膝关节、踝关节等大关节最常受累，腕关节、肘关节及手指也有波及。关节病变常为一过性，多在数天内消失而不留关节畸形。伴有关节肿胀、疼痛甚至关节积液者，称为关节型紫癜。

（5）其他：中枢神经系统症状少见，表现为昏迷、蛛网膜下腔出血、视神经炎及吉兰-巴雷综合征。

2. 组织病理

紫癜性损害表现为真皮上部毛细血管和毛细血管后静脉的白细胞碎裂性血管炎。有小血管扩张，内皮细胞水肿，管腔狭窄，部分可有血栓形成，血管壁水肿，有纤维蛋白渗出，变性及坏死。发病早期血管壁及周围有中性粒细胞浸润，可见白细胞破碎及核尘和红细胞外溢等，而发病晚期，则以单核细胞浸润为主。用皮损及皮损旁的皮肤直接行免疫荧光检查，真皮血管壁中有 IgA、C3 和纤维素的沉积。

3. 鉴别诊断

（1）特发性血小板减少性紫癜：根据皮疹的形态、分布及血小板数量加以鉴别，一般不难区别。

（2）外科急腹症：如在皮疹出现以前表现为急性腹痛，应与急腹症相鉴别。过敏性紫癜的腹痛较为剧烈，但位置不固定，压痛轻，除非出现肠穿孔，一般无腹肌紧张和反跳痛，如果出现血便，需与肠套叠、梅克尔憩室进行鉴别。

（3）细菌感染：脑膜炎双球菌菌血症、败血症及亚急性细菌性心内膜炎均可出现紫癜样皮疹。这些疾病的紫癜，其中心部位可有坏死。一般情况危重，血培养阳性可资鉴别。

（4）肾脏疾病：肾脏症状突出时，应与链球菌感染后肾小球肾炎、IgA 肾病等相鉴别。

此外，还需与系统性红斑狼疮、弥散性血管内凝血及溶血、尿毒症相鉴别。

【治疗】

1. 西医治疗

（1）一般治疗：积极寻找、治疗可能的病因。绝大多数过敏性紫癜难以找到明显诱因，且容易反复发作，难以根治，单纯皮肤型紫癜以休息为主，不宜过度使用药物治疗。

（2）系统治疗

1）卧床休息：急性期应卧床休息。注意出入液量、加强营养、维持电解质平衡。消化道出血仅表现为大便潜血阳性时，如腹痛不重，可予流食，消化道出血严重者应禁食。注意寻找和避免接触变应原。对症治疗，发热、关节痛者可使用解热镇痛药如吲哚美辛、布洛芬；腹痛者应用解痉挛药物，如山莨菪碱口服或肌内注射，或阿托品肌内注射；如有明显感染，给予有效抗生素。

2）抗组胺类药物：适用于单纯型紫癜，可同时使用芦丁、维生素 C、钙剂、卡巴克络或酚磺乙胺等。有荨麻疹或血管神经源性水肿时，应用抗组胺类药物和钙剂；近年来又提出用 H_2 受体拮抗剂西咪替丁治疗。

3）抗血小板凝集药：阿司匹林、双嘧达莫等。

4）抗凝治疗：本病可有纤维蛋白原沉积、血小板沉积及血管内凝血的表现，故近年来使用肝素治疗，或使用尿激酶。

5）肾上腺皮质激素：适用于严重皮肤损害或关节型、腹型、肾型紫癜。使用激素的指征：①严重消化道病变，如消化道出血时，泼尼松分次口服，或用地塞米松、甲基泼尼松龙，症状缓解后即可停用；②肾病综合征者可用泼尼松，不短于 8 周；③急进性肾炎可用甲基泼尼松龙冲击治疗，剂量同狼疮性肾炎。激素治疗无效者，可加用免疫抑制剂，如环磷酰胺。

6）血浆置换：能有效清除血液循环中的免疫复合物，从而防止血管阻塞和梗死，适用于血浆中存在大量免疫复合物的严重腹型、肾型患者。

7）丙种球蛋白：对严重病例可用大剂量丙种球蛋白冲击治疗。

2. 中医治疗

（1）内治

1）血热型

证候：突然发生，皮疹稍高出皮面，有时皮疹可融合成片，亦可发生血疱。自觉瘙痒，常有疲乏，身热，口干，咽痛，亦可有关节疼痛、腹痛或血尿等症状，舌质红，苔薄黄，脉细数或弦细数。

治则：清热凉血，活血散风。

方药：凉血五根汤加减（金银花炭 20 g、板蓝根 20 g、白茅根 20 g、生地黄炭 20 g、茜草根 10 g、天花粉 15 g、牡丹皮 10 g、生槐花 20 g、荆芥 10 g、防风 10 g）。

用法：每天 1 剂，水煎，分 2 次（每次 200 mL）口服。

2）脾虚型

证候：病程较久，常反复发作，皮疹紫暗，面色萎黄，倦怠无力，舌淡或有齿痕，苔白，脉细弱或沉缓。

治则：健脾益气，养血止血。

方药：归脾汤加减（龙眼肉 10 g、黄芪 15 g、白术 10 g、党参 15 g、茯苓 15 g、当归 10 g、白芍 10 g、蒲黄炭 10 g、地榆炭 10 g、阿胶 10 g、枳壳 10 g）。

用法：每天 1 剂，水煎，分 2 次（每次 200 mL）口服。

（2）外治：可涂雄黄解毒散洗剂。

【预防与护理】

（1）预防各种感染，如细菌、病毒、寄生虫等感染。积极防治上呼吸道感染。

（2）饮食应有节，调节情志，保持心情的轻松愉快。

（3）经常参加体育锻炼，增强体质，预防感冒。

（4）积极清除感染灶，防止上呼吸道感染。

（5）尽可能找出变应原。

（6）急性期和出血多时，应限制患者活动。

（7）本病以血热为主，饮食要清淡，主食以大米、面食、玉米面为主，多食瓜果蔬菜，忌食肥甘厚味，以及辛辣之品，以防胃肠积热。对曾产生过敏而发病的食物如鱼、虾、海味等绝对禁忌。气虚者应补气养气止血，血瘀者可用活血化瘀之品。

第二节　色素性紫癜性皮病

色素性紫癜性皮病，也称色素性紫癜性皮疹，是一组以紫癜样丘疹及含铁血黄素沉着为主的慢性皮肤病。

【诊断要点】

1. 临床表现

（1）进行性色素性紫癜性皮病：又称 Schamberg 病，本病以青壮年男性多见，但也可发生于包括儿童在内的任何年龄。极少数病例具有家族性发病。初起为群集的针尖大小红色瘀点，后密集成形态不规则的斑片，并逐渐向外扩展，中心部由于含铁血黄素的沉积逐渐转变为棕褐色，但新的瘀点不断发生，散在于陈旧皮损内或其边缘，呈辣椒粉样小点，此为本病的特点。皮损数目多少不等，可为几个，也可广泛地发生。多发于小腿及踝周围，可缓慢向近心端扩散，亦可发生于其他部位，包括手掌。一般无自觉症状，极少数可有轻度瘙痒。皮损缓慢向周围扩散，有时旧损害逐渐消退，而新损害又起，如此可持续多年，最后自然痊愈。许多患者可合并其他色素性紫癜性皮病的表现，如可发生环状形或小的苔藓样丘疹。

（2）色素性紫癜性苔藓样皮病/皮炎：又称 Gougerot Blum 病/综合征，本病为细小铁锈色苔藓样丘疹，伴有紫癜性损害，可融合成境界不清的含有不同颜色丘疹的斑块（伴有苔藓样皮炎的紫癜）。多发于小腿，亦有发生于大腿及躯干下部者，多见于 40～60 岁，尤以男性为多。本病与进行性色素性紫癜性皮病的不同之处是皮损的分布和出现苔藓样的丘疹，本病的丘疹常群集形成斑块。本病可合并卟啉症，类似的损害亦可发生于口腔黏膜。

2. 组织病理

以上疾病的组织病理学变化基本相似，早期真皮上部和真皮乳头内毛细血管内皮细胞肿胀，管腔变窄，毛细血管周围有大量淋巴细胞、组织细胞，偶有少量中性粒细胞浸润，有红细胞外溢。浸润细胞可侵及表皮，棘细胞层轻度海绵形成及散在角化不全。陈旧损害炎症浸润不如早期明显，可见毛细血管管腔扩张，内皮细胞增殖，不再有红细胞外溢，但常见有不同量的含铁血黄素。

3. 鉴别诊断

（1）静脉曲张性淤积性皮炎：有静脉曲张，多发生在一侧下肢，皮疹似湿疹样损害，有时可出现溃疡。

（2）过敏性紫癜：多发生于儿童，皮损以大小不等瘀点和瘀斑为主，常伴有腹痛及关节和肾脏的改变。组织病理无含铁血黄素。

【治疗】

1. 西医治疗

局部应用糖皮质激素对瘙痒患者有效，亦可用抗组胺药、活血化瘀类中药。系统使用糖皮质激素疗效较为满意，但停药后易复发。复方芦丁和补骨脂素-长波紫外线黑子光化学疗法也有明显效果。此外，也可应用氨苯砜、沙利度胺和碘化钾治疗，注意药物引起的不良反应。

2. 中医治疗

（1）内治

证候：皮疹发于下肢为小的铁锈色苔藓样丘疹，间有紫癜性损害，有的融合成片，口干，舌质红，脉弦数。

辨证：热伤血络，溢于脉外。

治则：凉血清热，活血消斑。

方药：凉血五根汤加减（干生地黄15 g、紫草根15 g、茜草根15 g、板蓝根15 g、牡丹皮10 g、赤芍10 g、白芍10 g、鸡血藤12 g、川芎6 g、当归12 g、丝瓜络10 g、木瓜6 g、牛膝10 g）。

用法：每天1剂，水煎，分2次（每次200 mL）口服。

（2）外治

1）茯苓粉60 g、寒水石粉10 g、冰片粉3 g混匀，用去皮之鲜芦荟蘸药外擦，每天1~2次。

2）苍耳秧、楮桃叶各150 g，煎水洗浴。

【预防与护理】

（1）注意休息，避免劳累，避免情绪波动及精神刺激。防止昆虫叮咬。

（2）保持床铺清洁、平整，衣被宜柔软。严重皮损者，直接接触皮肤的床单、被套等，消毒后方可使用。

第三节　结节性红斑

结节性红斑是一种主要累及皮下脂肪组织的急性炎症性疾病，多见于中青年女性。结节性红斑常见于小腿伸侧，临床表现为红色或紫红色疼痛性炎性结节，青年女性多见，病程有局限性，易于复发。本病属中医学"瓜藤缠"的范畴。

【诊断要点】

1. 临床表现

（1）结节性红斑常见于小腿伸侧，临床表现为红色或紫红色疼痛性炎性结节，青年女性多见，病程有局限性，易于复发。

（2）发病前有感染史或服药史，皮损突然发生，为双侧对称的皮下结节，自蚕豆至核桃大小不等，数目达10个或更多，自觉疼痛或压痛，中等硬度。早期皮色淡红，表面光滑，轻微隆起，几天后，皮色转暗红或青红，表面变平。3~4周后结节逐渐消退，遗留暂时色素沉着，结节始终不发生溃疡。皮损多发于胫前，也可见于大腿、上臂伸侧及颈部，少见于面部。

（3）慢性结节性红斑的特征不同于急性结节性红斑，其常发生于老年妇女，皮损为单侧，若为双侧，则不对称，除关节痛外，不伴有其他全身症状。结节不痛，且比急性结节性红斑软。

2. 组织病理

结节性红斑为脂肪小叶间隔型脂膜炎。急性结节性红斑早期，脂肪间隔水肿，淋巴组织细胞浸润，可见数量不等的中性粒细胞和少数组织细胞，偶见嗜酸性粒细胞浸润。脂肪间隔内中小血管的管壁有不同程度的水肿，内膜增生，管腔可部分闭塞，伴出血。脂肪周边的炎症可进入邻近脂肪细胞。间隔内浸润细胞以淋巴细胞、组织细胞为主，可有泡沫细胞、多核巨细胞，并形成噬脂性肉芽肿，可见 Miescher 结节（组织细胞围绕细小静脉或卫星形裂隙周围呈放射状排列，是结节性红斑病理上的特征性表现）。陈旧性损害表现为脂肪间隔增宽及间隔周围纤维化和脂肪萎缩。慢性结节性红斑的病理类似于急性结节性红斑的后期表现，但脂肪间隔增厚、纤维化、毛细血管增生、血管内皮增厚和脂肪肉芽肿性反应更为明显。

3. 辅助检查

（1）血常规检查：白细胞计数一般正常或轻度升高，但在初期，伴有高热、扁桃体炎或咽炎时，白细胞计数及中性粒细胞计数可明显增高。2/3 的患者血沉增快。类风湿因子亦可为阳性。有人测定患者血清 β_2 微球蛋白增高。

（2）免疫学检查：在伴有结核时，结核菌素试验可呈阳性。

（3）X 线检查：原发病为肺结核时，常可发现肺门淋巴结肿大。文献报道发生在 16~30 岁的青年女性，有结节性红斑，X 线显示有双肺门淋巴结肿大者，称为 Buner 综合征，并认为该类患者肺门淋巴结肿大，实际上是全身性结节性红斑的一种表现。

4. 鉴别诊断

（1）硬红斑：多发生于小腿屈侧，常单发或为数个，皮损较结节性红斑为大，病程长，可自发性破溃，形成溃疡，愈合后留有不同程度萎缩。

（2）回归发热性结节性非化脓性脂膜炎：为结节性红斑皮损，主要位于胸、腹、股和臀部，成团出现，消失后留有局部萎缩和蝶形凹陷，每次发作均有发热，病理改变为皮下脂肪小叶炎。

（3）亚急性结节性游走性脂膜炎：出现在小腿的结节性红斑样皮疹，通常病程早期可发生在单侧，无痛，呈离心性扩大，边缘鲜红，中央变白，可逐渐变平而形成斑块，大小为 10~20 cm，持续时间为 2 个月到 2 年不等，表现有色素沉着，也称游走性结节性红斑。

【治疗】

1. 西医治疗

（1）一般治疗：寻找病因予以相应治疗。急性期可卧床休息，抬高患肢，避免受寒及强劳动。有明显感染灶者，可配合抗生素。

（2）系统治疗：疼痛较著者，可口服止痛药和非甾体抗炎药，如吲哚美辛（消炎痛）及布洛芬等。有明显感染者，给予抗生素。严重者，给予皮质类固醇激素，如泼尼松。病情顽固者，可应用羟氯喹、氨苯砜，也可口服中药雷公藤片或昆明山海素片。系统治疗也可用紫外线、蜡疗、透热或音频电疗。

（3）局部治疗：原则为消炎、止痛。外用鱼硼软膏，10%樟脑软膏敷包扎或75%乙醇局部湿敷。另外，外涂皮质激素软膏，有止痛作用；也可用曲安西龙软膏混悬液约 0.3 mL 加入 2%普鲁卡因溶液中行皮损内注射，对结节持续剧烈疼痛者有明显作用。

2. 中医治疗

（1）内治

1）湿热证

证候：多急性起病，突然成批出现疼痛性结节，大小不定，直径为 1~

5 cm，颜色鲜红，触之灼热，有时有发热、关节肌肉疼痛等前驱症状，舌质红，舌苔多黄腻或黄，脉滑数或洪。

治则：清热利湿，凉血解毒。

方药：四妙汤加味（苍术 10 g、黄柏 10 g、薏苡仁 15 g、川牛膝 10 g、金银花 15 g、败酱草 15 g、萆薢 10 g、泽泻 10 g、赤芍 10 g、牡丹皮 9 g、玄参 10 g、茜草 15 g）。

用法：每天 1 剂，水煎，分 2 次（每次 200 mL）口服。

2）血瘀证

证候：多为慢性，病程迁延不愈，反复发生，结节较小，炎症较轻，红热不明显，有轻度压痛，触之硬韧，不易消散，部分患者疼痛，夜间痛甚，舌质多紫暗，或有瘀点，舌苔白，脉弦涩或细弦。

治则：活血行气，散瘀止痛，兼以清热解毒。

方药：桃红四物汤加减（桃仁 10 g、红花 10 g、当归 10 g、赤芍 12 g、生地黄 15 g、川芎 10 g、延胡索 10 g、川楝子 10 g、金银藤 15 g、鸡血藤 12 g、黄柏 10 g、败酱草 15 g）。

用法：每天 1 剂，水煎，分 2 次（每次 200 mL）口服。

（2）外治

1）湿热证：外用化毒散软膏、芙蓉膏。

2）湿寒证：外敷紫色消肿膏、消化膏，或将如意金黄散、紫色消肿粉等量以红糖水调敷。

【预防与护理】

一旦患病，应注意卧床休息、抬高患肢，寻找病因。积极去除病因，避免劳累及过度紧张，忌食辛辣厚味、血腥发物等，切不可滥用药物，最好选中药治疗，既可获得良好疗效，又能避免毒副作用，尤其反复发作的患者，更应坚持服用中药。平时应注意避风寒、潮湿，冬季发作者应注意保暖，减少行走，尤其不宜久行、久立。

第四节　雷　诺　病

雷诺病是一种遇冷或情绪激动、精神紧张后，以阵发性肢端小动脉强烈收缩引起肢端缺血改变为特征的疾病。

【诊断要点】

1. 临床表现

（1）典型发作过程为当寒冷刺激或情绪激动及精神紧张时，手指皮肤出现苍白和发绀，手指末梢有麻木、发凉和刺痛，经保暖后，皮色变潮红，则有温热和胀感，继而皮色恢复正常，症状也随之消失。疾病早期，上述变化在寒冷季节频繁发作，症状明显，持续时间长，而在温热季节则反之。

（2）雷诺病患者多有自主神经功能紊乱症状，如易兴奋、易冲动、多疑、郁闷、失眠多梦等，无其他全身症状，雷诺现象可同时伴有原发病之临床表现。

2. 组织病理

全身结缔组织疾病的抗核抗体、类风湿因子、免疫球蛋白电泳、补体、抗天然 DNA 抗体、冷凝球蛋白，以及库姆斯试验等，应作为常规检查。

3. 辅助检查

（1）冷激发试验：手指受寒降温后，采用光电容积描记仪描记手指循环恢复至正常所需的时间，作为估计指端循环情况简单可靠，此为无损伤性检查方法。

（2）手指湿度恢复时间测定：手指受冷降温后，应用热敏电阻探头测定其恢复至正常温度所需的时间，用来估计手指血流情况，则为雷诺病诊断提供客观论据，95% 正常人手指温度在 15 min 内恢复到基线，而绝大多数雷诺病患者，手指温度恢复到正常所需时间要超过 20 min，该试验还可用于估计治疗效果。

（3）手指动脉造影：必要时，做上肢动脉造影了解手指动脉情况，有助于雷诺病的确诊，还能显示动脉是否有器质性病变，动脉造影不仅是一种损伤性的检查方法，而且比较复杂，因此，不宜作为常规检查。

在特殊检查中，测定上肢神经传导速度，以发现可能存在的腕管综合征，手部 X 线有助于发现类风湿关节炎和手指钙化症。

4. 鉴别诊断

应注意与其他以皮肤颜色改变为特征的血管功能紊乱性疾病相鉴别。

（1）手足发绀症：是自主神经功能紊乱所致的血管痉挛性疾病，多见于青年女性，手足皮肤呈对称性均匀发绀，寒冷可使症状加重，常伴有皮肤划痕症或手足多汗等自主神经功能紊乱现象，其病理改变是肢端小动脉持续性痉挛及毛细血管和静脉曲张，需与雷诺病相鉴别，手足发绀症患者无典型的皮肤颜色改变，发绀范围较广泛，累及整个手和足，甚至可涉及整个肢体，发绀持续时间较长，寒冷虽可使症状加重，但在温暖环境中常不能使症状立即减轻或消失，情绪激动和精神紧张一般不诱发本病。

（2）网状青斑：多见于女性，因小动脉痉挛，毛细血管和静脉无张力性扩张，皮肤呈持续性网状或斑点状发绀，病变多发生于下肢，偶尔可累及上肢、躯干和面部，患肢常伴发冷，麻木和感觉异常，寒冷或肢体下垂时青斑明显，在温暖环境中或抬高患肢后，斑纹减轻或消失，临床上可分为大理石样皮斑、特发性网状紫斑及症状性网状青斑三种类型。

（3）红斑性肢痛：病因尚不清楚，病理变化为肢端对称性、阵发性血管扩张，多见于青年女性，起病急骤，两足同时发病，偶可累及双手，呈对称性阵发性严重灼痛，当足部温度超过临界温度（33～34 ℃）时，如足部在温暖的被褥内，疼痛即可发作，多为烧灼样，也可为刺痛或胀痛，肢体下垂，站立，运动时均可诱发疼痛发作，抬高患肢，休息或将足部露在被褥外，疼痛可缓解，症状发作时，足部皮肤潮红充血，皮温升高伴出汗，足背和胫后动脉搏动增强，根据本病特征，易与雷诺病相鉴别，少数红斑性肢痛症可继发于真性红细胞增多症或糖尿病等。

【治疗】

1. 西医治疗

（1）一般治疗：预防发作，缓解症状，防止肢端溃疡发生。

（2）局部治疗：外用药物可选用 2% 硝酸甘油软膏、1%～2% 乙基烟酸软膏、多磺酸黏多糖乳膏、复方肝素钠尿囊素凝胶。

（3）系统治疗

1）血管平滑肌松弛剂：能直接作用于血管平滑肌，以松弛周围血管。常用药物包括烟酸和硝苯地平。

2）抗高血压药及周围血管扩张剂：一般药物包括盐酸妥拉唑林、酚苄明、哌唑嗪、双氢麦角碱和利血平。

3）5-羟色胺抗剂：酮色林可抗 5-羟色胺的缩血管及血小板凝集作用。

2. 中医治疗

（1）气虚型

证候：四肢末端发凉，发绀，全身疼痛，畏寒无力，舌苔薄白，脉弦细。

治则：补益脾肾，温经通络。

方药：补中益气汤加减（生黄芪 25 g、党参 20 g、白术 15 g、桂枝 15 g、白芥子 10 g、当归 20 g、玄参 15 g、菟丝子 15 g、女贞子 15 g、白芍 10 g、延胡索 10 g、升麻 10 g）。

用法：每天 1 剂，水煎，分 2 次（每次 200 mL）口服。

（2）血虚型

证候：四肢末端发凉、发绀，指尖变细、僵硬，面色苍白，全身无力，少气懒言，舌质淡，苔薄白，脉沉细无力。

治则：养血益气，温经通络。

方药：当归补血汤加减（生黄芪25 g、当归10 g、熟地黄10 g、白芍15 g、甘草10 g、桂枝10 g、细辛3 g、鸡血藤30 g、路路通10 g）。

用法：每天1剂，水煎，分2次（每次200 mL）口服。

【预防与护理】

（1）避免寒冷刺激和情绪激动。

（2）禁忌吸烟，避免应用麦角胺、β受体拮抗剂和避孕药。

（3）明显职业原因所致者（长期使用震动性工具，低温下作业）尽可能改换工种。

（4）细心保护手指免受外伤，因轻微损伤容易引起指尖溃疡或其他营养性病变，日常生活中饮少量酒类饮料可改善症状，如条件许可可移居气候温和、干燥地区，更可减少症状发作。解除患者精神上顾虑、保持乐观都是预防中的一项重要措施。

第五节　急性发热性嗜中性皮病

急性发热性嗜中性皮病是由于中性粒细胞增多，广泛浸润真皮浅、中层引起的皮肤疼痛性隆起性红斑，同时伴有发热及其他器官损害，又名Sweet综合征。本病多急性起病，多发于夏秋季，中年以上女性多见。

【诊断要点】

1. 临床表现

本病多见于中年以上女性（40~70岁），男女之比是1∶3，但50岁以上人群中，男女发病率相等，也可发生于婴儿，甚至新生儿。夏季多发，欧洲病例在春秋季多发。依照其发病机制，临床上可分为四类：①经典型或特发型（71%）；②恶性肿瘤相关型（11%）；③炎症性疾病相关型（16%）；④妊娠相关型（2%）。

2. 组织病理

表皮常正常，可有轻度角化不全，海绵形成，极少数病例可有中性粒细胞移入到表皮，形成角层下脓疱（20%）。主要变化在真皮，真皮乳头明显水肿，偶可形成表皮下疱，真皮浅、中层毛细血管扩张，内皮细胞肿胀，真皮上部密集的以中性粒细胞为主的浸润，有中性粒细胞核固缩和碎裂（核尘），间有淋巴细胞、嗜酸性粒细胞和组织细胞，也有报道开始即为淋巴细胞浸润。浸润常为弥漫性，真皮全层甚至皮下均可有类似浸润，也可在血管周围、汗腺周围或真皮上部呈带状分布。陈旧皮损真皮中性粒细胞浸润明显减少，而淋巴细胞和组织细胞相对增多。

3. 辅助检查

外周血白细胞总数增多、中性粒细胞比例升高，或白细胞总数不增多而仅有中性粒细胞比例升高，血沉加快。部分患者中可检测到抗中性粒细胞胞质抗体。

4. 鉴别诊断

本病需与持久性隆起红斑、变应性皮肤血管炎、多形红斑相鉴别，还应与白塞病、肠吻合综合征、结节性红斑等相鉴别。

（1）白塞病：有口腔、生殖器溃疡眼部症状如眼色素层炎，可有毛囊炎样或多形红斑样损害。

（2）肠吻合综合征：主要有脓疱性损害，病理表现为嗜中性皮病改变，此前有胃肠手术或胃肠道疾病的病史对鉴别很重要。

（3）结节性红斑：多发生于中青年女性，主要表现为以双小腿伸侧为主的疼痛性红色结节，表面不发生假性水疱，组织病理学表现为脂肪小叶间隔性脂膜炎改变。

（4）坏疽性脓皮病：开始为脓丘疱疹，然后发生溃疡，而本病不发生溃疡。

【治疗】

1. 西医治疗

（1）系统治疗：通常用抗生素治疗效果欠佳。系统用糖皮质激素疗效好。低剂量长期维持可防止复发。碘化钾、秋水仙碱及雷公藤制剂亦可获满意效果，可作为轻型的一线治疗。吲哚美辛和氯苯酚嗪疗效不如碘化钾和秋水仙碱。氨苯砜、多西环素和环孢素也有效，但治疗期间需注意不良反应的发生。

（2）局部治疗：外用或皮损内注射糖皮质激素，也可作为辅助疗法治疗局限性皮损。

2. 中医治疗

（1）内治

1）风热证

证候：起病较急，面、颈部出现红色斑块，高出皮面，局部疼痛，伴有发热、口干、咽痛等症，舌质红，苔薄黄，脉浮数。

治则：疏风清热，解毒化斑。

方药：普济消毒饮加减（炒黄芩 10 g、板蓝根 10 g、大青叶 10 g、防风 10 g、生地黄 10 g、栀子 10 g、生石膏 15 g、金银花 10 g、连翘 10 g、桔梗 10 g、牛蒡子 10 g、赤芍 10 g、牡丹皮 10 g、升麻 6 g、甘草 6 g）。

用法：每天 1 剂，水煎，分 2 次（每次 200 mL）口服。

2）湿热证

证候：皮疹多发于四肢和躯干，以红色斑块为主，斑块表面可有丘疱疹、水疱、脓疱、结痂，伴有发热、关节疼痛和周身不适，舌质红，苔薄黄或黄腻。

治则：清热利湿，活血退斑。

方药：龙胆泻肝汤加减（龙胆草 12 g、柴胡 10 g、黄芩 10 g、栀子 10 g、车前草 15 g、泽泻 15 g、鸡血藤 30 g、当归 10 g、生地黄 30 g、生甘草 6 g）。

用法：每天 1 剂，水煎，分 2 次（每次 200 mL）口服。

（2）外治

1）初期阶段选用马齿苋、龙葵、龙胆草加水适量，浓煎取汁，湿敷患处。每次 10~15 min，每天 3~5 次。

2）斑块红肿隆起时，外涂玉露膏；皮损疼痛者，外涂清凉膏每天 1~2 次。

【预防与护理】

（1）积极加强锻炼，防止上呼吸道感染。

（2）发作时注意卧床休息。

（3）忌食辛辣、鱼腥及醇酒之品。

第六节　变应性皮肤血管炎

变应性皮肤血管炎主要累及毛细血管、微静脉、微动脉的小血管坏死性（白细胞碎裂性）血管炎，是皮肤科最常见的血管炎，儿童和成人均可累及，以青年女性多见。本病属于中医学"瓜藤缠"范畴。

【诊断要点】

1. 临床表现

（1）皮疹呈多样性，包括红斑、丘疹、风团、紫癜、水疱、大疱、脓疱、血疱、斑块、浅表小结节、坏死、溃疡等损害，其他的皮损包括网状青斑。

（2）最常见的特征性损害是可触及性紫癜（紫癜性斑丘疹）。紫癜及紫癜性斑丘疹上可发生血疱、脓疱、坏死及溃疡，有的发展为真皮结节。皮疹小的为针尖大小，大的可达数厘米。有时可有多形红斑样皮损，有的表现为红斑边缘形成一圈环状紫癜。

（3）第二个常见的损害是荨麻疹样的皮损，较通常的风团不易消退。鲜红色至紫红色，压之不褪色。皮损易发生于血液瘀滞的部位或受压迫的部位，如踝部和小腿（此处常可有水肿），不累及间擦部位，但亦可发生于全身各部位，特别是背、臀部，极少数病例可发生于面部、颊黏膜和肛门、外生殖器部位。常呈对称性分布。一般小片皮疹可无自觉症状，也可有轻度瘙痒、疼痛或烧灼感，较大的丘疹、结节或溃疡病变常有疼痛，单个皮疹通常在3~4周内消退，有溃疡的结节性损害可持续数月。消退后遗留有色素沉着，或有萎缩性瘢痕。本病可侵及黏膜，发生鼻出血、咯血、便血。

2. 组织病理

根据取材时间及病情的严重程度不同，其病理变化可不同。典型变化是以真皮上部小血管为中心的节段性分布的白细胞碎裂性血管炎。有真皮毛细血管及小血管尤其是毛细血管后静脉内皮细胞肿胀，血管闭塞，血管壁纤维蛋白渗出、变性及坏死，红细胞外溢，血管壁及周围中性粒细胞的浸润伴有核碎裂，有少数嗜酸性粒细胞及单核细胞浸润。

3. 辅助检查

血常规检查：血小板计数可减少，血沉加快，白细胞总数可增高及嗜酸性粒细胞增高。

4. 鉴别诊断

需与丘疹坏死性结核疹相鉴别，后者有结核病史或有结核病灶，结核菌素试验呈阳性，皮损以毛囊性硬丘疹、结节及溃疡为主，不出现紫癜、血疱、风团等皮疹。

【治疗】

1. 西医治疗

（1）一般治疗：本病为急性自限性疾病，如仅累及皮肤，治疗一般用比较温和的疗法。注意休息，选择适当的饮食，避免外伤和受凉，补充多种维生素。尽量减轻血液瘀滞，抬高患肢。寻找病因并去除病因。对慢性感染病灶尤应仔细检查，除去病灶常可使症状迅速减轻或消退，抗生素治疗有一定价值。

（2）系统治疗

1）糖皮质激素：对于有系统累及或有溃疡的病例，可用糖皮质激素系统治疗。例如，泼尼松常可有效控制症状，尤其对有疼痛的皮损，发热及关节痛亦可得到改善，皮疹停止发展。在病情稳定后可逐渐减至维持量。

2）免疫抑制剂：对于病情进展快伴有严重系统累及时，可加用免疫抑制剂治疗。

3）氨苯砜：其作用机制可能是稳定溶酶体膜。

2. 中医治疗

（1）内治

1）湿热阻络证

证候：以皮肤损害为主，为紫癜性丘疹、血疱、丘疹、溃疡，伴关节肿胀疼痛，大便溏烂，小便短赤，舌质红，苔黄腻，脉滑数。

治则：清热利湿，解毒通络。

方药：四妙散合四妙勇安汤加减（黄柏12 g、苍术10 g、薏苡仁30 g、川牛膝10 g、金银花15 g、玄参15 g、当归10 g、红藤15 g、甘草6 g）。

随症加减：皮疹色紫红、热象明显加紫草20 g、茜草20 g；下肢肿胀明显加车前子30 g、泽泻10 g。

用法：每天1剂，水煎，分2次（每次200 mL）口服。

2）热毒聚结证

证候：发病急骤，下肢、躯干，泛发紫癜性丘疹、坏死性溃疡，色紫红，灼热，疼痛，伴发热、乏力、咯血、便血，舌质红绛，苔黄燥，脉数。

治则：清热解毒，凉血化瘀。

方药：犀角地黄汤加减（水牛角30 g、生地黄20 g、牡丹皮15 g、赤芍10 g、连翘15 g、金银花15 g、紫草20 g、生槐花20 g、白茅根30 g、生甘草6 g）。

随症加减：下肢肿胀加土茯苓30 g、薏苡仁30 g；关节疼痛加海风藤15 g、秦艽10 g；腹痛明显加炒延胡索10 g、川楝子10 g。

用法：每天1剂，水煎，分2次（每次200 mL）口服。

3）气虚血瘀证

证候：皮疹反复发作，留有色素沉着，萎缩性瘢痕，伴气短乏力，纳少倦怠，舌暗淡有瘀斑，脉涩。

治则：益气化瘀，清解余毒。

方药：益气化瘀散合四妙勇安汤加减（党参10 g、茯苓20 g、白术20 g、白扁豆10 g、陈皮10 g、薏苡仁30 g、当归10 g、川牛膝10 g、玄参15 g、银花藤15 g、生甘草6 g）。

随症加减：下肢肿胀加炙黄芪20 g、防己10 g；瘀象明显加丹参20 g、赤芍15 g；关节冷痛加桂枝10 g、鸡血藤30 g。

用法：每天1剂，水煎，分2次（每次200 mL）口服。

（2）外治

1）紫癜性丘疹、风团：外涂三黄洗剂。

2）坏死性溃疡：可用白玉膏。

【预防与护理】

（1）避免接触或服用可能引起过敏的化学物质、药物等。

（2）养成良好的生活习惯，避免劳累、熬夜，预防感冒。

（3）保持皮损处清洁，避免患处沾水，穿纯棉、柔软的贴身衣裤，经常换洗。被、服要保持清洁、干燥。

（4）保持心情愉快。

（5）宜清淡饮食，忌辛辣、腥发食物，多食新鲜蔬菜、水果，忌食已知的过敏食物，戒烟忌酒。

第十五章 皮肤附属器疾病

第一节 痤 疮

痤疮是毛囊皮脂腺单位的一种慢性炎症性皮肤病，主要多发于青少年，对青少年的心理和社交影响很大，但青春期后往往能自然减轻或痊愈。临床表现以多发于面部的粉刺、丘疹、脓疱、结节等多形性皮损为特点。痤疮属中医学"肺风粉刺病"的范畴。

【诊断要点】

1. 临床表现

（1）皮损多发于面部及上胸背部。痤疮的非炎症性皮损表现为开放性和闭合性粉刺。闭合性粉刺（又称白头）的典型皮损是约 1 mm 大小的肤色丘疹，无明显毛囊开口。开放性粉刺（又称黑头）表现为圆顶状丘疹伴显著扩张的毛囊开口。粉刺进一步发展会演变成各种炎症性皮损，表现为炎性丘疹、脓疱、结节和囊肿。炎性丘疹呈红色，直径 1~5 mm 不等；脓疱大小一致，其中充满了白色脓液；结节直径大于 5 mm，触之有硬结和疼痛感；囊肿的位置更深，充满了脓液和血液的混合物。这些皮损还可融合形成大的炎性斑块和窦道等。

（2）炎症性皮损消退后常常遗留色素沉着、持久性红斑、凹陷性或肥厚性瘢痕。临床上根据痤疮皮损性质和严重程度将痤疮分为 3 度、4 级。1 级（轻度）：仅有粉刺。2 级（中度）：除粉刺外，还有一些炎性丘疹。3 级（中度）：除粉刺外，还有较多的炎性丘疹或脓疱。4 级（重度）：除粉刺、炎性丘疹及脓疱外，还有结节、囊肿或瘢痕。

2. 鉴别诊断

多发于青少年，皮疹主要发生于颜面和胸背部，皮疹表现为以黑头、白头粉刺，炎症性丘疹，脓疱为主等的特点，易于诊断。有时需与以下疾病相鉴别。

（1）酒渣鼻：多发于中年，皮损多分布于鼻尖、鼻周、面颊，局部常伴有毛细血管扩张，晚期形成鼻赘。

（2）颜面播散性粟粒狼疮：皮损多分布于下眼睑及鼻周，表现为扁平或半球形丘疹或小结节，呈暗红色或褐色，质地柔软。典型的皮损用玻片按压时，可见苹果酱色小点。

（3）皮脂腺瘤：结节性硬化症的面部皮脂腺瘤多发于鼻周，常幼年出现。皮损为伴毛细血管扩张的丘疹，集簇分布，无炎症反应，往往伴有癫痫、鲨鱼皮斑、叶状白斑及甲周纤维瘤等。

【治疗】

1. 西医治疗

（1）局部治疗：常用药物为维A酸类（维A酸乳膏、阿达帕林凝胶、他扎罗汀凝胶）、过氧化苯甲酰、抗生素类（克林霉素、红霉素、氯霉素等）、壬二酸、硫黄洗剂等。

（2）系统治疗

1）抗生素：首选四环素类（米诺环素、多西环素等），其次为大环内酯类（红霉素），避免选择常用于治疗系统感染的抗生素如左氧氟沙星等。抗生素通常连用 6~12 周为 1 个疗程。

2）异维A酸：对于严重的痤疮，口服异维A酸是标准疗法，也是目前治疗痤疮最有效的方法。

3）抗雄激素治疗：如口服避孕药复方醋酸环丙孕酮片，适用于女性中、重度痤疮患者，伴有雄激素水平过高表现（如多毛、皮脂溢出等）或多囊卵巢综合征。迟发型痤疮及月经期前痤疮显著加重的女性患者也可考虑应用口服避孕药。

4）糖皮质激素：主要用于暴发性或聚合性痤疮，遵循短期、小剂量、与其他方法联合应用的原则。

2. 中医治疗

（1）内治

证候：损害为多形性，常伴有潮红、瘙痒、食多、口臭、喜冷饮、大便干燥，舌苔白或腻，脉弦滑。

辨证：肺胃湿热，外感毒邪。

治则：清肺胃湿热，佐以解毒。

方药：枇杷清肺饮加减（枇杷叶 10 g、桑白皮 10 g、黄芩 12 g、栀子 10 g、野菊花 10 g、黄连 6 g、赤芍 10 g、白茅根 30 g、生槐花 15 g、苦参 10 g）。

用法：每天 1 剂，水煎，分 2 次（每次 200 mL）口服。

（2）外治

1）颠倒散洗剂外用。

2）皂角 30 g、透骨草 30 g，水煎外洗。

（3）单方成药：包括栀子金花丸、归参丸、枇杷叶膏、小败毒膏、连翘败毒丸、散结灵、大黄䗪虫丸，可根据病情选用。

【预防与护理】

每天 1~2 次温水洗脸，清洁皮肤，忌用手挤压或搔抓皮损。忌用油脂类、粉类化妆品和含有糖皮质激素的软膏及霜剂。

第二节　脂溢性皮炎

脂溢性皮炎又称脂溢性湿疹，是发生在皮脂腺丰富部位的一种慢性丘疹鳞屑性炎症性皮肤病。本病多见于成人和新生儿，多发于头面、躯干等皮脂腺丰富区。中医称为"面游风"。

【诊断要点】

1. 临床表现

（1）皮损主要出现在头皮、眉弓、鼻唇沟、面颊、耳后、上胸、肩胛间区、脐周、外阴和腹股沟等部位。初期表现为毛囊周围炎症性丘疹，之后随病情发展可表现为界线比较清楚、略带黄色的暗红色斑片，其上覆盖油腻的鳞屑或痂皮。自觉轻度瘙痒。发生在躯干部的皮损常呈环状。皮损多从头皮开始，逐渐往下蔓延，严重者可泛发全身，发展为红皮病。

（2）婴儿脂溢性皮炎常发生在出生后 2~10 周，头皮覆盖油腻的黄褐色鳞屑痂，基底潮红。眉弓、鼻唇沟和耳后等部位也可能受累，表现为油腻性细小的鳞屑性红色斑片。常在 3 周~2 个月内逐渐减轻、痊愈。对于持久不愈者，应考虑特应性皮炎的可能。

2. 组织病理

病理变化主要是轻度炎症。表皮有点状角化不全，棘细胞层肥厚及海绵形成，偶尔发生小水疱。真皮乳头下血管扩张和中度以淋巴细胞为主的血管周围浸润。

3. 鉴别诊断

根据典型的临床症状、体征诊断多无困难。应与下列疾病鉴别。

（1）头面部银屑病：损害分散成片状，界线分明，鳞屑很厚，触之高低不平，头发不脱落，短发聚集而呈束状，重者损害可连成大片，扩展至前发际处，侵及前额数厘米。刮去鳞屑有薄膜现象（将鳞屑刮除，其下为一红色发亮的薄膜）及出血现象（轻刮薄膜可出现散在小出血点），薄膜现象和出血现象是银屑病损害的重要特征。

（2）玫瑰糠疹：多发于颈、躯干、四肢近端，呈椭圆形斑疹，中央略带黄色，边缘微高隆起，呈淡红色，上覆白色糠秕样鳞屑。初起为单个损害，称为母斑；母斑渐大，直径可达 2~5 cm 或更大，有时可有 2~3 个母斑同时出现，1~2 个月后陆续出现较小的红斑，发生于躯干处，皮疹长轴与皮纹一致，一般4~6 周可自行消退，不复发。

（3）体癣：损害边缘隆起而狭窄。界线清楚，有中央痊愈向周围扩展的环状损害。瘙痒明显，患者往往有手足甲癣的病史。

（4）红斑性天疱疮：主要分布于面、颈、胸背正中部。开始在面部有对称性红斑，上覆鳞屑及结痂，颈后及胸背部于红斑基础上有水疱出现，破裂后形成痂皮，尼科利斯基征阳性。

【治疗】

1. 西医治疗

（1）一般治疗：限制过多摄入动物类脂肪、糖类及刺激性食物。使用碱性较强的洗发剂，会刺激皮脂腺分泌，宜使用中性或酸性洗发剂。

（2）局部治疗

1）糖皮质激素：主要用于炎症较重的皮损，可外涂中效或强效糖皮质激素制剂，疗效好，但不宜久用，尤其是在面部。低效糖皮质激素（如氢化可的松）制剂作用较弱，适用于婴幼儿。

2）抗菌药：外涂 2% 红霉素软膏或凝胶、5% 甲硝唑霜或含 1% 氯霉素和 0.1% 地塞米松的霜剂。

3）硫化硒洗剂：具有杀真菌和抑制细菌生长的作用，还可减少皮脂分泌及皮脂中脂肪酸的含量。

4）巯氧吡啶锌洗剂：巯氧吡啶锌洗头剂的浓度为 1%~2%。除外用于头皮外，还可用于其他部位，如面部、眉弓部和躯干部。不用于睑缘，以免刺激眼睛。把该药涂于患处，停 1~2 min 后用清水洗去。每天外涂 1~2 次，当症状已获控制，改为每天 1 次即可，但必须坚持下去，以免复发。该药对表皮细胞的增殖有抑制作用。此外，还有广谱抗菌作用，并能抑制卵圆糠秕孢子菌生长。

5）抗真菌制剂：特别是咪唑类的药物有较好的疗效。通常使用含酮康唑（2%）、伊曲康唑、益康唑、克霉唑、咪康唑、奥昔康唑、异康唑或环吡酮胺的洗发剂或霜剂及特比萘芬（1%）制剂。抗真菌制剂除抗真菌外，还有抗炎、抗菌和抑制细胞壁脂质形成等多种作用。

6）硫黄和（或）水杨酸洗剂及其他：硫黄和（或）水杨酸具有抑菌、除屑作用，对本病有一定疗效，但比不上巯氧吡啶锌和硫化硒，且刺激性大。煤焦油制剂有抗炎、抗菌和抗核分裂作用，但有色、有臭味和有刺激性，故通常仅用于头皮。

（3）系统治疗

1）糖皮质激素：如泼尼松，治疗皮损面积大而炎症重的病例，连用 7~10 天为 1 个疗程，时间不宜过长。

2）雷公藤总苷：适用于炎症明显、范围较大的患者。若联合小剂量糖皮质激素，则效果更佳。

3）抗生素：炎症较重的脂溢性皮炎病灶内往往合并有细菌感染（主要是金黄色葡萄球菌感染），有时甚至出现脓疱和颈淋巴结增大。适当应用抗生素，如四环素或红霉素。

4）B 族维生素：包括维生素 B_2、维生素 B_6 和复合维生素 B，长期内服。

2. 中医治疗

（1）内治

1）热重于湿型

证候：发病较急，皮损潮红明显，有渗出，糜烂，结黄厚痂，瘙痒较剧，同时有口渴心烦，便溏或便秘，舌质红，苔白或白腻，脉弦滑或滑数。

治则：清热利湿，佐以凉血。

方药：清热除湿汤（湿疹一号）加减（龙胆草 10 g、黄芩 10 g、白茅根 30 g、生地黄 15 g、大青叶 15 g、车前子 30 g、生石膏 30 g、六一散 30 g）。

用法：每天 1 剂，水煎，分 2 次（每次 200 mL）口服。

2）湿重于热型

证候：发病较慢，损害基底稍红，瘙痒感不明显，表面有灰白色鳞屑，伴有便溏，舌苔白腻，脉滑。

治则：健脾利湿，佐以清热。

方药：清脾除湿饮加减（赤苓皮 15 g、生白术 10 g、黄芩 10 g、栀子 6 g、泽泻 6 g、茵陈 6 g、枳壳 6 g、生地黄 12 g、竹叶 6 g、灯心草 3 g、生甘草 10 g）。

用法：每天 1 剂，水煎，分 2 次（每次 200 mL）口服。

3）风燥型

证候：皮肤干燥，有糠秕状鳞屑，瘙痒，头发干燥无光，常伴有脱发，舌质红，苔薄白干，脉弦。

治则：养血润燥，祛风止痒。

方药：当归饮子加减（当归 12 g、生地黄 15 g、何首乌 15 g、川芎 6 g、赤芍 10 g、白芍 10 g、牡丹皮 10 g、天花粉 10 g、威灵仙 15 g、蒺藜 15 g）。

用法：每天 1 剂，水煎，分 2 次（每次 200 mL）口服。

（2）外治

1）油腻性鳞屑：可用透骨草 60 g、龙葵 30 g，煎水外洗。有糜烂渗出者，可用祛湿散（或新三妙散）植物油调匀外用。

2）干燥性鳞屑：可用大风子油外用。

（3）单方成药：包括除湿丸、二妙丸、龙胆泻肝丸、润肤丸，可根据情况选用。

【预防与护理】

生活规律，睡眠充足，调节饮食，多食蔬菜，限制多脂及多糖饮食，忌饮酒及辛辣刺激性食物，避免精神过度紧张。

第三节 酒 渣 鼻

酒渣鼻，又称玫瑰痤疮，是一种主要发生于面部中央的红斑和毛细血管扩张的慢性炎症性皮肤病。多见于 30～50 岁中年人，女性多见。中医又称为"赤鼻"。

【诊断要点】

1. 临床表现

本病多发于颜面中部，以鼻尖、鼻翼为主，其次为颊部、颏部、前额，常对称分布，多发于中年人，妇女较多，患者多并发皮脂溢，颜面犹如涂脂。皮损表现为红斑、毛细血管扩张和有炎症的毛囊丘疹及脓疱等。病程缓慢，可分为三期，即红斑期、丘疹期、肥大期，但无明显界限。

（1）红斑期：颜面中部，特别是鼻、两颊、眉间及颏部出现红斑，对称分布，红斑初为暂时性，在进食辛辣食物或热饮、环境温度升高、感情冲动时面部潮红充血，自觉灼热。反复发作后鼻翼、鼻尖和面颊处出现浅表树枝状毛细血管扩张，出现局部持久性发红，常伴有鼻部毛囊孔扩大和皮脂溢出。

（2）丘疹期：在红斑与毛细血管扩张基础上，反复出现痤疮样毛囊样丘疹、脓疱。损害较深较大时形成疖肿、囊肿、深在的炎症性结节。鼻部、面颊部毛囊口扩大，可在数年内此起彼伏，时轻时重。中年女性患者皮疹常在经前加重。

（3）肥大期：又称鼻赘期。仅见于少数患者，多发生于 40 岁以上男性。由于长期充血，反复感染，鼻部结缔组织增生，皮脂腺异常增大，鼻端肥大，呈暗红色或紫红色。鼻部有增大结节，表面凹凸不平，形成赘瘤状，称为鼻赘。

除皮肤表现外，眼往往受累。临床表现为眼睑炎、结膜炎，偶可引起角膜炎和巩膜炎，患者可出现眼部干燥、异物感、流泪、畏光、视物模糊等，眼部受累症状与酒渣鼻症状严重程度无平行关系。

除上述症状外尚有一些特殊类型酒渣鼻，如类固醇性酒渣鼻，是由于局部长期使用皮质类固醇激素，导致皮肤变薄，毛细血管扩张加重，表面镶嵌囊样、圆形、位置较深的丘疹或脓疱、硬结，皮肤呈黑红色，自觉不适和疼痛。肉芽肿性酒渣鼻是一种特殊性酒渣鼻，常发生在面部口周并形成蝶状，玻片压诊呈黄褐色或果酱色样小结节。

2. 组织病理

组织病理学改变因病期而不同。红斑期主要表现为真皮内毛细血管扩张，血管周围非特异性炎症浸润。丘疹期皮损中可见真皮内弥漫性炎细胞浸润，毛囊或皮脂腺周围有大量淋巴细胞，掺杂有少量组织细胞和浆细胞，部分病例可见上皮样细胞和巨细胞，有时可见毛囊周围炎伴毛囊内脓肿形成。肥大期主要表现为皮脂腺增多，腺体增大，腺口扩张并充满角质和皮脂，并有皮下结缔组织增生和血管扩张，血管周围慢性炎细胞浸润或毛囊内脓肿形成。

3. 鉴别诊断

(1) 痤疮：多见于青春期男女。除发生于面部外，胸背部也常受侵犯。有典型的黑头粉刺，无充血性红斑及毛细血管扩张，鼻部常不受侵犯。

(2) 油性脂溢：青春期男女有的皮脂分泌旺盛，眼部尤为明显，毛囊口常扩大，易挤出白色线状皮脂。在进食热饮或冷风刺激后，鼻端部常出现充血性红斑，但为暂时性。无毛细血管扩张及丘疹、脓疱等。

(3) 口周皮炎：多发于青年或中年妇女。口唇周围的皮肤包括鼻唇沟、颊、额等处反复发生淡红色小丘疹、丘疱疹、脓疱等，但口唇周围有一狭窄皮肤带不受侵犯。有人认为本病是不典型的酒渣鼻。

(4) 皮质类固醇激素所致毛细血管扩张：多见于面部长期使用高效皮质类固醇激素膏如皮炎平软膏等患者，面部有毛细血管扩张、表皮萎缩、弥漫性红斑及多毛等。

【治疗】

1. 西医治疗

(1) 一般治疗：平时忌辛辣和刺激性食物及饮酒，避免暴晒和过冷或过热的刺激，避免精神紧张，保持良好的心态和生活规律。有胃肠道疾病者应及时治疗，保持大便通畅，调整内分泌。

(2) 局部治疗：可选用克林霉素凝胶、过氧化苯酰凝胶、氯霉素洗剂、夫西地酸乳膏、莫匹罗星软膏等，亦可选用硫黄制剂、壬二酸霜剂、低浓度维A酸制剂、甲硝唑或替硝唑凝胶等。这些外用药物具有消炎、杀菌作用，有助于红斑、丘疹、脓疱的消退，维持治疗能减少轻症患者的复发。部分外用制剂有局部刺激的不良反应，应向患者说明，不能耐受时应停药或更换药物品种。眼结膜、角膜及巩膜受累者，可选用四环素眼药膏、金霉素眼药膏、氯霉素眼药水，同时给予小剂量异维A酸及抗生素口服。

（3）系统治疗

1）替硝唑每次0.5 g，每天2次，口服；或甲硝唑每次0.2 g，每天3次，口服。视病情和症状而减量或停药。

2）四环素每次0.5 g，每天3次，口服；或多西环素每次0.1 g，每天2次，口服。

3）对抗生素治疗无效者，可改用异维A酸，其对酒渣鼻亦有较好的疗效，且不良反应轻微。

4）对合并幽门螺杆菌感染者，可按幽门螺杆菌感染治疗。对绝经期酒渣鼻严重患者，用雌激素治疗有一定疗效。

（4）其他治疗：对毛细血管扩张明显者，激光治疗效果满意。肥大期可选择切割术或磨削术治疗，以达到美容效果。

2. 中医治疗

（1）内治

证候：除各期所见皮疹外，伴有口渴喜冷饮，消谷善饥，口臭，大便干燥，小便黄，舌红，苔白或黄，脉滑数或弦。

辨证：肺胃积热，郁结血分。

治则：清热凉血，活血化瘀。

方药：枇杷清肺饮合凉血五花汤加减（枇杷叶10 g、桑白皮10 g、栀子6 g、黄芩10 g、生槐花15 g、牡丹皮10 g、白茅根30 g、赤芍10 g、红花10 g、鸡冠花15 g）。

用法：每天1剂，水煎，分2次（每次200 mL）口服。

（2）外治

1）早期可用颠倒散清水调敷或黄连软膏外涂。

2）肥大期可用黑色拔膏棍。

（3）单方成药：包括栀子金花丸、连翘败毒丸、枇杷叶膏、归参丸、大黄䗪虫丸。

【预防与护理】

（1）忌食辛辣、酒类等辛热刺激物。

（2）保持大便通畅。肺与大肠相表里，大便不通，肺火更旺。

（3）不宜在夏季、高温、湿热的环境中长期生活或工作。

（4）平时经常用温肥皂水洗涤。

（5）禁止在鼻子病变区抓、搔、剥及挤压。

（6）禁用有刺激性的化妆品。

（7）每次敷药前，先用温水洗脸，洗后用干毛巾吸干水迹。

第四节　多　汗　症

多汗症是指局部或全身皮肤出汗量异常增多的现象。真正全身性多汗症少见，即使是全身性疾病所致的多汗症也主要发生在某些部位。

【诊断要点】

1. 临床表现

（1）局限性多汗症：常初发于儿童或青春期，无明显性别差异，往往有家族史，有成年后自然减轻的倾向。多汗部位主要为掌跖、腋窝、会阴部，其次为鼻尖、前额和胸部，其中以掌跖、腋窝部最常见，汗液异常增多，甚至可沿掌跖或腋毛滴下，由于汗液过多来不及蒸发，掌跖和腋窝皮肤被浸渍而发白。多汗可呈短暂或持续性，情绪波动时更明显，无明显季节性。掌跖多汗往往伴有手足潮冷或发绀现象，掌跖部多汗常因汗液分解而产生特殊的臭味。由于腋窝多汗系小汗腺分泌增加所致，通常并无异味，不同于大汗腺引起的腋臭。

鼻尖、前额和胸部的多汗，往往与刺激性食物有关，常在进食辛辣食品、热咖啡、热茶、饮烈性酒等时发生，又称为味觉性多汗症。交感神经亢进和感觉神经疾病亦可出现味觉性多汗症。

弗瑞综合征患者进食时在面颊部耳神经区发生潮红、局部出汗、潮湿肿胀。本病可由外伤、局部放疗引起，但常于腮腺手术后发生。也有报道称无任何神经异常及无手术或外伤史者在进食时发生颊部发红及出汗。

（2）全身性多汗症：主要是由于其他疾病引起的广泛性多汗，如感染性高热，因神经系统的调节或口服退热剂而大量出汗。内分泌失调和激素紊乱，如甲状腺功能亢进、垂体功能亢进、肢端肥大症、糖尿病、低血糖、妊娠和绝经期也可引发全身性多汗。中枢神经系统包括大脑皮质、基底神经节、脊髓及周围神经的损害，帕金森病、嗜铬细胞瘤、水杨酸中毒、虚脱等亦可导致全身性多汗。

2. 辅助检查

行甲状腺功能检查以排除甲状腺疾病，血糖检查以排除糖尿病，胸部 X 线检查以排除肺部疾病等。

3. 鉴别诊断

生理性多汗为正常人在体力劳动或剧烈运动、处于热天高温环境下出汗量大，属于正常生理现象。

【治疗】

1. 西医治疗

（1）局部治疗：局限性多汗症可选用以下外用制剂，20%～25%氯化铝溶液、0.5%乙酸铝溶液、3%～5%甲醛溶液、5%明矾溶液、5%鞣酸溶液。由于是对症治疗而不是根治，所以应根据多汗的程度和对药物治疗的反应决定使用次数，要做到个体化用药，以保持局部接近正常出汗的湿度为原则。使用次数过多，会出现局部干燥、轻度皲裂或严重刺激现象。

（2）系统治疗：对全身性多汗症主要是治疗相关的原发疾病。精神因素所致的多汗症，可根据精神因素持续时间的长短，选择时效不同的镇静剂（剂量宜偏小，大剂量易出现催眠作用），如长效的苯巴比妥、中效的异戊巴比妥、短效的司可巴比妥。亦可选用小剂量抗焦虑药物，如地西泮、羟嗪、多塞平等。只有使用较大剂量的抗胆碱能药物，才能抑制汗液分泌，而在此剂量下，患者往往难以耐受口干等不良反应，故阿托品、东莨菪碱等抗胆碱能药物疗法已趋向淘汰。

2. 中医治疗

（1）内治

1）湿热蕴阻型

证候：皮肤潮湿多汗，口淡乏味而黏，四肢沉重，或关节疼痛，或腹胀饱满，小便短少，大便不干，女子带下清稀，舌苔腻，脉弦滑或沉缓。

治则：清热利湿止汗。

方药：清脾除湿饮加减（赤苓皮 15 g、生白术 10 g、黄芩 10 g、生地黄 10 g、生栀子 10 g、生枳壳 10 g、泽泻 10 g、灯心草 10 g、竹叶 10 g、茵陈 10 g、片姜黄 10 g、车前子 10 g）。

用法：每天 1 剂，水煎，分 2 次（每次 200 mL）口服。

2）阳气偏虚型

证候：畏寒肢冷，食少，自汗。

治则：益气固表止汗。

方药：玉屏风散加味（黄芪 10 g、防风 10 g、白术 10 g、党参 10 g、茯苓 10 g、薏苡仁 10 g、扁豆 10 g、当归 10 g、白芍 10 g、熟地黄 10 g、桂枝 10 g）。

用法：每天 1 剂，水煎，分 2 次（每次 200 mL）口服。

（2）外治

1）干葛水剂：煎水泡洗，每天 1~2 次，每次泡 30 min。

2）苍肤水剂（明矾用量加倍）：用法同上。以上只适用于手足多汗症。

【预防与护理】

（1）单纯的味觉性多汗，应避免辛辣和刺激性食物及饮料。

（2）精神因素所致的多汗症，应积极自我调整心态，避免精神紧张、情绪激动、愤怒、恐怖及焦虑等。

第五节　斑　　秃

本病是一种非瘢痕性脱发，常发生于身体有毛发的部位，局部皮肤正常，无自觉症状。中医称为"油风"。

【诊断要点】

1. 临床表现

斑秃可发生于任何年龄，但多见于 30~40 岁中年人，无明显性别差异。不少患者在发病前有精神创伤和精神刺激史。患者常于无意中发现或被他人发现有脱发，无自觉症状，少数病例在发病初期患处可有轻度疼痛、瘙痒或其他异常感觉，初起为 1 个或数个边界清楚的圆形、椭圆形或不规则形的脱发区，局部头皮正常、光滑，无鳞屑和炎症反应。在活动期，脱发区边缘头发松动，很容易拔出（拉发试验阳性），拉出的头发在显微镜下可见毛干近端萎缩，呈上粗下细的"惊叹号样"。

斑秃可发生甲改变：甲水滴状下凹、甲纵嵴和不规则增厚，也可发生甲混浊、变脆等。全秃和普秃患者甲改变更明显。本病可分为活动期、静止期及恢复期。活动期：脱发区数量继续增加或面积仍在扩大，脱发区边缘拉发试验阳性。静止期：脱发基本停止，大多数患者在脱发静止 3~4 个月后，进入恢复期。有些患者病程长达数年，甚至长期不愈或仅有毳毛。恢复期：有新生毛发长出，最初出现纤细、柔软、色浅的毳毛，继之长出黑色的终毛，并逐渐恢复正常。

2. 组织病理

病变区活检的典型表现为毛球周围淋巴细胞浸润，生长期和退行期毛囊均可累及。毛发已脱落的毛囊中可有新生的毳毛，新生的毳毛缺乏色素。炎细胞可侵入毛囊壁，毛母质细胞也可发生变性。晚期病变包括毛囊的体积变小、数目减少，嗜酸性粒细胞和肥大细胞呈弥漫性浸润。供应毛囊的某些血管有血栓形成，毛球及毛乳头缩小。毛囊周围浸润的淋巴细胞主要为辅助T细胞，CD4与CD8 T细胞的比例为8∶1，这些T细胞可表达HLA-DR和HLA-BC。

3. 鉴别诊断

临床根据突然发生的局限性脱发，脱发区皮肤正常，无自觉症状，不难做出诊断，但应该与以下疾病相鉴别。

（1）布罗克假斑秃：头皮出现脱发区，类似于斑秃，但局部皮肤萎缩，不能再长出毛发，脱发区境界清楚，脱发区边缘拉发试验阴性。

（2）脱发性毛囊炎：毛囊发生化脓性炎症，愈后局部出现萎缩性瘢痕，毛发不能长出。本病易反复发作。

（3）梅毒性脱发：脱发区头皮无瘢痕形成，但边缘不规则，呈虫蚀状，脱发不完全，且数目较多，多发于枕后。有婚外性行为史，梅毒血清学试验阳性，常有梅毒的其他表现。

（4）白癣：多发于儿童。脱发区脱发不完全，头发多易折断，残留发根，并附有鳞屑，断发中易查到真菌。

【治疗】

1. 西医治疗

（1）系统治疗

1）糖皮质激素：对迅速而广泛的脱发（包括全秃和普秃）可口服泼尼松，但部分患者停药后容易复发，且长期应用会出现糖皮质激素的副作用。有报道应用甲泼尼龙冲击治疗严重的斑秃，对于多灶性斑秃、匍匐性斑秃及脱发时间少于6个月的严重斑秃疗效较好。

2）甲氨蝶呤：有报道静脉应用甲氨蝶呤或联合口服低剂量糖皮质激素治疗全秃和普秃。

3）环孢素：连用6~12个月为1个疗程。部分病例有效，如4个月后无效应停药。

4）其他非特异性药物：①胱氨酸，每次50~60 mg，每天3次，口服。②复合维生素B或维生素B_6，为神经代谢所必需。③锌，对维持上皮组织的正常修复、成纤维细胞的增生、上皮形成和胶原合成均十分重要。葡萄糖酸锌，每次25 mg（含锌计算），每天2次，口服，连用3周为1个疗程，疗程间停药1周。甘草锌胶囊，每次0.5 g，每天3次，口服，连用40天为1个疗程。

（2）局部治疗

1）外用强效糖皮质激素，或局部多点皮内注射曲安西龙（5 mg/mL），每次不应超过 4 mL，每 4~6 周重复一次。应注意长期注射全身吸收后的副作用及局部皮肤萎缩。

2）刺激局部皮肤、改善血液循环、抑制免疫反应和促进毛发生长。常用的有 10%辣椒酊、10%芥子酊、5%~10%斑蝥酊、30%补骨脂酊、0.5%地蒽酚（蒽林）霜、10%环孢素油剂或二甲基亚砜溶液等，每天 2 次，一般 2 个月左右见效。

3）接触致敏：用于顽固性斑秃或全秃，其机制是通过外用致敏性物质，引起局部发生迟发性变态反应，趋化效应 T 细胞，反复应用则激活非特异性免疫，抑制斑秃的效应细胞。不良反应主要包括湿疹样皮炎、荨麻疹、脓疱疮和炎症后色素沉着等。常用的致敏物有二硝基氯苯、二丁基酯角鲨烯酸和二苯环丙烯酮等。

4）米诺地尔：单用米诺地尔溶液仅用于局限性斑秃，外用浓度为 2%、3%和 5%，5%效果更好。每天 2 次，一般在用药后 1 周左右毛发可开始生长，但需要较长时间的维持治疗。不良反应有多毛和局部刺激，停药后可自行缓解。

2. 中医治疗

（1）内治

证候：突然脱发，呈圆形或椭圆形，重时毛发全部脱落，同时伴有头晕、目眩、耳鸣、五心烦热、腰腿酸软、遗精盗汗、夜寐不安等，舌质淡红，少苔，脉弦细数或缓弱无力。

辨证：肝肾阴虚，风盛血燥。

治则：滋补肝肾，养血祛风。

方药：神应养真丹加减（熟地黄 10 g、枸杞子 15 g、菟丝子 15 g、桑椹 15 g、墨旱莲 10 g、首乌藤 15 g、当归 10 g、生黄芪 30 g、白芍 15 g、天麻 6 g、羌活 6 g、川芎 6 g）。

用法：每天 1 剂，水煎，分 2 次（每次 200 mL）口服。

（2）外治：生发酒外搽；鲜姜块外搽；梅花针敲打，每天 2~3 次。

【预防与护理】

（1）注意防晒工作。平时预防斑秃，首先就要注意做好防晒工作。尤其是在夏季的时候，出门一定要注意将暴露的部位涂好防晒霜，戴好遮阳帽，带上遮阳伞。

（2）起居有常。平时一定要注意起居有常，最好是早睡早起。要保持一个充足的睡眠，还有要注意不要熬夜，因为长期熬夜对身体影响非常大，会导致内分泌失调。因此，一定要注意劳逸结合，在长时间工作的时候注意休息，也可以防止斑秃的出现。

（3）不用脱脂性强或碱性洗发剂。平时一定要注意，在洗头的时候不要使用一些脱脂性强，或者是碱性较大的洗发剂。因为这类洗发剂很容易使头皮干燥，使头皮细胞发生坏死，然后出现斑秃。平时在选用洗发水的时候，最好是选用一些对头发无刺激和无酸性的天然洗发剂。

（4）减少染发烫发次数。平时一定要注意减少染发烫发次数，尤其是一些爱美的女性。平时如果长时间染发烫发，就会破坏头发的组织。使头发变得粗糙杂乱，并且长时间染发烫发，还会对头皮产生影响，会出现大量的脱发，甚至斑秃。另外，还要注意少使用吹风机，且在使用吹风机的时候温度不要太高。

第十六章 内分泌、代谢、营养障碍性皮肤病

第一节　皮肤淀粉样变

皮肤淀粉样变是指淀粉样蛋白沉积于正常皮肤中而不累及其他器官的一种慢性皮肤病。

【诊断要点】

1. 临床表现

（1）原发性皮肤淀粉样变：苔藓样淀粉样变最常见，多发于中年人，皮肤损害呈对称性分布于四肢伸侧，典型的皮肤损害为半球形、多角形或圆锥形质硬丘疹，顶端有黑色角质栓，皮损密集而不融合，小腿和上背部皮疹沿皮纹呈念珠状排列为其特征，剧烈瘙痒。

斑状皮肤淀粉样变多发于中年以上女性，皮肤损害主要见于背部和肩胛间区或四肢伸侧，表现为成群的 1~3 mm 大小的褐色或紫褐色斑疹，融合形成网状或波纹状外观，自觉轻度瘙痒。

异色病样皮肤淀粉样变少见，皮肤损害表现为色素沉着伴点状白斑，常与苔藓样或斑状皮肤淀粉样变并发。

结节性皮肤淀粉样变又称淀粉样瘤，罕见，皮肤损害多发于面部、躯干、四肢，表现为有蜡样光泽的单发或多发结节与斑块。

肛门骶骨部皮肤淀粉样变表现为肛门、骶骨部色素沉着伴苔藓样淀粉样变。

摩擦性皮肤淀粉样变是因长期用尼龙刷等硬物摩擦局部而引起的斑状或苔藓样皮损。

（2）原发性系统性淀粉样变：多发于中老年人，皮肤损害多发于皮肤褶皱处，最常见的皮肤损害是紫癜、瘀斑，眶周紫癜为其特征性的皮肤损害。其他典型表现有巨舌、肝大、水肿及腕管综合征。

2. 组织病理

斑状及苔藓样皮肤淀粉样变的淀粉样蛋白局限于真皮乳头；结节性皮肤淀粉样变的淀粉样物质弥漫沉积于真皮、皮下组织及血管壁；原发性系统性皮肤淀粉样变表现为真皮及皮下组织淀粉样蛋白沉积，并可累及外泌汗腺及血管壁。

3. 辅助检查

（1）体格检查：各类皮肤淀粉样变病型特征性的皮肤损害不同，如苔藓样皮肤淀粉样变表现为于小腿和上背部沿皮纹呈念珠状排列的皮疹，斑状皮肤淀粉样变可有融合形成网状或波纹状外观的褐色或紫褐色斑疹等。

（2）Nomland 试验：也称刚果红试验，呈阳性。

4. 鉴别诊断

（1）原发性皮肤淀粉样变的鉴别诊断

1）神经性皮炎：基本损害是多角形扁平丘疹，融合形成典型的苔藓样变，表面光滑。本病多发于颈项部、肘关节伸侧及尾骶部等摩擦部位。主观瘙痒呈阵发性加重。

2）肥厚性扁平苔藓：为疣状增生和肥厚性斑块，周缘有散在性扁平丘疹，通常呈紫红色或棕红色，愈合后可遗留色素沉着或皮肤瘢痕。

3）结节性痒疹：皮肤损害为散在分布的红褐色豌豆大小的半球状坚实结节，表面粗糙，角化增厚，患者常有剧烈瘙痒。

（2）原发性系统性皮肤淀粉样变的鉴别诊断

1）黏液水肿性苔藓：为局限性或全身性苔藓丘疹及硬皮病样改变，组织病理学检查以皮肤中成纤维细胞增生、酸性黏多糖过度沉积为特征。

2）老年性紫癜：多见于营养不良的老年人，皮损多发于面颈部、手背、前臂及小腿，皮疹可自发性出现，持续数周，吸收缓慢并可留有色素沉着。

【治疗】

1. 西医治疗

（1）一般治疗：多采用对症治疗、药物治疗，必要时行手术治疗。

（2）系统治疗：口服抗组胺药、阿维 A 酯等。

（3）局部治疗：外用强效糖皮质激素制剂、光疗或卡泊三醇软膏治疗。

此外，结节性皮肤淀粉样变可选手术切除，也可用电灼烧、冷冻、CO_2 激光治疗等方法治疗，易复发。

2. 中医治疗

（1）内治

证候：双下肢局部皮肤肥厚、粗糙，形成局限性苔藓样变，颜色呈淡褐色，剧痒。

辨证：风湿蕴结，郁久耗阴，肌肤失养。

治则：祛风利湿，养血润肤。

方药：全虫 6 g、皂刺 6 g、防风 10 g、苦参 10 g、白鲜皮 30 g、蒺藜 20 g、当归 10 g、丹参 15 g、鸡血藤 30 g、首乌藤 30 g。

用法：每天 1 剂，水煎，分 2 次（每次 200 mL）口服。

（2）外治：稀释新拔膏贴敷；烟熏疗法。

【预防与护理】

（1）加强体育锻炼，提高身体素质。

（2）避免搔抓，禁用热水烫洗，以免病情加重。

（3）了解本病的病因病机及防治知识，克服恐惧、害怕心理，树立战胜疾病的信心。

（4）饮食应清淡、低脂肪，禁烟酒，少食辛辣刺激性食物。

第二节　黑　棘　皮　病

黑棘皮病（acanthosis nigricans，AN），又名黑角化病或色素性乳头状营养不良，是指以皮肤颜色加深及乳头状或天鹅绒样增厚为特征的一种少见的皮肤病。

【诊断要点】

1. 临床表现

皮疹初起为皮肤颜色加深呈灰棕色或灰黑色，表面干燥、粗糙，进而皮肤增厚，表面有许多细小乳头状隆起，似天鹅绒，触之柔软。随着病情进展，皮肤显粗厚、皮纹增宽加深，表面有乳头状或疣状结节，并可出现大的疣样赘生物。多发部位是腋、颈、乳房下、脐窝、腹股沟、肛门和外生殖器、肘窝、眼窝等皮肤褶皱部位，掌跖亦常发生角化过度。有时也见于面部及肘膝和指（趾）伸面。黏膜亦可受累，口腔、舌背和外阴黏膜肥厚或呈乳头瘤样增生，颜色轻度加深。甲板改变有条状嵴突、增厚变脆、白甲等。

2. 组织病理

表皮轻度或中度角化过度及乳头瘤样增生，棘层肥厚轻度而不规则，典型病变为真皮乳头呈指状向上突起，乳头间有轻度和中度棘层肥厚，并充满角质，而乳头顶部及侧面的表皮变薄，表皮突起通常不明显，基底层色素轻度增多或无增多，真皮可有嗜色素细胞，血管周围有少量淋巴组织细胞浸润。黏膜受累可有灶性角化不全、棘层显著肥厚和上皮乳头状增殖。

3. 鉴别诊断

（1）艾迪生病：仅有色素沉着，无皮肤肥厚，伴全身无力、血压低等全身症状。

（2）毛囊角化病：多发皮脂溢出部位，皮损为毛囊性角化性丘疹，可密集融合成疣状皮损，表面覆以油腻性痂皮。

（3）融合性网状乳头瘤病：常青年发病，损害多发于躯干上部，为粗糙的棕黄色扁平丘疹，可融合成网状斑片，部分表面呈乳头状，病程缓慢，无自愈倾向。

【治疗】

1. 西医治疗

（1）一般治疗：应积极寻找病因。对恶性黑棘皮病患者，必须积极查找内脏肿瘤，进行手术切除。

（2）药物治疗：恶性黑棘皮病可以使用赛庚啶，抑制释放的肿瘤产物。局部治疗可以选用角质松解剂如水杨酸、卡泊三醇、维生素 D_3 衍生物、尿素、维 A 酸软膏、足叶草脂等，也可试用连续波 CO_2 激光治疗。

（3）手术治疗：良性型的患者，如因肤色改变及皮损有碍美容，可以做外科手术或电烧灼治疗；对综合征型的患者，则以治疗综合征为主。

2. 中医治疗

（1）内治

1）寒湿凝滞证

证候：患处皮肤色深或呈棕褐色，表面粗糙肥厚，或散在乳头瘤样增生如绒毛状，畏寒肢冷，纳差，舌质淡，苔白腻，脉沉迟。

治则：温化寒湿，活血化瘀。

方药：阳和汤加减（熟地黄 15 g、白芥子 6 g、鹿角胶 10 g、肉桂 6 g、姜炭 10 g、麻黄 10 g、甘草 4 g、桃仁 10 g、红花 10 g、赤芍 15 g、附子 6 g）。

用法：每天 1 剂，水煎，分 2 次（每次 200 mL）口服。

2）气滞血瘀证

证候：患处呈棕褐色或黑褐色，皮损增厚干燥，或呈疣状突起，触之柔软，舌质紫暗有瘀点，脉细涩。

治则：疏肝理气，活血化瘀。

方药：复元活血汤加减（柴胡 15 g、天花粉 20 g、当归 10 g、红花 6 g、甘草 4 g、穿山甲 10 g、大黄 10 g、桃仁 10 g、枳壳 15 g、川芎 10 g、赤芍 15 g、乳香 10 g、没药 10 g）。

用法：每天 1 剂，水煎，分 2 次（每次 200 mL）口服。

3）肝肾亏虚证

证候：皮肤呈灰褐色或黑色，或有疣状赘生物，指（趾）甲脆裂，面色萎黄，形体消瘦，舌质暗红，光亮无苔，脉细或细数。

治则：滋肾养肝，益气活血。

方药：六味地黄汤加减（熟地黄 15 g、山茱萸 20 g、山药 20 g、牡丹皮 15 g、茯苓 20 g、泽泻 10 g、黄芪 20 g、西洋参 15 g、当归 10 g、赤芍 15 g、红花 6 g）。

用法：每天 1 剂，水煎，分 2 次（每次 200 mL）口服。

（2）外治

1）皮损广泛：损害以色素沉着、干燥、粗糙为主者，可选用地骨皮、皂角刺、木贼草、款冬花各 60 g，白僵蚕、白附子、郁李仁各 30 g，当归、白及、甘松各 20 g，煎水外洗，每天 2 次。

2）皮损局限：外用三黄洗剂或青黛膏。

【预防与护理】

（1）肥胖者应积极参加体育锻炼，控制饮食以减肥，随着体重的下降，黑棘皮病也将随之治愈。

（2）及时停用一切可疑的致病药物，停药后皮疹可以自愈，需定期复查。

（3）调节饮食结构，清淡饮食，多食新鲜水果和蔬菜，多食高维生素、高纤维饮食，多饮水，避免辛辣刺激性食物。

第三节 黄 瘤 病

黄瘤病是指由真皮、皮下组织及肌腱中含脂质的组织细胞——泡沫细胞（又称黄瘤细胞）聚集而形成的一种棕黄色或橘黄色皮肤肿瘤样病变。黄瘤病是脂质沉积在真皮、皮下组织和肌腱中的结果，患者多伴有高脂蛋白血症，也是高脂蛋白血症中一种常见的具有诊断价值的线索和皮肤表现。

【诊断要点】

1. 临床表现

皮肤损害为黄色、棕黄色、橘黄色或黄红色丘疹、结节、斑块，患者多无自觉症状，可分为多种类型。

（1）睑黄瘤：又称睑黄疣，是最常见的一种黄瘤病，多发于中年女性。皮肤损害多发于上眼睑内眦处，对称分布，为柔软的橘黄色长方形或多角形的皮疹或斑块，可单发或多个存在，少数可融合呈马蹄状，可长期存在，很少自愈。患者多无自觉症状，常与其他类型黄瘤病伴发，也可出现在各型家族性高脂蛋白血症患者，尤其是家族性高胆固醇血症患者。

（2）腱黄瘤：皮肤损害多发于跟腱和手足的伸肌腱，亦可发生于踝、胫骨粗隆和肘部等骨隆突处的骨膜上，不与皮肤粘连，其上皮肤正常。本病常见于家族性高胆固醇血症患者。

（3）结节性黄瘤：皮肤损害多发于关节伸面，以肘、膝关节为多，亦可累及踝关节、指（趾）关节、腋窝、腹股沟、面、臀和黏膜，早期为粟粒大小的丘疹、淡黄色或橘黄色结节，质软，可随纤维增生成为扁平或隆起的质地坚实的圆形结节，部分可融合成斑块，直径达 5 cm。患者常无自觉症状，可见于家族性高胆固醇血症及家族性异常 β 脂蛋白血症患者。

（4）发疹性黄瘤：皮肤损害多发于臀、肩、手及臂和膝的伸侧，为分批出现或突然发生的针头及更大的黄色或橘黄色丘疹，急性期炎症明显，周围有红晕，可伴瘙痒或压痛，可有同形反应，数周后可自行消退，留有色素性瘢痕或肥厚性瘢痕。多见于高三酰甘油血症、混合型高三酰甘油血症及血浆极低密度脂蛋白或乳糜微粒浓度升高的患者，亦可发生于继发性高脂蛋白血症及糖尿病患者。

2. 组织病理

除发疹性黄瘤，其他各型皮肤黄瘤病的病理变化基本相同，表现为真皮或肌腱、韧带筋膜内有大量的泡沫细胞，呈群状或结节状排列在胶原束间。常见 Touton 多核巨细胞，淋巴细胞、中性粒细胞、嗜酸性粒细胞很少或无。发疹性黄瘤的炎症较明显，浸润细胞中有较多的淋巴细胞、中性粒细胞和组织细胞，特征性的黄瘤细胞则较少，因在细胞内和细胞外存在脂质，可形成栅栏状肉芽肿。发疹性黄瘤中含三酰甘油多，胆固醇较少，天狼猩红染色呈橙红色，偏振光显微镜下无双折光性。结节性黄瘤、睑黄瘤、腱黄瘤和扁平黄瘤等含胆固醇酯较多，天狼猩红染色呈淡褐红色，偏振光显微镜下呈双折光性。在陈旧性皮疹中，多数泡沫细胞被纤维组织替代，但睑黄瘤和扁平黄瘤不发生纤维化。

3. 辅助检查

（1）组织病理学检查：主要是在真皮内可见结节状或弥漫性分布的泡沫细胞、黄瘤细胞。早期损害伴有炎症细胞；后期损害则有成纤维细胞增生。有时可见核呈球状排列的多核巨细胞。

（2）实验室检查：血脂检查、脂蛋白电泳和免疫球蛋白测定可发现三酰甘油、胆固醇、低密度脂蛋白、糜微粒等升高，高密度脂蛋白降低等。

4. 鉴别诊断

本病需与传染性软疣、扁平疣相鉴别。

（1）传染性软疣：多见于儿童，多发于躯干和面部。皮损呈半球形，表面呈蜡样光泽，不呈刺状，中心凹陷有脐窝，检查可见软疣小体。

（2）扁平疣：多见于青少年，多发于面部和手掌，对称分布。皮损为针头至绿豆或稍大的扁平光滑丘疹，呈圆形、椭圆形或多角形，质硬，呈肤色或淡褐色，常因搔抓而自体接种，沿抓痕呈串珠状排列。一般无自觉症状，偶有微痒，慢性经过，可自行消退，消退前瘙痒明显，愈后不留瘢痕。

【治疗】

1. 西医治疗

（1）系统治疗：可选用降脂药如烟酸、普罗布考、维生素 E、洛伐他汀、脂必妥、非诺贝特、辛伐他汀等。普罗布考是一种强抗氧化剂，能抑制低密度脂蛋白氧化和泡沫细胞的形成，对睑黄瘤有效，每次 0.5 g，每天 2 次，餐后口服。

（2）局部治疗：睑黄瘤和较小的黄瘤可用电凝术、30%三氯乙酸、液氮冷冻、CO_2 激光等，较大的黄瘤可行手术切除。

2. 中医治疗

（1）内治

1）湿热蕴肤证

证候：皮疹泛发，尤以膝、肘和腋窝处多见，其形态如线状，或如结节，色泽淡黄至橘黄不等，伴肥胖，气短乏力，神疲肢倦，纳少，腹胀，便秘，舌质淡红，苔薄黄或薄腻，脉濡数。

治则：清热利湿，扶脾益胃。

方药：茵陈虎杖汤加减（茵陈 15 g、茯苓 15 g、蒲公英 15 g、虎杖 30 g、麦芽 30 g、生薏苡仁 30 g、赤小豆 30 g、山楂 6 g、升麻 6 g、陈皮 6 g、炒枳壳 6 g、制大黄 6 g）。

用法：每天 1 剂，水煎，分 2 次（每次 200 mL）口服。

2）肝血不足证

证候：病程迁延数年，皮疹或局限，或泛发，色泽褐黄或橘黄，肤色晦暗或粗糙，夜寐欠安，或梦多纷纭，或肌肉关节怯冷麻木等，舌质暗红，苔少或无苔，脉虚细。

治则：养血柔肝，肝寒通络。

方药：四物五藤汤加减（熟地黄 15 g、白芍 15 g、天冬 15 g、山药 15 g、忍冬藤 15 g、鸡血藤 12 g、络石藤 12 g、海风藤 12 g、川牛膝 12 g、当归 6 g、川芎 6 g、穿山甲 6 g）。

用法：每天 1 剂，水煎，分 2 次（每次 200 mL）口服。

（2）中成药

1）虎杖片：每次 4 片，每天 3 次，温开水送下。

2）龙胆泻肝丸：每次 4.5 g，每天 2 次，适用肝胆湿热偏重，拟用姜水送下，每周服 5 天，以防伤胃。

【预防与护理】

（1）注意预防感冒及各种感染，保持室内空气清洁，勤换衣裤。

（2）饮食调理应遵循高蛋白、高维生素的原则，饮食需保证患者每天足够的热量，以改善营养状况。

第四节　硬　肿　病

硬肿病是因酸性黏多糖在真皮大量聚积和胶原纤维束增粗引起皮肤肿胀和硬化的一种结缔组织疾病。其临床特征是颈和背部皮肤呈弥漫性非凹陷性肿胀和硬化，多数可自然痊愈。

【诊断要点】

1. 临床表现

（1）本病少见。偶有家族史。根据发病前是否有感染或糖尿病，分为三型：一型发病前有急性感染史，起病快，皮损常于数月后消退；二型无感染史，起病隐匿，病情缓慢进展；三型又称糖尿病性硬肿病，患者长期患有胰岛素依赖型糖尿病。在无糖尿病的患者中，女性多于男性，男女之比是 1∶2，本病可自然发生，但大多数患者发病前数天至 6 周有感染史，如流行性感冒、扁桃体炎、咽炎、麻疹、腮腺炎、猩红热、脓疱疮或蜂窝织炎，且以链球菌感染最为常见。

（2）一些患者发病前有外伤史。感染后至发病前偶有微热、倦怠、肌肉和关节痛等前驱症状，皮肤硬肿前可有红斑或脓疱。皮肤肿胀发硬始于面、颈和背部，两侧对称。以后硬肿可向肩、臂和躯干上部发展，向下可延及大腿，但腹部和小腿很少受累，约 10% 有手足受累，偶有眶周水肿。硬肿的皮肤呈非凹陷性，似木板样僵硬，表面平滑、苍白、发凉、毛发正常、肤色正常或呈淡褐色，与正常皮肤无清楚界线。

2. 组织病理

表皮和附属器基本正常，真皮增厚，可为正常的 3 倍，胶原束增粗，且被清晰间隙所分离，形成所谓"胶原窗"。病变向深部发展，皮下组织可被致密的胶原束取代，使汗腺分泌管位于真皮上部或中部。肥大细胞增多，成纤维细胞未见增多，血管周围轻度细胞浸润。多数病例（尤其早期）的胶原束间特别是"窗区"有玻璃酸，甲苯胺蓝染色呈异染性，（pH 为 7.0 时最明显，pH 为 5.0 时变弱，pH 为 1.5 时消失）提示为非硫酸盐性黏多糖。真皮中酸性黏多糖增多，中性黏多糖正常。因甲醛溶液能消除玻璃酸，可用未固定的冷冻切片染色，或用 0.05% 氯化十六烷基吡啶溶液固定标本。病程长的患者，因胶原更新已处于稳定期，故即便使用阿新蓝或甲苯胺蓝染色仍呈阴性。真表皮交界处可有 IgG、IgM 和 C3 沉积。电子显微镜下见胶原纤维间物质增多、胶原纤维凝集和直径变小。骨骼肌受累表现为肌束水肿和横纹消失。一例尸检发现心、肝、脾弥漫性水肿，胸膜和心包有渗出。

3. 鉴别诊断

（1）主要与系统性硬皮病的水肿期和局限性硬皮病鉴别。硬皮病起病缓慢，变硬的皮肤不起皱。系统性硬皮病多有 Raynaud 征，皮损多发于肢端，有色素异常，毛细血管扩张、局部缺血和皮肤萎缩等；局限性硬皮病病变区为象牙色，边缘呈紫红色，境界清楚。

（2）此外，还需排除皮肌炎、假性硬皮病、旋毛虫病硬化性黏液水肿、黏液性水肿、新生儿硬肿病、新生儿水肿、原发性系统性皮肤淀粉样变病等。

【治疗】

1. 西医治疗

水浴或外用补骨脂素的补骨脂素光化学疗法是治疗中度硬肿病的首选方法，最近发现窄波紫外线 B 和紫外线 A1 对硬肿病也有一定疗效。电子束治疗是治疗重度硬肿病的主要方法，尤其适合限制性肺功能障碍的患者。其他治疗包括环孢素和大剂量青霉素。治疗糖尿病不影响糖尿病性硬肿病的病程，也就是说硬肿病的进展与血糖水平控制的好坏无关。

2. 中医治疗

（1）内治

证候：头面肿胀，波及颈项出现皮肤发硬，肤色黧黑，关节僵硬，伴有畏寒，四肢不温，舌质淡，苔白，脉沉细弱。

辨证：阳气虚弱型。

治则：益气温阳，活血化瘀。

方药：桂芪细心汤加减（桂枝 15 g、细辛 5 g、黄芪 30 g、红花 5 g、当归 12 g、川芎 10 g、桃仁 12 g、丹参 20 g、麻黄 6 g、大枣 15 g、赤芍 15 g、甘草 5 g）。

用法：每天 1 剂，水煎，分 2 次（每次 200 mL）口服。

（2）外治

1）外洗：桂枝 30 g、丹参 30 g、大黄 30 g、荆芥 30 g、当归 30 g、川芎 20 g，水煎，每天 1 剂外洗患处。

2）艾灸：用艾条灸治病变部位皮肤或在其附近取穴灸治。

3）热熨法：当归 30 g、川芎 20 g、桂枝 20 g，将中药湿润后蒸热，用双层纱布包裹后热熨病变皮肤，每次 20 min，每天 2 次，连用 7 天为 1 个疗程。

【预防与护理】

（1）去除诱发本病的诱因，注意卫生，加强身体锻炼提高自身免疫力，防止感染。

（2）早诊断，早治疗，在疾病缓解时不要轻易放弃治疗。

第五节　维生素 A 缺乏症

维生素 A 缺乏症亦称蟾皮症，系因缺乏维生素 A 引起的一种营养缺乏病。其特征为皮肤干燥，四肢伸面有非炎性的棘刺状毛囊丘疹，伴眼部症状如眼干燥、角膜软化或夜盲。

【诊断要点】

1. 临床表现

（1）本病多发于儿童和青年，男性多于女性，初起皮肤较正常干燥，以后粗糙伴脱屑，色素加深，逐渐形成毛囊性角化过度性丘疹，主要位于大腿前外侧和上臂后侧，并可扩展至上下肢伸侧、肩、腹背和臀部，最后可达面部和颈后，而胸、腋下、会阴和手足很少累及。丘疹为针头大小，坚实而干燥，色暗红或暗棕色，圆锥形或半球形，中央有棘刺状角质拴，触之坚硬，去除角质栓后留有坑状凹陷，无炎症和自觉症状，周边也可有轻度色素沉着。丘疹密集时状如蟾皮，称蟾皮病，面部可见大的粉刺，但面部干燥，不同于痤疮。毛发干燥，无光泽易脱落，可呈弥漫性稀疏，甲板变薄变脆、透明，呈蛋壳状，甲表面有纵横沟纹或点状凹陷，皮脂腺和汗腺分泌减少，皮肤更显干燥，伴细鳞屑，自觉有痒感。

（2）暗适应减退和夜盲症常见，且出现较早，泪腺分泌停止，上皮细胞脱落阻塞泪腺排泄管，产生眼干燥症，角膜感觉减退，球结膜失去正常弹性，眼球左右转动时可引起结膜的叠褶，形成与角膜同心圆的皱纹圈，结膜常有棕色的色素沉着，在角膜外侧结膜上因脂肪物质和碎片堆积出现大小不一、境界清楚、起皱、肥皂泡沫样或蜡状白斑，即毕脱症，呈圆形或三角形，尖端向角膜，甚为特殊。结膜干燥，可伴结膜炎。角膜干燥，不透明，出现白翳，严重者角膜软化，形成溃疡，甚至穿孔、失明，是发展中国家儿童失明的主要原因。

（3）其他有呼吸道、泌尿生殖系统，外分泌腺上皮角化和增殖，继发感染，引起呼吸道炎症，甚至感染结核，亦可有脓尿、膀胱结石。由于女性阴道和卵巢受累则排卵减少，男性睾丸萎缩则精子发育不良，影响生育，胎儿可畸形或死胎，颌下腺和腮腺腺体萎缩。婴儿出现反复感染、脑压升高、脑水肿、智力发育和生长受阻。

2. 组织病理

表皮中度角化过度，毛囊上部扩张，角质栓内见卷曲的毛发。皮脂腺小叶明显缩小，皮脂腺口扩大，充满角质性物质，汗腺萎缩，分泌细胞变平伴鳞状化生。毛乳头萎缩或呈囊肿性改变，真皮有少量淋巴细胞浸润，如毛囊穿破可见毛囊周围肉芽肿性炎症。

3. 辅助检查

（1）暗适应试验：暗适应恢复时间延长，中心视野生理盲点扩大。

（2）血浆维生素 A 水平测定：低于 0.35 μmol/L（正常 0.7～1.4 μmol/L）。

（3）组织病理学检查：皮肤角化过度，颗粒层存在，毛囊上部显扩张，有角质栓形成，皮脂腺及汗腺不同程度地萎缩，真皮有少量淋巴细胞浸润。

4. 鉴别诊断

（1）毛发角化病：为遗传性皮肤病，有家族史。常见于青少年，四肢伸侧可见毛囊角化性丘疹，散在分布，无眼部症状，冬季明显。

（2）毛发红糠疹：为毛囊角化性丘疹，圆锥形，质硬，发红可密集成片，伴有掌跖角化等症。

【治疗】

1. 西医治疗

（1）一般治疗：去除病因，给予富含维生素 A 和胡萝卜素的食物，如动物肝、鱼卵、牛奶、蛋黄、胡萝卜、河蟹、黄鳝、菠菜、韭菜、荠菜、莴苣叶、豌豆苗、金针菜、苜蓿、红心甜薯、辣椒及果类（如芒果和柿）等，对易感人群的食物进行维生素 A 强化。

（2）系统治疗：由维生素 A 缺乏引起的角膜软化溃疡、穿孔和夜盲属于临床急诊，应及时治疗，大剂量补充维生素 A 或口服 β-胡萝卜素，口服不吸收者可肌内注射，同时补充维生素 E。症状改善后应逐步减量，防止长期大剂量应用产生维生素 A 过多症。

（3）局部治疗：仅有皮肤症状者局部可用 20% 鱼肝油软膏、尿素软膏或 0.1% 维 A 酸霜。伴眼部症状时，可用 0.25% 氯霉素滴眼液滴眼。

2. 中医治疗

（1）内治：本病辨证多为脾胃虚弱证。

证候：皮肤干燥，皮肤小刺丛生，四肢伸侧尤甚，严重时可有肌肤甲错，头发稀释，无光泽，常有夜盲，舌红少苔，脉细。

治则：健脾和胃，养血润肤。

方药：八珍汤加减（党参 30 g、山药 12 g、丹参 30 g、鸡血藤 15 g、生地黄 15 g、炒白芍 30 g、陈皮 9 g、沙参 9 g、当归 12 g、白术 10 g、茯苓 12 g、甘草 12 g、大枣 10 g）。

用法：每天 1 剂，水煎，分 2 次（每次 200 mL）口服。

（2）外治：皮肤干燥、粗糙、脱屑者，选用柏子仁 20 g、地骨皮 15 g、桃仁 30 g、郁李仁 30 g、白芍 30 g、菊花 10 g、何首乌 20 g。外洗或药浴。

【预防与护理】

（1）注意锻炼身体，增强体质，积极治疗慢性、原发性疾病。

（2）注意用眼卫生，防止感染。

（3）夜间行走防止跌倒。

（4）加强营养，摄入富含维生素 A 的食物，如鱼肝油。

第十七章　色素障碍性皮肤病

第一节 雀 斑

雀斑为发生在面部的褐色点状色素沉着性皮肤病。其具有一定的遗传倾向，多发于皮肤较白的女性，与日光暴晒具有一定相关性。中西医同名，中医亦称为"雀子斑"。因其状若芝麻散在，如雀卵之色，故名雀斑。

【诊断要点】

1. 临床表现

雀斑在 3~5 岁出现，女性多发。多发于面部，尤其是鼻部和双侧面颊部，手背、颈部与肩部亦可发生，而非暴露部位与黏膜无累及。皮损表现为针头至米粒大小，淡褐色至黑色点状斑疹，圆形、卵圆形或不规则形，大小不一，数量不定，从稀疏的几个到密集成群的数百个，孤立而不融合。无自觉症状。从春末夏初开始，皮疹逐渐增大，数目增多，颜色加深而渐趋明显，秋末冬初开始皮疹颜色逐渐变淡、变小、数目减少。

2. 组织病理

雀斑处表皮基底层黑素颗粒增多，但黑素细胞并不增多，真皮乳头中见噬黑素细胞。多巴胺反应呈强阳性。但从病理上与黄褐斑、咖啡斑很难鉴别。

3. 鉴别诊断

雀斑诊断较为容易，主要与黑子、面正中黑子、着色性干皮病等相鉴别。

（1）黑子：是一种良性、散在性的色素沉着性斑疹。多见于儿童，但可发生于任何年龄，皮损数目较少，颜色更深，呈褐色至深褐色，分布不局限于暴露部位，与日晒无关，任何部位均可发生，包括黏膜。

（2）面正中黑子：本病罕见，常在 1 岁左右发病，褐色斑仅集中在面部中央，可伴有其他先天性畸形，如癫痫、智力缺陷等。

（3）着色性干皮病：有家族史，父母多为近亲结婚，多发于幼儿面部，常伴有毛细血管扩张及皮肤萎缩，在冬季亦持续存在，这种色素斑点有时在着色性干皮病完全型患者的家族中，可能是唯一的异常表现。

【治疗】

1. 西医治疗

（1）治疗原则：一般无须治疗。应避免或减少日光照射，夏季外出时可选用含有二氧化钛、对氨基苯甲酸等防晒避光剂。如皮损数量较多或色素较深，为了满足美容需求，可给予治疗。

（2）脱色剂疗法：可选用各种脱色剂外用，如 3%氢醌霜或 3%过氧化氢溶液等。上述药物需要长期外用，可使雀斑颜色变淡，但仅暂时有效。

（3）腐蚀疗法：可选用 30%～50%三氯乙酸点涂治疗，局部色素斑点可变白，以后变红、结痂，逐渐脱色。此法适用于皮损数量较少者，而且需要由有经验的人员进行操作，范围不宜过大，时间不宜过长，避免色素沉着和导致瘢痕。

（4）物理疗法：包括液氮冷冻治疗、Q 开关激光治疗、强脉冲激光治疗、电解法治疗等。对较严重者可试用皮肤磨削术。

2. 中医治疗

（1）内治

1）肾水不足，火滞郁结证

证候：多有家族病史，自幼发病，皮损色泽淡黑，以鼻为中心，对称分布于颜面，互补融合，夏季加重增多，冬季减轻变淡，无自觉症状，舌脉如常。

治则：滋阴补肾。

方药：六味地黄汤加减（茯苓 12 g、生地黄 30 g、怀山药 15 g、山茱萸 15 g、牡丹皮 12 g、玫瑰花 9 g、桃仁 9 g、红花 9 g）。

随症加减：若伴阴虚火旺者，宜滋阴降火，方选知柏地黄汤加减，药用前方加知母 15 g、黄柏 15 g、野菊花 15 g 等；伴失眠者，加酸枣仁 12 g、柏子仁 10 g、首乌藤 15 g；便秘者，加当归 15 g、火麻仁 15 g。

用法：每天 1 剂，水煎，分 2 次（每次 200 mL）口服。

2）火郁孙络，风邪外搏证

证候：皮损呈针尖至粟粒大小，黄褐色或咖啡色斑疹，以颜面、前臂、手背等暴露部位为多，夏季或日晒后加重，无自觉症状，舌脉如常。

治则：凉血活血，祛风散火。

方药：犀角升麻汤加减（犀角 30 g、升麻 30 g、防风 21 g、羌活 21 g、黄芩 15 g、白芷 15 g、白附子 15 g、甘草 5 g、鸡冠花 15 g、牡丹皮 15 g）。

随症加减：大便干结者，加生大黄 3 g、当归 15 g；口干思饮者，加知母 15 g、生石膏 15 g。

用法：每天 1 剂，水煎，分 2 次（每次 200 mL）口服。

（2）外治

1）玉肌散（绿豆 250 g，滑石、白芷、白附子各 6 g，共研细末，和匀），每天取 10 g 左右，早晚温水调和，擦洗患处。

2）白茯苓（研细末），白蜜调膏外涂。

3）牵牛子（研细末），鸡蛋清调膏外涂。

【预防与护理】

避免日光照射，夏季外出宜戴宽边帽、使用遮光剂。

第二节 黄 褐 斑

黄褐斑是一种常见于面部的、对称性褐色色素沉着性皮肤病。其以面颊部出现大小不定、形状不规则、边界不清楚的淡褐色或黄褐色斑片为临床特征，多为对称性，皮损日晒后加重。本病多发生于中青年女性，男性亦可见。一些妇女在妊娠时容易出现本病，可在产后减轻或消失。发生于妊娠期者，称为"妊娠斑"；因肝病而起者，称为"肝斑"。本病属中医学中"面尘""黧黑斑"范畴。

【诊断要点】

1. 临床表现

男女均可发病，但多见于中青年女性，尤其是妊娠女性。皮损特点为黄褐色斑片，颜色深浅不一，淡褐色、深褐色或淡黑色色素沉着斑，大小不等，形状不规则，色斑可融合成片呈典型的蝴蝶状。皮损边界不清。表面光滑，无鳞屑，无自觉症状。常对称性分布于颜面部，以颧部、前额及两颊最为明显，亦可累及颞部、鼻梁和上唇，但不累及双眼睑。部分患者可累及乳晕、外生殖器、腋窝及腹股沟等处。色素斑的深浅常随季节变化而有所改变，通常夏季加深、冬季减轻。

2. 组织病理

表皮黑素细胞数目正常，基底细胞层黑素增加，真皮浅层有少许噬黑素细胞和游离的黑素颗粒。有时在血管和毛囊周围可见少数淋巴细胞浸润。

3. 鉴别诊断

（1）雀斑：浅褐色或暗褐色斑点，较小，分布散在而不融合，常在儿童期发病，青少年女性多见，常有家族史，夏重冬轻。

（2）里尔黑变病：多发于前额、颧部、颈及耳后，也可累及躯干及四肢，呈灰褐色或蓝灰色皮损，有时呈网状，境界不清，色素斑上覆有粉状鳞屑，可伴皮损轻度发红及瘙痒。

（3）艾迪生病：弥漫性青黑色或棕褐色斑片，除面部等暴露部位外，受压迫摩擦的四肢屈侧面、掌跖皮纹处亦可见明显色素沉着，伴有全身症状，如乏力、体重减轻与血压降低等。

（4）Civatte 皮肤异色病：常对称分布于面颊和颈部，尤其是耳后乳突及颈侧等暴露部位，呈红褐色或青铜色斑片，中间夹杂有轻度萎缩性淡白点，呈网状，伴有明显的毛细血管扩张。

（5）太田痣：沿三叉神经分布，呈淡青色、深蓝色或蓝黑色斑片，大多为单侧性分布，患者的结膜、巩膜可呈青蓝色，多自幼发病。

（6）颧部褐青色痣：多见于 30~40 岁女性，对称分布于颧部、鼻侧、眼眶、前额等处，黏膜不受累。皮损多为蓝棕色斑片，直径为 1~5 mm，圆形或不规则形，境界清楚。数个至数十个不等，通常为 10~20 个。

【治疗】

1. 西医治疗

（1）系统治疗

1）维生素 C：每次 100~300 mg，每天 3 次，口服；或 1.0~2.0 g，每天 1 次，静脉滴注，连用 10 天为 1 个疗程。

2）维生素 E：每次 100 mg，每天 2~3 次，口服，可与维生素 C 联合使用。

3）氨甲环酸：每次 250~500 mg，每天 3 次，口服，连用 1~2 个月为 1 个疗程。

（2）局部治疗

1）氢醌：2%~3%氢醌霜或复方氢醌霜，每天局部患处外涂 2 次。

2）增白剂：目前脱色增白剂可用 3%~5%熊果酸、20%壬二酸霜、1%曲酸霜等。

3）化学剥脱：20%超分子水杨酸有一定疗效。

（3）激光治疗：黄褐斑的机器、模式、疗程、终点选择各有不同，从激光类型上，532 nm、694 nm、755 nm、1064 nm 的 Q 开关激光，剥脱性和非剥脱性点阵激光运用最为普遍。

2. 中医治疗

（1）内治

1）肝郁气滞证

证候：皮损为浅褐色至深褐色斑片，大小不等，边缘不整，呈地图状或蝴蝶状，对称分布于眼周、颜面部，可伴有胁胀胸痞，烦躁易怒，纳谷不香，女子月事不调，经前斑色加深，两乳作胀，舌苔薄白，脉象弦滑。

治则：疏肝解郁。

方药：柴胡疏肝散加减（柴胡 6 g、枳壳 5 g、白芍 12 g、陈皮 6 g、赤芍 12 g、川芎 5 g、香附 5 g、甘草 3 g）。

随症加减：胸闷乳胀，加郁金 10 g、川楝子 6 g；口苦心烦，加栀子 5 g、黄芩 15 g。

用法：每天 1 剂，水煎，分 2 次（每次 200 mL）口服。

2）肝肾阴虚证

证候：皮损为褐黑色，面色苍白无光泽，伴有头昏耳鸣，腰膝酸软，舌淡苔薄，脉象沉细。

治则：补益肝肾，养颜消斑。

方药：六味地黄汤加减（地黄 12 g、山茱萸 6 g、茯苓 9 g、泽泻 6 g、山药 6 g、牡丹皮 6 g）。

随症加减：腰膝酸软者，加杜仲 15 g、桑寄生 15 g、金毛狗脊 15 g；阴虚火旺明显者，加知母 15 g、黄柏 15 g。

用法：每天 1 剂，水煎，分 2 次（每次 200 mL）口服。

3）肝脾不和证

证候：皮损多为栗色、地图状斑片，边缘不整，对称分布于两颧、目下、鼻周、口周，伴胸脘痞闷，两胁作痛，腹胀便溏，妇人经血不调，舌苔白腻，脉象弦滑。

治则：疏肝健脾。

方药：逍遥散加减（柴胡 9 g、当归 15 g、白术 15 g、茯苓 15 g、甘草 6 g、陈皮 15 g、薄荷 3 g）。

随症加减：妇女月事不调，加丹参 15 g、益母草 15 g；经血夹血块者，加桃仁 9 g、红花 6 g；两乳胀痛者，加青皮 9 g、川楝子 6 g；腹胀便溏者，加党参 15 g、怀山药 15 g。

用法：每天 1 剂，水煎，分 2 次（每次 200 mL）口服。

4）劳伤脾土证

证候：皮损为灰黑色斑片，状如蝴蝶，对称分布于前额、鼻翼、口周，皮损境界不清，自边缘向中央逐渐加深，伴乏力短气，腹胀，纳差，或宿有痰饮内停，舌淡苔腻，脉象弦滑。

治则：温阳益气健脾。

方药：四君子汤加减 [党参 15 g、茯苓 15 g、白术 15 g、甘草 6 g、陈皮 9 g、桂枝 9 g、砂仁（后下）6 g]。

随症加减：大便稀溏者，加煨姜 9 g、炒山药 15 g；腹胀纳差者，加炒山药 15 g、焦山楂 15 g。

用法：每天 1 剂，水煎，分 2 次（每次 200 mL）口服。

5）肾水不足证

证候：皮损为黑褐色斑片，大小不定，形状不规则，边缘较清楚，多以鼻为中心，对称分布于颜面部，伴头眩耳鸣，腰酸腿软，五心烦热，男子遗精，女子不孕，舌红少苔，脉象细数。

治则：滋阴补肾。

方药：六味地黄丸加减（熟地黄 15 g、怀山药 15 g、山茱萸 15 g、茯苓 15 g、牡丹皮 15 g、泽泻 15 g、女贞子 15 g、墨旱莲 15 g、枸杞子 15 g）。

随症加减：伴有遗精盗汗者，加金樱子 9 g、芡实 15 g；失眠多梦者，加生龙骨 30 g、生牡蛎 30 g、酸枣仁 15 g。

用法：每天 1 剂，水煎，分 2 次（每次 200 mL）口服。

6）气质血瘀证

证候：面色晦暗，皮损为灰褐色斑片，大小不等，边缘不整，可伴有慢性肝脏性疾病，两胁胀痛，舌紫或有瘀斑，苔薄，脉弦细。

治则：理气活血，化瘀消斑。

方药：桃红四物汤加减（桃仁 9 g、红花 9 g、地黄 15 g、当归 15 g、川芎 9 g、白芍 15 g）。

随症加减：两胁胀痛者，加川楝子 9 g、柴胡 10 g、香附 15 g；面色黧黑者，加蒺藜 15 g、白菊花 9 g、白芷 6 g。

用法：每天 1 剂，水煎，分 2 次（每次 200 mL）口服。

（2）外治

1）玉容散：白牵牛、团粉、白蔹、白细辛、甘松、白鸽粪、白及、白莲蕊、白芷、白术、白僵蚕、白茯苓各 30 g，荆芥、独活、羌活各 15 g，白附子、鹰条白、白扁豆各 30 g，防风 15 g，白丁香 30 g，共研细末。每用少许，放手心内，以水调浓，擦搓面上，再以水洗面，每天早晚各 1 次。

2）经验方：白附子、白芷、滑石各 250 g，共研细末，早晚洗面，擦于患处。

3）七白散：白蔹、白术、白牵牛、白芍、白僵蚕、白芷、白附子各 30 g，共研细末。每用少许，放手心内，以水调浓，擦搓面上，再以水洗面，每天早晚各 1 次。

【预防与护理】

（1）避免过多日晒。

（2）育龄妇女，可采用其他避孕方式，尽量不用口服避孕药。

（3）面部忌滥用化妆品。

（4）注意劳逸结合，锻炼身体，以减少慢性疾病的发生率。

（5）调畅情志，减轻精神负担，保持心情舒畅、精神愉快。

第三节　里尔黑变病

里尔黑变病是一组发生在暴露部位的弥漫性非瘙痒性的色素沉着性皮肤病，以快速在面部发展的灰褐色色素沉着为特征，多见于青中年女性，日晒后加剧，病程缓慢，皮损常对称分布，本病属中医学"鼾黑斑""面尘"的范畴。

【诊断要点】

1. 临床表现

多数皮损为初期局部皮肤潮红、轻度肿胀，伴有瘙痒或灼热感，以后逐渐出现弥漫性色素沉着，呈淡褐色至深褐色斑，边界不清，有时呈网状分布，同时伴有毛细血管扩张、毛囊角化及少许细小鳞屑，像面粉散在皮肤上，呈"粉尘"样外观。皮损主要分布在暴露部位，如前额、面颊及颈部，其次为胸部、手臂及下肢等部位。慢性病程，多见于女性。

2. 组织病理

早期基底细胞液化变性，真皮浅层血管周围有淋巴细胞及组织细胞浸润，后期炎症浸润消失。真皮乳头及浅层血管周围有噬黑素细胞及游离的黑素颗粒。

3. 鉴别诊断

（1）黄褐斑：皮损多分布于鼻、颧颊部，边界不清楚，典型者呈蝴蝶状分布，不出现红斑，无鳞屑，常有妊娠、口服避孕药和妇科或肝脏疾病等因素。

（2）艾迪生病：弥漫性青黑色或棕褐色斑片，除面部等暴露部位外，受压迫摩擦的四肢屈侧面、掌跖皮纹处亦可见明显色素沉着，伴有全身症状，如乏力、体重减轻与血压降低等。

（3）Civatte 皮肤异色病：常对称分布于面颊和颈部，尤其是耳后乳突及颈侧等暴露部位，呈红褐色或青铜色斑片，中间夹杂有轻度萎缩性淡白点，呈网状，伴有明显的毛细血管扩张。

【治疗】

1. 西医治疗

（1）系统治疗：内服复合 B 族维生素或静脉注射维生素 C。

（2）局部治疗：使用褪色剂，如 3%氢醌霜、复方氢醌霜、SOD 霜及 15%壬二酸霜等。

2. 中医治疗

（1）内治

1）肝郁气滞证

证候：黑色或黑褐色斑片，分布于前额、耳后、颜面、四肢等处，伴有胸胁满闷，烦躁不安，易怒，舌质红，苔薄白，脉弦滑。

治则：疏肝理气，活血消斑。

方药：逍遥散加减（柴胡 10 g、当归 15 g、赤芍 15 g、白芍 15 g、茯苓 15 g、白术 15 g、炙甘草 6 g、薄荷 6 g、枳壳 15 g、郁金 15 g）。

随症加减：食少纳差者，加神曲 15 g、陈皮 15 g；胸胁满痛者，加橘叶 6 g、青皮 6 g。

用法：每天 1 剂，水煎，分 2 次（每次 200 mL）口服。

2）脾虚不运证

证候：颜面及四肢有黑褐色斑，食少纳差，食后腹胀，乏力倦怠，便溏，舌质淡，舌边有齿印，苔薄白，脉沉细。

治则：健脾益气，补益气血。

方药：参苓白术散（白扁豆 15 g、白术 15 g、茯苓 15 g、甘草 6 g、桔梗 6 g、莲子 6 g、人参 10 g、砂仁 6 g、山药 15 g、薏苡仁 15 g）。

随症加减：食后腹胀者，加陈皮 15 g、香附 15 g；便溏者，加炒扁豆 15 g、苍术 15 g；舌上有瘀斑、瘀点，斑色无华者，加鸡血藤 15 g、当归 15 g、川芎 9 g。

用法：每天 1 剂，水煎，分 2 次（每次 200 mL）口服。

3）命门火衰证

证候：灰黑色斑片，分布于颜面、颈周、腰腹、腋下等处，皮损境界不清，伴有面色晦暗，恶寒肢冷，神情萎顿，完谷不化，小便清长，舌质淡而胖，脉沉细弱。

治则：温肾助阳，引火归原。

方药：金匮肾气丸加减（附子 3 g、肉桂 3 g、熟地黄 15 g、山茱萸 15 g、杜仲 15 g、枸杞子 15 g、茯苓 15 g、菟丝子 15 g、炙甘草 6 g）。

随症加减：伴虚冷便秘者，加肉苁蓉 15 g、巴戟天 15 g；腹冷痛喜按者，加煨姜 6 g、草豆蔻 6 g；伴阳虚水泛者，加用真武汤，加茯苓 15 g、芍药 15 g、生姜 6 g、附子 5 g、白术 15 g。

用法：每天 1 剂，水煎，分 2 次（每次 200 mL）口服。

4）肾阴亏虚证

证候：黑色或黑褐色斑片，分布于前额、颈侧、手背、前臂、脐部等处。伴眩晕耳鸣，失眠健忘，腰膝酸软，遗精早泄，五心烦热，舌红少苔，脉细数。

治则：滋阴补肾，滋阴养颜。

方药：六味地黄丸加减（熟地黄 15 g、牡丹皮 15 g、茯苓 15 g、泽泻 15 g、麦冬 15 g、山茱萸 15 g、女贞子 15 g、墨旱莲 15 g、灵芝 15 g、桑寄生 15 g）。

随症加减：伴有阴虚火旺者，加知母 15 g、黄柏 15 g；妇人经血不调者，加鸡血藤 15 g、丹参 15 g；夜寐不安者，加首乌藤 15 g、酸枣仁 9 g、合欢皮 15 g。

用法：每天 1 剂，水煎，分 2 次（每次 200 mL）口服。

（2）外治

1）茯苓粉，涂擦面部皮损处，每天 2 次。

2）白附子、茯苓、滑石粉共研细末，每次 1 匙，每天早晚洗脸摩擦皮损处，然后用清水洗净。

【预防与护理】

（1）积极寻找诱因，避免各种刺激、诱发因素。在夏季要做好个人防护，避免日光照射。

（2）禁忌使用含有光敏性物质的化妆品及接触石油类物质。

（3）补充富含维生素 A、B 族维生素及烟酸的饮食。

第四节　白　癜　风

白癜风是一种慢性的、后天获得性的自身免疫性疾病，由黑素细胞受损而引起皮肤或黏膜色素脱失，以出现局部或泛发性、形态不一的白斑为主要特征，无明显的自觉症状。男女发病率无显著差异，任何年龄均可发生，但以 10~30 岁居多。本病属中医学"白癜""白驳"或"白驳风"的范畴。

【诊断要点】

1. 临床表现

白癜风可发生于任何年龄的男女，10~30 岁为发病高峰。

（1）皮损特点：初期皮损为指甲至钱币大小色素减退斑，一片或几片，与正常皮肤分界不清。以后皮损逐渐发展扩大，表现为近圆形、椭圆形或不规则形的色素脱失性白斑，境界多明显，周围色素往往比正常皮色稍加深。白斑处皮肤无萎缩或脱屑等变化。毛发可脱色变白，也可为正常。皮损进展和静止交替进行，有的患者皮损可较长时间局限于某些部位，而有些患者则发展迅速，可很快波及全身。有时机械刺激如压力、摩擦，其他如烧伤、外伤后也可继发白癜风（同形反应）。

（2）多发部位：皮损可发生在身体的任何部位，但多发于易受摩擦及暴露部位，如颜面（尤其是眉间、鼻根、耳前和唇红部）、颈部、躯干、手背（尤其是伸侧）及骶尾部等处。黏膜部位如眼周、口唇、阴唇、龟头等也可累及，视网膜也可受侵犯。

2. 组织病理

表皮基底层黑素细胞减少或消失，黑素颗粒缺乏，多巴染色阴性。病变边缘色素沉着处的黑素细胞异常增大，黑素增多。表真皮交界处及真皮浅层有不同程度的单核细胞浸润，主要为淋巴细胞，少量为组织细胞、浆细胞及肥大细胞。

3. 鉴别诊断

（1）贫血痣：是一种先天性色素减退斑，多在出生时即已存在，终身不变。摩擦患部时周围皮肤充血而白斑处依然如故，由此可与白癜风区别。

（2）无色素痣：出生时或出生后不久发病，损害往往沿神经节段分布，表现为局限性或泛发性色素减退斑，境界模糊，边缘多呈锯齿状，周围几乎无色素增殖晕，有时其内混有淡褐色粟粒至扁豆大雀斑样斑点，感觉正常，持续终身不变，是神经痣中的一种类型。

（3）单纯糠疹：多发于儿童头面部，为色素减退斑，而非脱色斑，且皮损边界不清。色素减退斑周围无色素沉着环，表面覆以极细微的糠状鳞屑，可自然痊愈。

（4）获得性色素减退症：本病不是由于原发性黑素细胞的结构、功能遗传缺陷所致的色素减退，也不是原发性黑素体合成的减少，而是一种继发性色素减退症。易与白癜风混淆的有：

1）花斑癣：在婴幼儿病例中，其淡白色的斑常发于面颊、额及眉间，由于经常擦洗，表面不易附着鳞屑，故极易与早期白癜风混淆。

2）盘状红斑狼疮：特别是发于面颊及唇部的盘状红斑狼疮，治愈后常遗留有界线清楚之脱色性斑片而类似白癜风，但是此脱色斑伴萎缩及毛细血管扩张，有时尚能发现黏着性鳞屑及其扩大的毛囊口与角质栓。

3）黏膜白斑：唇黏膜及会阴部白癜风常易误诊为黏膜白斑。黏膜白斑多呈网状、条纹状或片状，为白色角化性损害，常伴有剧烈瘙痒。

【治疗】

1. 西医治疗

（1）进展期治疗

1）糖皮质激素内服：对泛发性和进展期皮损可系统应用糖皮质激素，如泼尼松 5 mg 每天 3 次，或 15 mg 每天 1 次（早晨 8 时服），持续数月；见效后每个月递减 5 mg，直至停药。应注意糖皮质激素的禁忌证和不良反应。

2）糖皮质激素外用：对局限性或早期损害，可局部使用糖皮质激素霜剂、软膏、溶液涂抹剂等，每天外涂 1 次。3 个月内未见色素再生，应停止用药。亦可于皮损内注射糖皮质激素，但需要注意长期外用激素可引起局部皮肤萎缩、毛细血管扩张等副作用。

3）钙调磷酸酶抑制剂（TCI）：欧洲、日本白癜风治疗指南均指出 TCI（如他克莫司软膏、吡美莫司乳膏等）对面颈部白斑复色效果最好且副作用小，每天外用 2 次，可连用 6 个月，欧洲的白癜风指南指出甚至可延长到 12 个月。中国白癜风治疗共识则提到特殊部位如眶周可首选应用，黏膜部位和生殖器部位也可使用，无激素引起的不良反应，但要注意局部感染。

（2）稳定期治疗

1）光化学疗法：是用光敏剂加长波紫外线照射治疗的一种方法，补骨脂素是常用的光敏剂。

内服法：常用 8-甲氧沙林（8-MOP）0.3~0.6 mg/kg，或三甲基补骨脂素（TMP）0.6~0.9 mg/kg，口服，2 h 后照射日光或者长波紫外线（紫外线 A），每周 2~3 次，连用 3 个月以上。照射时间和剂量应根据耐受性逐步增加，避免灼伤皮肤。

外用法：皮损局限者可外擦 0.1%~0.5% 8-MOP 乙醇溶液或软膏，30 min 后照射长波紫外线或日光，并根据反应程度，调节照射剂量、次数和涂药时间，一般需治疗数月。

2）308 nm 准分子激光治疗：每周 2 次，复色率达 75%，无明显不良反应，308 nm 准分子激光治疗白癜风患者安全有效并可提高生活质量。

3）黑素细胞移植：手术有刃厚皮片移植、表皮片移植、微移植、自体非培养黑素细胞悬液移植、自体培养黑素细胞移植、穿孔嫁接（组织移植）、表皮嫁接、超薄表皮片移植、单株毛囊移植和自体非培养毛囊外根鞘细胞悬液移植等。移植治疗与光疗联合可提高疗效。

2. 中医治疗

（1）内治

1）气血不和证

证候：白斑色淡，边缘模糊，发展缓慢，兼见神疲乏力，面色㿠白，手足不湿，舌淡苔白，脉细。

治则：调和气血，祛风通络。

方药：八珍汤加减（当归 15 g、党参 15 g、茯苓 15 g、白术 15 g、白芍 15 g、川芎 15 g、红花 9、鸡血藤 15 g、首乌藤 15 g、蒺藜 15 g、补骨脂 15 g）。

用法：每天 1 剂，水煎，分 2 次（每次 200 mL）口服。

2）肝肾不足证

证候：白斑边缘清楚而整齐，脱色明显，斑内毛发亦多变白，局限或泛发，病程长，兼见头昏，耳鸣，腰膝酸软，舌淡或红，苔少，脉细弱。

治则：滋补肝肾，养血祛风。

方药：一贯煎加减（熟地黄 15 g、枸杞子 15 g、桑寄生 15 g、当归 15 g、麦冬 15 g、桑椹 15 g、女贞子 15 g、沙参 15 g、覆盆子 15 g、防风 9 g）。

随症加减：妇人伴崩中漏下者，加阿胶 9 g；男子遗精者，加生龙骨 30 g、生牡蛎 30 g。

用法：每天 1 剂，水煎，分 2 次（每次 200 mL）口服。

3）瘀血阻滞证

证候：白斑多局限而不对称，边界截然，斑内毛发变白，发展缓慢，色紫暗或有瘀点，白斑可发生于外伤后的部位上，局部可有轻度刺痛，舌脉怒张，舌质暗有瘀点或瘀斑，脉象涩滞。

治则：活血化瘀，疏通经络。

方药：通窍活血汤加减（赤芍 15 g、川芎 10 g、桃仁 9 g、红花 6 g、大枣 15 g、生姜 6 g、补骨脂 15 g、苏木 10 g、当归 15 g、田七 6 g、灵芝 15 g、甘草 6 g）。

随症加减：病由跌仆损伤而发者，加乳香 6 g、没药 6 g；局部伴刺痛者，加姜黄 9 g。

用法：每天 1 剂，水煎，分 2 次（每次 200 mL）口服。

4）风湿阻络证

证候：白斑色淡，边缘欠清，病程较长，多泛发而不局限，兼见肌肉麻木或关节酸痛，舌质淡苔薄白，脉弦细。

治则：祛风利湿，理气活血。

方药：豨莶丸加减（豨莶草 15 g、蒺藜 15 g、土茯苓 15 g、当归 15 g、赤芍 15 g、独活 9 g、川芎 9 g、丹参 15 g、苍耳草 6 g、木香 6 g、炙甘草 6 g）。

随症加减：发于头面者，加荆芥 9 g、防风 9 g；发于躯干者，加郁金 15 g、枳壳 15 g；发于下肢者，加牛膝 15 g、木瓜 9 g；泛发全身者，加蝉蜕 9 g。

用法：每天 1 剂，水煎，分 2 次（每次 200 mL）口服。

（2）外治

1）复方补骨脂酊：补骨脂 1 000 g，菟丝子 300 g，共研粉后浸入 75% 乙醇 4 000 mL 内，浸泡 7 天过滤取液外用。

2）白斑酊：赤霉素 1 g，补骨脂 200 g，白鲜皮、骨碎补各 100 g，蒺藜

50 g，斑蝥 10 g，菟丝子 150 g，二甲亚砜 430 mL，75% 乙醇适量，制成 570 mL 液体。

3）复方乌梅酊：乌梅 60%、补骨脂 30%、毛姜 10%，放入 80%~85% 乙醇中，药物与乙醇的比例为 1：3。

【预防与护理】

（1）忌食酸辣刺激性食物。

（2）少食富含维生素 C 的食物。

（3）适当进行日光浴，有助于白癜风恢复。

（4）避免滥用外涂药物，以防损伤皮肤。

第十八章 遗传性皮肤病

第一节 鱼 鳞 病

　　鱼鳞病是一种遗传性皮肤病，是一组皮肤干燥粗糙，以形如蛇皮状或鱼鳞状黏着性鳞屑为特征，一般出生后或出生后不久发病，并随年龄增长而加重，成年后其病情又多有缓解。本病属中医学"蛇身病""蛇皮病"范畴。

【诊断要点】

　　1. 临床表现

　　根据遗传方式及皮疹表现，可分为常染色体显性遗传寻常性鱼鳞病和性联遗传性寻常性鱼鳞病。

　　(1) 常染色体显性遗传寻常性鱼鳞病：为最常见的轻型鱼鳞病，特征是出生时症状不明显，但几个月后，手背及四肢伸侧出现淡褐色至深褐色菱形或多角形鳞屑，紧紧贴在皮肤上而其边缘呈游离状，状如鱼鳞镶嵌于皮肤上，触之棘手。随后躯干及四肢屈侧亦可出现鳞屑。夏季或居住在温热地区者症状较轻。

　　(2) 性联遗传性鱼鳞病：几乎全部见于男性，女性仅属携带者，极少发病。在出生时或出生后不久即发现。皮损呈黄褐色或污秽黑色的大片鱼鳞样鳞屑斑，干燥粗糙，往往遍布全身，严重者可波及肘窝、腋下及腘窝，不侵犯掌跖。本型鱼鳞病不仅不随年龄增长而症状得以改善，而且一般会稍加重。

　　2. 组织病理

　　常染色体显性遗传寻常性鱼鳞病表皮中等度角化过度，颗粒层变薄或消失，毛囊口有大的角质栓，棘层稍萎缩。真皮正常，而汗腺与皮脂腺减少。

　　性联遗传性寻常性鱼鳞病表皮中等角化过度，颗粒层正常或稍增厚，棘层轻度肥厚，此与常染色体显性遗传寻常性鱼鳞病的颗粒层与棘层均变薄不同。真皮明显变化。

　　3. 鉴别诊断

　　本病应与淋巴瘤、多发性骨髓瘤或甲状腺疾病等引起的获得性鱼鳞病相鉴别。

【治疗】

　　1. 西医治疗

　　(1) 大剂量维生素 A 注射或内服（每天 20 万~30 万 U）。

　　(2) 维生素 E 每天 300~600 mg，分 3 次口服（维生素 E 与维生素 A 同时服用可适当减少维生素 A 的用量，以减轻副作用）。

（3）对重症患者可内服阿维 A 酯，每天 0.5 mg/kg。

（4）局部可用 0.1%维 A 酸软膏或霜剂、卡泊三醇软膏、10%～20%尿素霜、40%～60%丙二醇溶液外搽或封包过夜，可获得一定疗效。

2. 中医治疗

（1）内治

1）血虚风燥证

证候：幼年发病，皮肤干燥粗糙，状如蛇皮，上覆污褐色或淡褐色鳞片，肌肤甲错，易于皲裂，或并发于手足胼胝，一般无自觉症状或有轻度瘙痒，身体瘦弱，面色㿠白无华，舌质淡，苔薄白，脉弦细。

治则：养血活血，润燥息风。

方药：养血润肤饮加减（当归 15 g、升麻 9 g、皂角刺 9 g、生地黄 15 g、熟地黄 15 g、天冬 15 g、麦冬 15 g、天花粉 15 g、红花 9 g、桃仁 9 g、黄芩 15 g、黄芪 15 g）。

随症加减：大便干燥者，加肉苁蓉 15 g、火麻仁 15 g；血虚甚者，加阿胶 9 g、何首乌 15 g；面色萎黄、体质瘦弱者，加服十全大补丸。

用法：每天 1 剂，水煎，分 2 次（每次 200 mL）口服。

2）瘀血阻滞证

证候：自幼发病，常有家族史，皮肤呈弥漫性角化，可发生于头皮、面颈、膝、肘，状似鱼鳞蛇皮，肌肤干燥、粗糙、皲裂，两目暗黑，舌质紫暗无华，有瘀点或瘀斑，脉涩滞。

治则：活血化瘀，润燥养肤。

方药：血府逐瘀汤加减（牛膝 15 g、地龙 9 g、当归 15 g、生地黄 15 g、桃仁 9 g、红花 9 g、枳壳 15 g、赤芍 15 g、柴胡 9 g、甘草 6 g、桔梗 6 g、川芎 9 g）。

随症加减：舌暗瘀斑甚者，加水蛭 9 g、虻虫 3 g；血虚者，加鸡血藤 15 g、丹参 15 g、阿胶 9 g。

用法：每天 1 剂，水煎，分 2 次（每次 200 mL）口服。

（2）外治

1）桃仁 9 g、杏仁 9 g、桂枝 15 g、白芷 6 g、川芎 9 g 等煎水外洗，每天 1～2 次，洗后外涂润肌膏。

2）轻者外涂润肌膏或当归膏，每天数次，涂药后摩擦皮肤至发热，以使药物透入。

【预防与护理】

（1）避免使用碱性皂液、热水擦洗和外用刺激性强的药物，有条件者可常洗温泉浴；平时外涂绵羊油或润肌膏，可使皮肤柔软，减少鳞屑。

（2）注意保暖，避免寒冷刺激。

（3）忌食辛辣食物，饮食宜清淡，多食水果、新鲜蔬菜。

第二节　神经纤维瘤

神经纤维瘤是以多发性神经纤维瘤和皮肤色素斑为特征的遗传性疾病，起源于神经上皮组织，主要累及皮肤、周围神经及中枢神经系统，是神经皮肤综合征的一种，多伴有皮肤、内脏和结缔等多种组织病变。本病临床表现多种多样，病变可累及人体多个系统和部位。本病相当于中医学的"恶肉""气瘤""瘤赘"。

【诊断要点】

1. 临床表现

本病在临床上可分为孤立性皮肤神经纤维瘤、局限性神经纤维瘤和复发性神经纤维瘤病。

孤立性皮肤神经纤维瘤及局限性神经纤维瘤病临床少见，而复发性神经纤维瘤多见。神经纤维瘤多发生在躯干，有时出现在四肢及面部，偶然发生在口腔。神经纤维瘤很柔软，用手指按压时，感觉肿块像疝一样通过皮肤内环形洞口陷落下去，放开手指时，肿块又鼓起，这是神经纤维瘤与其他种类的肿瘤区别所在。肿瘤的数目及大小很不定，少则仅有几个，多则成十成百难以计数。肿块大小一定，小的可仅有米粒或黄豆大小，大者可大于鹅蛋，甚至几千克重，松弛地悬挂在皮肤上，被称作悬垂纤维瘤。肿块不痛不痒，多发性神经纤维瘤另一显著的皮肤症状是咖啡斑，咖啡斑可以是初起的表现，呈圆形或形状不规则的咖啡色斑点，大小不定，在黄褐色斑性损害中常有几个暗褐色的斑点；此外，腋窝、颈部、会阴部位等处常有雀斑状小点，皮肤的色素往往增多或呈青铜色。有的患者只有长期存在的多个咖啡斑，而没有神经纤维瘤。咖啡斑与神经纤维瘤可以先后发生，或是同时出现。

2. 组织病理

（1）咖啡牛奶斑：表皮内角质形成细胞和黑素细胞中色素增加，黑素细胞和基底细胞内可见散在巨大球形黑素颗粒，直径可达 $5\ \mu m$，多巴胺反应示黑素细胞密度和活性增加。

（2）肿瘤性皮损：神经纤维瘤无包膜，可扩展至皮下脂肪组织，界线常明显，由神经衣和神经鞘细胞组成。瘤内尚有很多增生的神经轴索和丰富的小血管。神经鞘细胞呈细长梭形或略弯曲呈波形，胞界不清楚，胞质染淡伊红色，两端有明显的长短不一，排列呈波形或涡轮状，间有少数成纤维细胞。在特殊染色下，显示瘤内无弹性纤维，肥大细胞多见，常有细长神经纤维穿插其中。

【治疗】

1. 西医治疗

主要为对症处理，如皮损严重妨碍美容、影响功能，或肿瘤肿大、疼痛并疑有恶变时可予手术切除。有癫痫发作者应仔细检查病灶，必要时行神经外科手术切除，但可能复发。

2. 中医治疗

1）肺脾气虚证

证候：皮肤上见多个黄豆大小肿块，触之柔软不坚，如囊袋，不痛不痒，皮肤上可见大小不等，形状不规则的咖啡色斑块，伴发育迟缓、智力低下、身材矮小，食后易胀，舌淡红，苔薄白，脉沉细。

治则：健脾补肺。

方药：七味白术散加减（黄芪 15 g、党参 15 g、炒白术 15 g、茯苓 15 g、百合 15 g、生甘草 6 g、怀山药 15 g、白芍 15 g）。

用法：每天 1 剂，水煎，分 2 次（每次 200 mL）口服。

2）寒痰瘀阻证

证候：皮肤散在多个肿块，按之柔软而空虚，甚至悬垂于皮肤，皮肤上见咖啡样斑块，大小不等，间有深褐色斑点，四肢欠温，纳可，大便时溏，舌暗红，苔薄，脉弦涩。

治则：温阳化痰。

方药：右归丸加减（当归 15 g、法半夏 9 g、陈皮 15 g、白术 15 g、生甘草 6 g、杜仲 15 g、菟丝子 15 g）。

用法：每天 1 剂，水煎，分 2 次（每次 200 mL）口服。

【预防与护理】

本病在妊娠期间常病情恶化，并可发生顽固性高血压。要保持良好的心态，开朗乐观，避免情绪激动，如急躁、易怒、焦虑。

第三节　大疱性表皮松解症

大疱性表皮松解症（epidermolysis bullosa，EB）是指皮肤或黏膜受到轻微外伤即可引起水疱的一组异质或多相的遗传性皮肤病，有时也称为"机械性大疱性皮肤病"。大疱性表皮松解症为遗传性（先天性）和获得性两种。

遗传性大疱性表皮松解症依据发病部位不同可分为三类：①单纯性大疱性表皮松解症，水疱在表皮内；②交界性大疱性表皮松解症，水疱发生于透明层；③营养不良性大疱性表皮松解症，水疱发生在致密下层。单纯性大疱性表皮松解症与编码角蛋白5、编码角蛋白14的基因突变有关；交界性大疱性表皮松解症与编码板层素5、ⅩⅦ型胶原（BPAG2）等物质的基因突变有关；营养不良性大疱性表皮松解症与编码Ⅶ型胶原的基因（COL7A1）突变有关。由于编码表皮和基底膜带结构蛋白成分的基因突变，使这些蛋白合成障碍或结构异常，导致不同解剖部位水疱的产生。

获得性大疱性表皮松解症是一种自身免疫性疾病。病因不明，有研究发现与体内产生抗Ⅶ型胶原抗体和人类淋巴细胞抗原DR2（HLA-DR2）阳性有关。

大多数患者在婴儿期开始发病，少数病例成年期才出现症状。本病亦属于中医学"天疱疮"的范畴。

【诊断要点】

1. 临床表现

各型大疱性表皮松解症的共同特点是皮肤在受到轻微摩擦或碰撞后出现水疱及血疱，多发于肢端及四肢关节伸侧，严重者可累及机体任何部位。皮损愈合后可形成瘢痕或粟丘疹，肢端反复发作的皮损可使指（趾）甲脱落。

单纯性大疱性表皮松解症仅累及肢端及四肢关节伸侧，不累及黏膜，皮损最表浅，愈后一般不遗留瘢痕。营养不良性大疱性表皮松解症可累及任何部位（包括黏膜），病情多较重，常在出生后即出现皮损，且位置较深，愈合后遗留明显的瘢痕，肢端反复发生的水疱及瘢痕可使指（趾）间的皮肤粘连，指骨萎缩形成爪形手；口咽部黏膜反复溃破，结痂可致张口、吞咽困难，预后不佳。交界性大疱性表皮松解症罕见，出生后即出现广泛水疱、大疱及糜烂面，预后差，多在2岁内死亡。

获得性大疱性表皮松解症多发生在老年人，皮损多发生在手指、足、肘膝关节侧面，容易受外伤的部位，皮损为无炎症反应的皮肤上形成水疱、大疱、糜烂等损害，愈后可遗留萎缩性瘢痕，可见粟丘疹，部分患者伴有毛发、甲损害，以及黏膜损害。

2. 组织病理

获得性大疱性表皮松解症组织病理表现为表皮下水疱，疱液内浸润细胞中中性粒细胞数目较嗜酸性粒细胞多。直接免疫荧光示基底膜带线状IgG沉积，可见C3沉积。部分患者血清中可检出抗基底膜带（Ⅶ型胶原）抗体。盐裂皮肤免疫荧光检查显示荧光沉积位于真皮侧。透射电镜显示水疱发生在致密板下方。

3. 鉴别诊断

（1）儿童慢性大疱性皮病：发病不局限于摩擦部位，无遗传性家族史，愈后不遗留萎缩性瘢痕。

（2）新生儿脓疱疮：极易传染，可呈流行性，水疱易破裂，内容物迅速变为脓性，检查见金黄色葡萄球菌或溶血性链球菌。

（3）皮肤卟啉病：水疱多见于手背、颜面、耳等暴露部位，对光线敏感，可见多毛，常伴有肝脏损害。尿卟啉及粪卟啉增高。

【治疗】

1. 西医治疗

（1）系统治疗

1）泼尼松，每天 40 mg，分 3 次口服。

2）氨苯砜，每天 50~100 mg，分 3 次口服。单独使用或配合小剂量皮质类激素口服。

3）维生素 E，每天 100~1200U，分 1~3 次口服。枸橼酸钠每次 2 g，每天 3 次，口服。氢化喹啉每天 100~200 mg，分 3 次口服。

（2）局部治疗：保持局部清洁和防止继发感染，可用 1:8 000 高锰酸钾或 1:5 000 苯扎溴铵清洗糜烂面，外擦 0.1% 雷夫努尔锌氧油或 10% 紫草油。口腔黏膜损害者宜进软食，可用 3% 硼酸液漱口。

2. 中医治疗

（1）内治

1）胎热毒盛证

证候：常发生于出生后不久的婴儿，在受摩擦的部位，如肘、膝、腰骶等处，可见大小不等的水疱，疱液常以血性为主，疱破则结血痂，常伴有口唇赤红，啼哭不休，小便短黄，舌红苔黄，脉数，指纹紫红。

治则：清心导热，解毒宁神。

方药：清热解毒汤加减（生地黄 15 g、金银花 9 g、连翘 15 g、赤芍 15 g、黄连 6 g、生甘草 6 g、薄荷 6 g、灯心草 6 g、钩藤 15 g、蝉蜕 9 g、紫草 15 g）。

用法：每天 1 剂，水煎，分 2 次（每次 200 mL）口服。

2）脾虚湿盛证

证候：在肘、膝等部位，反复发生水疱，水疱大小不等，小如黄豆，大如核桃，疱壁紧张丰满，内容物为浆液性，周围无炎症，破裂后则脂水外溢，病情时轻时重，伴纳呆，便溏，困倦，乏力，精神差，舌质淡红，舌体胖嫩，苔薄白，脉细缓。

治则：益气健脾，解毒化湿。

方药：健脾除湿汤加减（茯苓 15 g、土茯苓 15 g、苍术 15 g、泽泻 9 g、白术 15 g、桂枝 10 g、枳壳 15 g、茵陈 15 g、厚朴 15 g、太子参 9 g、车前子 15 g、金银花 9 g、连翘 9 g、防风 9 g）。

用法：每天 1 剂，水煎，分 2 次（每次 200 mL）口服。

3）脾肾阳虚证

证候：病情迁延日久，身体瘦弱，头发稀疏而软细或脱发，齿不健全，爪甲软缺，四肢不温或常发青紫，皮肤有大小不等的水疱，伴畏寒肢冷，五更泄泻，食少无味，精神不振，舌质淡红或胖嫩流津，舌苔白，脉沉细。

治则：温补脾肾，解毒利湿。

方药：金匮肾金丸加减（制附子 5 g、熟地黄 15 g、山茱萸 12 g、肉桂 3 g、干姜 9 g、茯苓 30 g、怀山药 12 g、泽泻 9 g、车前子 15 g、陈皮 15 g、仙茅 15 g、淫羊藿 15 g、白花蛇舌草 15 g）。

用法：每天 1 剂，水煎，分 2 次（每次 200 mL）口服。

（2）外治

1）糜烂、渗出、结痂性皮损先用千里光、生大黄各 30 g，明矾 15 g，石榴皮 30 g，煎水外洗，后用生地黄榆榨油去渣，制成消毒油纱布外敷，每天 1~2 次。

2）可外用清凉膏、化毒散软膏，或祛湿散以甘草油调和外搽。

【预防与护理】

（1）保护皮肤，防止摩擦和压迫，注意休息与全面平衡营养。
（2）定期复查和根据病情变化进行有效治疗和预防复发。

第十九章　黏膜疾病

第一节 唇 炎

唇炎是发生于唇部的炎症性疾病的总称，是发生于口唇部黏膜的急慢性炎症。以唇部肿胀痒痛、干燥皲裂、溃烂流水、反复脱屑为主要临床特征，起病多始发于下唇，渐扩散至上、下唇，经久不愈，可持续数年或更久。本病多见于少女和青年妇女，相当于现代医学的慢性唇炎。中医称为"唇风"。

【诊断要点】

1. 临床表现

（1）慢性非特异性唇炎：可分为以脱屑为主的慢性脱屑性唇炎和以渗出糜烂为主的慢性糜烂性唇炎。

1）慢性脱屑性唇炎：30岁以前的女性多发，以下唇为重，轻者脱屑，重者可有鳞屑。可继发感染而呈轻度水肿充血，病情持续数月至数年不愈。

2）慢性糜烂性唇炎：唇红部糜烂剥脱、有炎性渗出物，形成黄色结痂，或出血后凝结为血痂，或继发感染后脓性分泌物结为脓痂。反复发生，也可暂时愈合，但常复发。

（2）腺性唇炎：多发于成人男性，可分为单纯型、浅表化脓型、深部化脓型三型。

1）单纯型腺性唇炎：最常见，唇部可见扩张的腺导管口，常有黏液样物质从管口排出。

2）浅表化脓型腺性唇炎：由单纯型继发感染所致，挤压腺口处排出微浑或脓性液体。

3）深部化脓型腺性唇炎：是在单纯型及浅表化脓型基础上反复脓肿而致深部感染化脓，并发生瘘管。本病可发生癌变，多由深部化脓型发展而来。

（3）良性淋巴组织增生性唇炎：以青壮年女性较多。下唇正中部为多发区。损害多局限于1 cm以内。唇部损害初为干燥、脱屑或无皮，继之产生糜烂，以淡黄色痂皮覆盖，局部有阵发性剧烈瘙痒感。

（4）浆细胞性唇炎：以侵犯下唇为主，多见于中老年人。开始在唇黏膜出现小水疱，很快破溃，结痂，若表面不糜烂，则可见境界清楚的局限性暗红色水肿性斑块，表面有涂漆样光泽。后期可能有黏膜的萎缩性改变，但易反复发作。

（5）肉芽肿性唇炎：多见于青壮年，起病及经过缓慢，上唇较多。一般肿胀先从唇的一侧开始，有肿胀，以无痛、无瘙痒、压之无凹陷性水肿为特征。

随病程发展蔓延至全唇，形成巨唇，出现左右对称的纵行裂沟，呈瓦楞状。

（6）梅克松-罗森塔尔综合征：患者以 20 岁以下青年较多见，梅克松-罗森塔尔综合征的三联征为复发性口面部肿胀、复发性周围性面瘫、裂舌。

（7）光化性唇炎：本病多发于夏季，有明显的季节因素。临床上分为两类。

1）急性光化性唇炎：有暴晒史，起病急，下唇多发。表现为唇红区广泛水肿、充血、糜烂，覆以血痂，灼热感明显，瘙痒剧烈，累及整个下唇，影响进食和说话。

2）慢性光化性唇炎：又称脱屑性唇炎。早期下唇干燥，出现白色细小秕糠样鳞屑，易形成褶皱和皲裂。久治不愈，易演变成鳞状细胞癌，本病被视为癌前状态。

（8）变态反应性唇炎

1）唇血管神经性水肿：患者急性发病，上唇较下唇多发。开始表现为瘙痒、灼热痛，随之发生肿胀。水肿可在十几分钟内形成，表面光亮如蜡。肿胀可在数小时或 1~2 天内消退，不留痕迹。

2）接触性唇炎：接触变应原后 2~3 天出现口腔局部黏膜充血水肿，或形成红斑，重者发生水疱、糜烂或溃疡。

2. 组织病理

变态反应性接触性唇炎组织病理与一般接触性皮炎相同。

光化性唇炎组织病理表现为表皮角化过度，角化不全，棘层肥厚，真皮结缔组织嗜碱性变性，炎细胞浸润以淋巴细胞和组织细胞为主，还有少数浆细胞和多核巨细胞；真皮血管明显扩张；白斑损害的病理除上述改变外，棘细胞增生更为明显，并可见细胞异型性和假上皮瘤样增生。

腺性唇炎组织病理表现为棘层肥厚，表皮不规则增生，伴有海绵水肿形成。黏膜下腺体增生，腺管扩张，分泌性上皮细胞出现颗粒状变性，扩张的腺组织有时形成囊肿，并有慢性炎细胞浸润，主要为淋巴细胞和浆细胞，或呈肉芽肿改变，有的部位可见大量中性粒细胞浸润。

肉芽肿性唇炎组织病理表现为慢性肉芽肿性炎细胞浸润，真皮上部明显，向下可扩展到真皮深部甚至肌层；浸润细胞通常为淋巴细胞、浆细胞、上皮样细胞，有时为嗜酸性粒细胞和多核巨细胞。

梅克松-罗森塔尔综合征患者唇部组织病理表现为结核样肉芽肿，伴有淋巴水肿，血管周围浸润常见。其为非特异性，表皮可见轻到中等角化过度，上皮细胞空泡化。真皮病变早期为组织水肿，炎细胞浸润主要为淋巴细胞，伴少数组织细胞和浆细胞弥漫分布，以真皮的乳头层和血管周围较明显。后期呈肉芽肿性病变，可见上皮样细胞核朗格汉斯巨细胞，四周有淋巴细胞，因此，类似结核样肉芽肿或结节病。有时上皮样细胞和炎细胞呈不规则分布。

浆细胞性唇炎组织病理表现为黏膜上皮轻度增生，上皮嵴狭长，上皮有不同程度的海绵形成。真皮内水肿，并有慢性炎细胞浸润，细胞成分几乎全为成熟的浆细胞，弥漫分布。真皮深部血管周围有较多的浆细胞浸润，血管本身无炎症。

3. 鉴别诊断

（1）慢性盘状红斑狼疮：为局限性病变，境界清楚，边缘浸润，中央萎缩伴鳞屑附着，毛细血管扩张。除唇部外，鼻背、颊部、耳郭也常见到典型皮疹。

（2）扁平苔藓：以颊黏膜为主，为多角形扁平丘疹，可相互融合成斑块。

（3）唇癌：初如豆粒，渐成蚕茧，或唇肿如黑枣，肿胀边界不清，燥裂发痒。初起不痛，失于调治，久则溃破如菜花。晚期疼痛、流血水、腥臭，颌下淋巴结肿大，固定不移。

【治疗】

1. 西医治疗

（1）慢性非特异性唇炎：避免刺激因素，纠正舔咬唇部的不良习惯。干燥脱屑用抗生素软膏或激素类软膏，渗出结痂时，先行湿敷，湿敷可用5%氯化钠溶液等。局部注射曲安奈德液混悬液等有助于促进愈合。

（2）腺性唇炎：局部注射泼尼松龙混悬液，或用放射性同位素^{32}P贴敷。感染控制后局部可用金霉素甘油等。对唇肿疑有癌变者，尽早行活检明确诊断。

（3）良性淋巴组织增生性唇炎：避免日照暴晒。由于本病对放疗敏感，可用同位素^{32}P贴敷治疗，痂皮可用0.1%依沙吖啶溶液湿敷去除。局部涂布抗炎抗渗出软膏。

（4）浆细胞性唇炎：本病对放疗比较敏感，严重者可用X线治疗或用放射性同位素局部贴敷治疗。

（5）肉芽肿性唇炎：服用或局部注射皮质类固醇药物，对皮质类固醇疗效不佳或为避免长期应用皮质类固醇引起的副作用，可选用氯法齐明、甲硝唑、抗生素类药物、抗组胺药、中药、手术治疗。

（6）梅克松-罗森塔尔综合征：早期可用皮质类固醇，唇肿可局部注射泼尼松龙注射液，裂纹舌可用2%碳酸氢钠溶液、复方氯己定含漱液、复方二氧化钛乳膏等，并于进食后含漱。对长期唇肿且已形成巨唇者，可考虑手术、激光、放疗等治疗措施。

（7）光化性唇炎：本病可发生癌变，应早期诊断和治疗。可服磷酸氯喹和复合维生素 B。局部治疗可用复方二氧化钛乳膏等。唇部有渗出可进行湿敷，干燥脱屑型可局部涂布激素类或抗生素类软膏。对怀疑癌变或已经癌变的患者可予手术切除治疗。

（8）变态反应性唇炎：明确并隔离变应原，可解除症状，防止复发。对于症状轻微者，通常情况可给予泼尼松口服。可酌情给予抗组胺药。

2. 中医治疗

（1）内治

1）风火上乘证

证候：口唇𥆧动，色变深红，以红肿发痒为特征，兼有口干口苦、便秘等症，舌质红，苔黄，脉浮而数。

治则：祛风清火解毒。

方药：普济消毒饮加减（黄芩 9 g、黄连 3 g、牛蒡子 5 g、升麻 3 g、柴胡 9 g、连翘 5 g、僵蚕 3 g、薄荷 3 g、玄参 3 g、板蓝根 3 g、甘草 3 g）。

用法：每天 1 剂，水煎，分 2 次（每次 200 mL）口服。

2）血虚化燥证

证候：口唇皲裂、出血、燥痒、脱屑，面白无华，纳呆，口渴，便秘，目花头晕，舌质淡，脉细无力。本证以皲裂、脱屑为特征。

治则：补血润燥。

方药：四物汤加减（当归 9 g、白芍 9 g、鸡血藤 9 g、川芎 9 g、熟地黄 9 g、山茱萸 12 g、女贞子 15 g、炙甘草 3 g）。

用法：每天 1 剂，水煎，分 2 次（每次 200 mL）口服。

3）脾胃湿热证

证候：口唇破裂、糜烂、流脓血，口臭、口渴，不欲饮食，便秘或便溏，小便赤热，舌质红，苔黄厚腻，脉滑数。

治则：淡渗利尿，佐以清胃火。

方药：平胃散加减（苍术 9 g、茯苓 9 g、陈皮 9 g、炙甘草 3 g、黄连 6 g、升麻 6 g、生石膏 15 g、厚朴 9 g、生地黄 15 g、枳实 15 g）。

用法：每天 1 剂，水煎，分 2 次（每次 200 mL）口服。

（2）外治

1）鳞屑较多者，可用蛋黄油或甘草油外涂，每天 2~3 次。

2）痂皮厚积者，可用清凉膏外用，每天 2~3 次。

3）红肿流脓者，以黄连膏抹之，或以冰硼散吹之。

【预防与护理】

（1）寻找及去除可能的诱发因素，如唇膏、某些食物或药物。

（2）避免直接暴晒于日光下，局部注意保湿，避免反复舔舐而剥脱。

第二节　复发性阿弗他口炎

复发性阿弗他口炎（recurrent aphthous stomatitis），又称滤泡性口腔炎，是指具有口腔黏膜疼痛性、复发性单发或多发性溃疡损害，形态多为圆形或椭圆形。病程有自限性，一般1~4周可自愈。无一定季节性，但以冬春及秋冬之交多见。

《诸病源候论·口舌疮候》记载："脏腑热盛，热乘心脾，气冲于口与舌，故令口舌生疮也。"又如《外科证治全书》记载："有经年不愈者，有时愈有时发者，皆原素食肥甘所致，食肥多热，食甘满中，其气上溢，生疳。"故中医认为本病系心脾积热，加之外感风热之邪，循经上攻，熏灼口舌而生疮；或因阴虚内热，虚火上炎口舌而成；或因脾虚湿困，湿郁久化热，热气熏蒸于口舌而发病。

本病属中医学"口疮"的范畴。

【诊断要点】

1. 临床表现

临床初期表现为小的红斑或丘疹，表面呈灰白色，然后形成溃疡，基底有灰白色坏死组织，四周黏膜呈淡红色，轻度水肿。溃疡可以单发，亦可多发。轻者有烧灼感，重者疼痛较剧，言语和进食均受影响。病程较长，反复发作，发作程度和间隔时间不等。部分患者可伴发低热、颌下淋巴结肿大并有压痛、食欲下降等。7~14天可自愈，可反复发作。

根据损害特点，临床上可分为3期。

（1）发疱期：局部充血、疼痛，相继出现群集性丘疹或小疱，基底红肿。

（2）溃疡期：水疱迅速破裂形成溃疡，大小如粟粒或扁豆，呈圆形或椭圆形，可逐渐扩大至指甲盖大小或更大。边缘整齐，周围红晕，表面凹陷如蝶状，被覆有灰黄色或灰白苔样膜，假膜不易除去，若强行剥离，可引起出血。

（3）愈合期：红肿消退，疼痛缓解，渗出减少，基底肉芽生长，溃疡变浅缩小，愈合而不留瘢痕。若溃疡大而深时，愈合时间延长，常可遗留瘢痕。

2. 鉴别诊断

（1）发生于口腔的单纯疱疹：为小而浅的疱疹性或溃疡性病变，密集成簇分布，常常只有一片。若能做病毒分离，更能区分两者。

（2）白塞病：除口腔黏膜损害外，尚有眼及生殖器黏膜损害。常伴有结节性红斑、毛囊炎、血栓静脉炎等多种症状。针刺试验阳性。

【治疗】

1. 西医治疗

（1）系统治疗

1）免疫核糖核酸，于腋窝近淋巴结部位行浅皮下注射，每周1次，每次2 mL，左右交替进行，连用3个月为1个疗程。

2）咪唑酸酯，0.4~0.6 g，口服，每天3次，连服3天。对复发者再服3~7天。

3）呋喃唑酮，0.1 g，口服，每天4次，合并维生素 B_1，100 mg，口服，每天4次，连服1周。

4）四环素，0.5 g，口服，每天4次；核黄素，10 mg，口服，每天3次；γ-球蛋白，肌内注射，每次3 mL，每天1次。均可减轻症状。

5）发作频繁或病情较重者用泼尼松5~10 mg，口服，每天3次，或地塞米松，0.75 mg，口服，每天3次。

（2）局部治疗：局部早期应用超强糖皮质激素的贴膜，可以明显减少疼痛和缩短治愈时间。局部应用镇痛药可以短暂缓解疼痛。

2. 中医治疗

（1）内治

1）心火郁热证

证候：溃疡分布于口舌，但以舌部居多，疼痛剧烈，言语困难，心烦不寐，小便短赤，舌红尖赤，脉数或滑数。

治则：清热泻火。

方药：升麻煎合柴胡地骨皮汤加减［玄参3 g、升麻9 g、生地黄15 g、麦冬15 g、黄连6 g、大黄（后下）3 g、黄芩9 g、甘草3 g、川芎9 g、柴胡9 g、地骨皮15 g、栀子9 g］。

用法：每天1剂，水煎，分2次（每次200 mL）口服。

2）脾胃实火证

证候：脾胃火盛，唇口生疮，烦渴欲饮，多食善饥，口臭嘈杂，大便秘结，小便赤热，舌红，苔黄厚，脉实或洪大。

治则：清热泻火。

方药：凉膈散加减［生大黄（后下）3 g、栀子9 g、连翘9 g、黄芩9 g、甘草3 g、薄荷9 g、芒硝9 g、枳壳9 g、川牛膝15 g］。

用法：每天1剂，水煎，分2次（每次200 mL）口服。

3）阴虚火旺证

证候：面颊潮红，口干欲饮，午后低热，五心烦热，腰膝酸软，夜寐不安，尿赤便溏，口舌生疮，妇女月经过多或者痛经，舌质红少苔，脉细数。

治则：滋阴清热。

方药：知柏地黄汤加减（知母 6 g、黄柏 6 g、茯苓 15 g、牡丹皮 6 g、泽泻 10 g、生地黄 15 g、怀山药 30 g、山茱萸 15 g、女贞子 15 g、灵芝 15 g）。

用法：每天 1 剂，水煎，分 2 次（每次 200 mL）口服。

4）脾胃虚寒证

证候：口疮反复发作，或连绵不愈，面黄肢冷，脘腹作痛，气短懒言，食少便溏，久服凉药不效，舌质淡苔白，脉沉弱。

治则：温中散寒。

方药：理中汤加减（附子 5 g、干姜 6 g、黄芪 15 g、当归 15 g、白术 15 g、炙甘草 3 g、党参 15 g）。

随症加减：口疮连绵不瘥者，可加用桔梗 3 g、续断 15 g、葛根 15 g。

用法：每天 1 剂，水煎，分 2 次（每次 200 mL）口服。

（2）外治

1）实火型：溃疡可用锡类散外吹患处，每天 5~6 次，亦可用冰硼散或珠黄散外吹患处。

2）虚火型：溃疡可用柳花散外吹患处，每天 5~6 次。

3）心脾热型：治以蜜炙黄柏与青黛为末掺之。蔷薇根浓煎汁，稍稍含漱，温含冷吐。冬取根，夏取茎。

【预防与护理】

（1）注意口腔卫生。

（2）发作期间应注意休息，避免过度紧张、劳累。

（3）忌食辛辣、烟酒等刺激性食物。

第三节　黏膜白斑病

黏膜白斑病，又称癌前期白斑角化病，是发生于口腔或外阴等处黏膜的白色角化性疾病。根据发病部位不同，可分为口腔黏膜白斑病和女阴黏膜白斑病。口腔黏膜白斑病多见于中年以上男性，女阴黏膜白斑病多见于闭经后的妇女。临床以病损部的点状、片状或条状灰白或乳白的角化性斑片为特征，具有恶变为鳞状细胞癌的倾向。据估计其恶变率极低，最高不超过 4%~6%。目前皮肤科对黏膜白斑病的看法较为混乱，对本病的诊断缺乏统一标准。应该强调的是，临床形态必须和病理改变紧密结合，尤其要重视在组织病理上有无上皮非典型性增生或癌变，以及非典型性增生和癌变的程度和范围。本病中医学无类似的记载，但女阴黏膜白斑病属"妇人阴疮"的某些类型。

【诊断要点】

1. 临床表现

（1）口腔黏膜白斑病

1）多发人群及部位：以中老年男性多见，多发于颊部黏膜咬合线区域，舌部次之，唇、前庭沟、腭、牙龈也有发生。

2）症状：口腔黏膜病损为白色或灰白色黏膜改变，表面粗糙，质地柔软，周围黏膜较正常，可分为均质型与非均质型两大类：前者如斑块状、皱纹纸状；而颗粒状、疣状及溃疡状等属于后者。患者自觉局部粗糙、木涩，较周围黏膜硬。发生在舌部时可有味觉减退。伴有溃疡时可出现刺激痛、自发痛。

（2）女阴黏膜白斑病

1）多发人群及部位：皮损多发于小阴唇、阴蒂、大阴唇内侧、阴道口及阴道前庭等处黏膜部，不累及大阴唇外侧及肛周。小阴唇不萎缩，黏膜外皮肤不累及。

2）症状：皮损为白色或灰白、灰蓝、紫红色的角化性斑片。单发或多发，损害特征与口腔黏膜白斑基本相似，多数患者伴局部瘙痒。因搔抓可继发湿疹样变、苔藓化、皲裂、溃疡，可引起外阴狭窄。

一般认为本病属癌前病变，长期不愈的患者少数可发生癌变。极少数男性也可发生黏膜白斑病，主要发生在龟头黏膜，可累及包皮内侧。

2. 组织病理

黏膜上皮发育不良，显示角化过度，有时有角化不全，颗粒层增厚，在角化不全处则变薄或消失，棘层不规则肥厚，表皮突轻度伸长与变宽，真皮上部有较密集的淋巴细胞和组织细胞浸润，并混有较多的浆细胞。部分黏膜白斑病可出现不同程度的变化，表现为不典型增生，胞核大、不规则、深染、失去极性、排列紊乱，少数可发展为鳞状细胞癌。

3. 鉴别诊断

（1）扁平苔藓：也常累及口腔，皮损为乳白色丘疹，可融合成网状，表面光滑而无角化粗糙，多伴有皮肤扁平苔藓。组织病理有特异性。

（2）口唇红斑狼疮：为边界清楚的红斑或灰白色斑，其上可有粘连性鳞屑或糜烂，有时皮损周围围绕有红色晕，在颜面、耳轮等处有盘状红斑狼疮损害。组织病理及直接免疫荧光检查可鉴别。

（3）白癜风：为色素脱失之白斑，边界清楚，边缘有色素加深，无角化肥厚，以黏膜以外的皮肤发病多见。

（4）硬化性萎缩性苔藓：发于大小阴唇、肛周，皮损为边界清楚的淡白色损害，晚期出现阴唇、阴蒂萎缩，阴道口狭窄，部分患者伴有皮肤萎缩硬化性苔藓。组织病理有特异性。

【治疗】

1. 西医治疗

（1）系统治疗

1）维生素 B_{12} 500 μg，每天 1 次，肌内注射。

2）女阴黏膜白斑病伴白带多者，可予甲硝唑每次 0.4 g，每天 3 次，口服；或磺胺甲噁唑每次 1 g，每天 2 次，口服。

（2）局部治疗

1）皮质类固醇激素软膏，如氢化可的松软膏、氟轻松霜等。女阴黏膜白斑病亦可用雌激素软膏。

2）维 A 酸软膏或氟尿嘧啶软膏适量，每天 2~3 次，外用。适用于局部角化增生性病变。

3）女阴黏膜白斑病伴瘙痒者可用止痒剂，如苯唑卡因霜、达克罗宁霜。

（3）手术治疗：一般用于药物治疗无效，特别是局部有浸润性溃疡、硬结或赘生物；病理上有中度以上的非典型增生者宜手术治疗。

2. 中医治疗

（1）内治

1）脾胃实热证

证候：口腔黏膜有局限性白色角化斑，表面粗糙不易剥离，口干口苦，大便干结，小便色黄，舌质红，苔薄黄，脉弦。

治则：清热泻火。

方药：升麻煎合柴胡地骨皮汤加减［玄参 3 g、升麻 9 g、生地黄 15 g、麦冬 15 g、黄连 6 g、大黄（后下）3 g、黄芩 9 g、甘草 3 g、川芎 9 g、柴胡 9 g、地骨皮 15 g、栀子 9 g］。

用法：每天 1 剂，水煎，分 2 次（每次 200 mL）口服。

2）心脾虚火上炎证

证候：口臭、疼痛，口腔黏膜有局限性白斑，伴有性情烦躁，夜寐不安，口干少津，舌红少苔，脉细数。

治则：清心泻火。

方药：竹叶石膏汤合导赤散加减（竹叶 6 g、石膏 50 g、人参 6 g、麦冬

20 g、半夏 9 g、甘草 6 g、粳米 10 g、生地黄 6 g、木通 6 g、生甘草梢 6 g）。

用法：每天 1 剂，水煎，分 2 次（每次 200 mL）口服。

3）湿热下注证

证候：外阴损害部位中心发白，边缘稍红，奇痒，入夜尤甚，有时抓破者肿痛流滋，或伴有胸胁闷痛，口苦，喜太息，经前乳胀，带下色黄，苔腻，脉弦。

治则：健脾清热利湿。

方药：草薢渗湿汤加减（草薢、薏苡仁各 30 g，赤茯苓、黄柏、牡丹皮、泽泻各 15 g，滑石 30 g，通草 6 g）。

随症加减：便秘者，加大黄（后下）12~15 g；湿热较盛者，加龙胆草、栀子各 12 g；剧痒者，加浮萍 9 g、蒺藜 15 g。

用法：每天 1 剂，水煎，分 2 次（每次 200 mL）口服。

4）肝肾阴虚证

证候：外阴白斑干燥、皲裂，分泌物少，自觉干涩，时痒不痛，兼见腰酸眩晕，目涩耳鸣，颧红咽干，多梦不眠，舌红少苔，脉弦细数。

治则：滋补肝肾。

方药：六味地黄汤加减（熟地黄 15 g、山茱萸 12 g、山药 12 g、牡丹皮 10 g、泽泻 10 g、茯苓 10 g）。

用法：每天 1 剂，水煎，分 2 次（每次 200 mL）口服。

5）气血两亏证

证候：外阴皮损色淡枯萎，痒轻，兼见无力、自汗、倦怠、食少，大便不实，尿清长，月经后期，量少色淡，部分患者尚见心悸气短，夜寐不安，怔忡健忘，面白无华，舌质淡，脉沉细无力。

治则：补气养血。

方药：八珍汤加减（人参、白术、白茯苓、当归、川芎、白芍、熟地黄、炙甘草各 30 g）。

用法：每天 1 剂，水煎，分 2 次（每次 200 mL）口服。

（2）外治

1）口腔黏膜白斑病可用野菊花 15 g、连翘 15 g、金银花 20 g、大青叶 15 g、栀子 10 g、牡丹皮 12 g，水煎过滤后，冷却，漱口，每天 3 次。

2）口腔黏膜白斑病，外用青吹口散，每天 2 次。

3）女阴黏膜白斑病，可用地肤子、蛇床子、白鲜皮、苦参、蒲公英、枯矾、月石，煎汤熏洗，每天 1~2 次。

4）阴部萎缩瘙痒者，用淫羊藿、鹿衔草、覆盆子各等份研细末，凡士林调涂。

5）女阴黏膜白斑病伴有皲裂或破溃糜烂者，用黄丹、蛤粉各等份研细末，香油调敷。

【预防与护理】

（1）注意口腔、女阴卫生，尽量避免不良刺激，如吸烟、辛辣、腐蚀性药物、搔抓等。

（2）定期观察随访，积极治疗口腔、外阴、阴道炎症。

第四节 龟 头 炎

龟头炎即阴茎头炎，指龟头部由外伤、刺激或感染等因素引起的炎症。由于龟头炎往往与包皮内板的炎症同时存在，因此通常将龟头炎和包皮炎合称为包皮龟头炎。以局部红肿、糜烂和溃疡形成为主要临床表现。包皮龟头炎可逆行感染泌尿系统，引起膀胱炎、肾盂肾炎等。此外，若炎症长期未能治愈，可直接影响性生活，从而导致阳痿、早泄等现象。本病多发于夏秋季，多发生于中青年男性，尤其是有包皮过长或包茎者。

本病与中医学文献中记载的"袖口疳""臊疳"相类似。如《外科启玄》记载："袖口疳是龟头及颈上有疮，肿焮于内，而外皮裹不见其疮，如袖口之包手故名之。"又记载："玉茎有疮痒且疼，亦有水，盖因交媾不洗，肝经有湿热所致。"

本病的形成多由于肝胆湿热下注、局部不洁、蕴久成毒而致。患者情志不舒，肝气郁结，肝气郁久化火，滋生湿热；或肝克脾土，脾不能运化水湿，湿热之邪内生。肝胆湿热，下注于阴茎，致使局部气血瘀滞，故有龟头及包皮部潮红、糜烂、灼痛等症。

【诊断要点】

1. 临床表现

根据不同病因，临床上可分为 8 种。

（1）急性浅表性龟头炎：主要见于性生活活跃的中青年，感染菌通常与性伴侣细菌性阴道病的菌株一致。发病之初，局部皮肤潮红，自觉龟头有灼热感和瘙痒感。急性期翻开包皮可见龟头有水肿性红斑、糜烂、渗液和出血，严重者可出现水疱。若继发感染，可形成溃疡，上覆脓性渗出物，局部疼痛和压痛明显。部分患者可伴发轻度全身症状，如疲劳、乏力等。慢性期仅见包皮内板和冠状沟有片状潮红，或呈碎瓷样皲裂。

（2）环状溃烂性龟头炎：可能是 Reites 病的早期黏膜损害，或是与包皮垢的长期刺激有关。临床表现为龟头发生红斑，逐渐扩大，呈环状或多环状，以后可形成浅溃疡。本病的主要特征为在龟头上有一个至数个圆形病灶，中间为红色糜烂面，边缘呈白色狭长带，连成环状。若继发感染可使症状加重，并失去其环状特征。

（3）念珠菌性龟头炎：由念珠菌感染所引起，以白色念珠菌最常见。临床表现为包皮和龟头红斑、表面光滑、周边有少许脱屑、周围散在小丘疱疹或小脓疱，并缓慢向周围扩大。急性期可出现水肿性红斑、糜烂、渗液。严重者可波及阴茎体、阴囊、股内侧及腹股沟等处。多是由性接触传染所致，也可继发于糖尿病、消耗性疾病及长期大量抗生素或激素治疗之后。反复发作的念珠菌性龟头炎可引起包皮干裂、纤维化和龟头组织硬化性改变。

（4）浆细胞性龟头炎：中年患者多见。一般无明显自觉症状。龟头发生持久性、局限性、浸润性、暗红棕色斑片，边界清楚，表面光滑，有许多小红点或糜烂，易出血，不形成溃疡。组织病理具有诊断价值，其特征为在真皮浅层有带状炎症细胞浸润，其间杂有大量浆细胞。

（5）阿米巴性龟头炎：当包皮龟头发炎时，上皮的屏障作用丧失，易招致阿米巴原虫感染。临床表现为龟头浸润性红斑、糜烂、浅溃疡，组织坏死明显，有疼痛感。

（6）云母状和角化性假上皮瘤性龟头炎：多见于 50 岁以上患者，常伴有包茎、龟头部皮肤浸润肥厚，局部角化过度，有云母状痂皮，呈银白色。龟头失去正常弹性，并逐渐萎缩。

（7）滴虫性龟头炎：为滴虫感染后引起的轻度暂时性糜烂性龟头炎症。患者常有瘙痒感，排尿时症状加重。发病之初在龟头部出现红斑和丘疹，边界清楚，范围逐渐扩大。红斑上可有针头至粟粒大小的水疱，水疱可扩大相互融合，并形成轻度糜烂面。

（8）干燥性闭塞性龟头炎：病变初期为慢性龟头炎，黏膜肥厚，病变区域呈象牙白色，表皮可有脱屑。晚期局部呈瘢痕样萎缩，可引起尿道外口狭窄，包皮粘连。

2. 鉴别诊断

（1）淋病性龟头炎及软下疳：分泌物或组织液镜检可分别查到淋病双球菌及软下疳链杆菌。

（2）接触性皮炎：常发生于应用避孕套后，停用后易于治愈。

（3）固定性药疹：有服药史，停药后易于治愈。愈后遗留灰褐色色素沉着，再次服药仍在原处复发。

【治疗】

1. 西医治疗

（1）一般治疗

1）保持局部的清洁，避免各种刺激，每天清洗龟头和包皮。

2）避免不洁性交，治疗期间暂停性生活，如为滴虫或念珠菌性龟头炎，应夫妻同时治疗。

3）急性期避免使用皮质类固醇激素，以免加重感染。包皮水肿严重者，切勿强行上翻包皮。

4）包皮内板和龟头有溃疡或糜烂时要及时换药，每天换药 2 次。

5）少吃辛辣刺激性食物，忌烟酒。

（2）系统治疗：应根据病原体和药物敏感性试验选用针对性的全身性抗菌药。对于急性浅表性包皮龟头炎和环状糜烂性包皮龟头炎的治疗可首先选用针对革兰阳性球菌的敏感性抗生素。滴虫性包皮龟头炎的治疗首选甲硝唑。白色念珠菌引起的包皮龟头炎的治疗常用氟康唑或伊曲康唑。

（3）局部治疗：糜烂渗出或有脓性分泌物者可用 1% 依沙吖啶溶液或 1：8 000 高锰酸钾溶液湿敷，干燥而有脱屑者外涂糖皮质激素软膏。念珠菌感染者可用碳酸氢钠溶液清洗患部后外涂咪唑类软膏。滴虫感染者用 0.5%～1.0% 乳酸溶液或 0.5% 乙酸溶液冲洗，再敷以消炎软膏。中效的不含氟的激素类药膏间断给药对浆细胞性龟头炎有较好疗效。

（4）手术治疗：包皮过长或包茎过长导致包皮龟头炎反复发作者，应在炎症消退后行包皮环切术。

2. 中医治疗

（1）内治

1）肝经湿热证

证候：阴茎肿痛，尤其是包皮及龟头明显，包皮翻转困难，排尿疼痛，有时伴有发热，全身不适，纳差，口干，舌质红，苔薄白，脉弦滑。

治则：清热利湿，佐以解毒。

方药：龙胆泻肝汤加减（龙胆草 9 g、青连翘 15 g、干生地黄 15 g、车前子 12 g、淡黄芩 9 g、生栀子 9 g、粉丹皮 9 g、泽泻 6 g、生甘草 9 g）。

用法：每天 1 剂，水煎，分 2 次（每次 200 mL）口服。

2）肝郁脾虚证

证候：龟头包皮部糜烂渗出较多，红肿不甚明显，纳呆，神疲，心情不舒，舌质淡，苔薄白，脉弦细。

治则：疏肝健脾利湿。

方药：逍遥散合胃苓汤加减（柴胡 30 g、茯苓 30 g、白芍 30 g、甘草 15 g、生姜 6 g、陈皮 10 g、枳壳 15 g、法半夏 10 g、川牛膝 15 g、郁金 15 g、当归 15 g）。

　　用法：每天 1 剂，水煎，分 2 次（每次 200 mL）口服。

　　（2）外治

　　1）红肿未破溃时，用马齿苋水剂、龙胆草水剂湿敷，外洗后涂黄连软膏或甘草油调敷，每天 3~4 次。

　　2）溃疡形成时，用生肌散或珍珠散局部撒布或油调后再涂敷。

【预防与护理】

　　（1）保持良好的个人卫生习惯，局部保持清洁卫生，可用温水或 1∶8 000 高锰酸钾溶液外洗。

　　（2）包皮过长者应尽早行环状切除，以防日久发生癌变。

　　（3）调畅情志，忌食辛辣刺激性食物，发病时及疾病刚愈时忌同房。

第二十章　皮肤肿瘤

第一节 色 素 痣

色素痣是由痣细胞组成的良性新生物，又名痣细胞痣、细胞痣、黑素细胞痣、痣。本病常见，几乎每人都有，从婴儿期到年老者都可以发生，随年龄增长数目增加，往往青春发育期明显增多。女性的痣趋向比男性更多，白人的痣比黑人更多。偶见于黏膜表面。临床表现有多种类型。颜色多呈深褐或墨黑色，少数为没有颜色的无色痣。病程进展缓慢，无自觉症状。根据出生时是否存在分为先天性及获得性色素痣两大类。本病属于发育畸形，黑素细胞在由神经嵴到表皮的移动过程中，由于偶然异常，造成黑素细胞的局部聚集而成。中医文献称本病为"黑痣"或"黑子""黑子鹰"等。

【诊断要点】

1. 临床表现

基本损害一般为直径<6 mm 的斑疹、丘疹、结节，呈疣状或乳头状，多为圆形，常对称分布，界线清楚，边缘规则，色泽均匀。数目多少不等，单个、数个甚至数十个，有些损害处可有一根至数根短而粗的黑毛。由于痣细胞的色素含量不同，临床上可呈棕色、褐色、蓝黑色、黑色或正常肤色、淡黄色、暗红色。日晒可增加暴露部位色素痣的数量。

（1）先天性色素痣：出生时即有，一般较大，大多为直径1 cm 以上的黑褐色稍隆起皮面的斑块，有的面积很大，包括整个肢体，其上呈乳头状或颗粒状高低不平，可有多数毛发，称为巨大性先天性色素毛痣。无任何自觉症状。

（2）获得性色素痣：根据痣细胞在皮肤内的部位，病理上可分为交界痣、皮内痣、混合痣。

1）交界痣：出生时即有，或出生后不久发生，通常较小，直径1~6 mm，平滑，无毛，扁平或略高出皮面，淡褐色至深褐色斑疹。身体任何部位都可以发生。

2）皮内痣：成人常见，呈半球形隆起的丘疹或结节，直径数毫米至数厘米，表面光滑或呈乳头状，或有蒂，可含有毛发。皮内痣一般不增大。多见于头颈部。

3）混合痣：外观类似交界痣，但可能更高起，有时有毛发穿出，多见于儿童和少年。

色素痣不稳定，常经历成熟至衰老的生长演化过程。痣开始时多为小而平的交界痣，以后大多发展为混合痣，最后变为皮内痣。

交界痣恶变时，局部常有轻度疼痛，为灼热和刺痛，边缘处出现卫星小点，如突然增大、颜色加深、有炎症反应、破溃或出血时，要提高警惕。

2. 组织病理

（1）交界痣：痣细胞呈巢状排列，位于表皮与真皮交界处的基底细胞层内，其形态类似于上皮样细胞，常含有大量黑素颗粒，处于活跃状态。

（2）皮内痣：痣细胞多呈立方形团块状，位于真皮浅层，其形态类似于淋巴样细胞，含黑色素很少，痣细胞相对处于静止状态。

（3）混合痣：同时具有交界痣与皮内痣的特点。痣细胞位于表皮内与真皮内，在真皮上部者其形态类似于上皮样细胞，呈立方形，胞质丰富；位于真皮深部痣细胞巢的痣细胞呈梭形，类似成纤维细胞，不含或含油很少的色素。

3. 鉴别诊断

（1）雀斑：多发于面部，黄褐色小斑点，密集分布，日晒后加深。组织病理可见基底细胞层中黑色素增多，无痣细胞。

（2）色素性荨麻疹：损害为棕黄色的斑疹或丘疹，皮肤划痕试验阳性。组织病理可见肥大细胞。

【治疗】

1. 西医治疗

一般不必治疗，对于小于 1.5 cm 直径的先天性色素痣，可以长期观察。对先天性发生于手掌、足跖或外阴部的色素痣及巨大性先天性色素痣，有 1% 恶变的可能性，以切除为佳。对后天发生在面部单个色素痣，有碍美容要求治疗者，可用外治法，如贯穿缝扎术及物理疗法去除。

（1）手术切除：色素痣突然增大，颜色加深，周围发红，表面有结痂形成或脱屑，糜烂出血或变成溃疡，或附近淋巴结增大，或周围有卫星状小点等恶变体征时，应立即进行切除，并做病理检查。

（2）冷冻治疗：可采用液氮冷冻治疗。

（3）激光烧灼：应慎用。

2. 中医治疗

（1）去疣饼：糯米 100 粒，石灰拇指大 1 块，巴豆 3 粒（去壳研）。放入瓷瓶密封 3 天，以竹签挑少许点于痣上。

（2）除痣膏：氢氧化钾 3 g，糯米 26 g，蒸馏水 10 mL。先将氢氧化钾放入瓶中，加糯米，再兑入水，静止几小时，呈糊状，挑少许点于痣上。

（3）五妙水仙膏：取少许点于痣上。

【预防与护理】

（1）色素痣切忌搔抓、手抠刺激，以免引起恶变。

（2）对于易于受摩擦部位的如掌跖、腰腹、腹股沟、肩胛部等处的色素痣，应予以预防性切除，切除中应包括痣外 0.5 cm 正常的皮肤，同时做病理检查。

（2）避免反复使用腐蚀性药物，如硫酸、三氯乙酸、苯酚等。

第二节　瘢痕疙瘩

瘢痕疙瘩是皮肤损伤后结缔组织过度增生所引起的良性皮肤肿瘤。患本病者称瘢痕体质，属单基因遗传病，有时有家族史，呈常染色体隐性或显性遗传。这种体质有种族差异，有色人种较多发病。特异体质，机体免疫修复功能失常，对创伤愈合发生超常反应，这是本病的内因。创伤（如烧、烫伤）、接种、异物、虫咬、搔抓及某些炎症性皮肤病如痤疮、穿掘性毛囊炎或未被察觉的皮肤轻微擦伤等，在修复过程中，引起真皮内胶原纤维组织过度增生，这是本病的外因。中医称为"蟹足肿""锯痕证""肉鬼疮"等。

【诊断要点】

1. 临床表现

瘢痕疙瘩大体可分为原发型和继发型两大类。原发型瘢痕疙瘩，多在胸前或肩后，初起小红点伴瘙痒，逐渐由小到大，由软变硬，色红或暗红，有索条状、蝴蝶状、圆形、不规则形等。继发型瘢痕疙瘩也称增生型瘢痕疙瘩，又分为痤疮性瘢痕疙瘩和瘢痕癌。多因烧烫伤、创伤、痤疮、感染化脓或因采用手术、激光、冷冻、植皮、激素药物封闭后都会引起受损组织过度增生和皮下组织破坏变性，凸出皮肤，色红或暗红伴瘙痒与刺痛，部分有明显向外延伸的毛细血管，饮酒或食辛辣等刺激性食物后症状有加重倾向。

2. 组织病理

在真皮内有大量胶原纤维增生，呈透明化。浅层胶原纤维束与表皮平行排列，而深层胶原纤维束增生致密，排列呈涡纹状，呈透明化，真皮乳头因受压而扁平，弹力纤维缺如，其间夹杂有血管和炎症细胞，没有包膜，临近附属器如毛囊、汗腺、皮脂腺被挤向一侧，逐渐萎缩。

3. 鉴别诊断

（1）肥厚性瘢痕：局限于原损伤部位，而瘢痕疙瘩侵犯临近皮肤，超过原损伤部位。无蟹足状伸展，皮损经一年至数年后变平，而瘢痕疙瘩则持续存在。组织病理示瘢痕疙瘩胶原纤维透明化，呈不规则漩涡状排列，可见大量黏多糖沉积，成纤维细胞少及异物反应等可与肥厚性瘢痕相鉴别。

（2）瘢痕结节病：本病发生于瘢痕部位，皮疹类似瘢痕疙瘩，但病理改变为上皮细胞聚集而成的结节（肉芽肿），可资鉴别。

【治疗】

1. 西医治疗

治疗原则：抑制成纤维细胞的增生，减少胶原合成，增加胶原降解，抑制过剩胶原沉积。但应避免破坏性治疗，禁用腐蚀剂，不主张单纯手术切除。

（1）物理治疗

1）放疗：常用于辅助外科手术术后治疗，能很好地防止切除瘢痕疙瘩术后的复发。镭疗或浅层 X 线照射疗效较好，适用于新发生柔软、压之褪色而较小的皮损。

2）冷冻治疗：一般适用于治疗面积较小且病程短的患者，常需 10 个疗程以上才能见效，使瘢痕疙瘩萎缩。常见的不良反应主要有伤口愈合缓慢、色素脱失、色素沉着、水肿、疼痛、感觉迟钝、皮肤萎缩、粟粒疹的形成等。所以冷冻治疗不是临床上的一线疗法。

3）激光治疗：目前临床上治疗瘢痕的激光有很多种，从早期 CO_2 激光到以后的脉冲染料激光、超脉冲连续波扫描 CO_2 激光、高能 CO_2 激光等。近年来随着激光设备的发展，新型点阵激光即像素（束）激光应用于临床后，在激光治疗瘢痕领域获得了极力推崇，目前有非剥脱性点阵激光，如 Nd：YAG 点阵激光（1 320 nm、1 440 nm）、Er：GIass 点阵激光（1 540 nm、1 550 nm）等；剥脱性点阵激光，如 Er 点阵激光（2 940 nm）、超脉冲 CO_2 点阵激光等陆续应用于临床。

（2）药物治疗

1）皮质类固醇激素：该类激素皮损内注射是最经典治疗瘢痕疙瘩的方法，可单独或与手术及其他疗法联合应用。由于曲安西龙等短效激素，治疗间隔短，患者往往不能坚持规定疗程。现在临床上多采用长效激素，如复方倍他米松（得宝松）、曲安奈德、康宁克通等，一般仅需每 3~4 周给药 1 次，就能发挥很好的治疗作用。对较大的损害，可局部注射于活动性皮损的边缘，可抑制进一步进展，一般 1~2 周注射 1 次。

2）抗肿瘤抗生素：平阳霉素属于抗肿瘤药物，其能有效抑制血管内皮细胞增生，临床上用于治疗各种血管瘤，抑制瘢痕组织血液供应，使瘢痕组织坏死液化。另外，平阳霉素还能抑制胶原合成酶的活性，使胶原沉积得以控制。

丝裂霉素 C 是烷化剂类抗肿瘤抗生素，除用于肿瘤的治疗外，还用于瘢痕的预防，被认为是抗纤维化最强的药物之一。瘢痕疙瘩是真皮过度纤维化疾病，将丝裂霉素 C 用于瘢痕疙瘩的治疗，亦显示了较好的疗效。

3）曲尼司特：是一种过敏介质阻滞剂，后来发现其尚具有抗 2、3、4 型变态反应，以及抗纤维化等多种药理作用。在瘢痕疙瘩中，成纤维细胞的胶原合成明显高于正常人，曲尼司特可抑制胶原的脯氨酰基和赖氨酰基的羟化，并抑制胶原合成的限速酶——脯氨酰羟化酶的活性，且只抑制瘢痕疙瘩中成纤维细胞的胶原合成，而对正常的成纤维细胞则无影响。口服方便，对瘢痕皮损厚度和瘙痒及疼痛症状均有一定疗效。

4）咪喹莫特：该药作为一种新型免疫调节剂，直接刺激机体免疫系统，活化天然杀伤细胞、巨噬细胞、朗格汉斯细胞并调节局部细胞因子合成和释放，增强瘢痕胶原酶活性，减少成纤维细胞的合成及引起细胞凋亡，从而起到抗纤维化抗瘢痕作用。外用 5% 咪喹莫特乳膏治疗瘢痕疙瘩改变了与凋亡有关的基因表达。

5）维 A 酸类药物：异维 A 酸胶丸是第一代维 A 酸类药物，其对于上皮细胞的增殖过程和分化功能，对机体细胞免疫、体液免疫及黑素细胞功能、血管内皮细胞均具有双相调节作用。维 A 酸干扰了成纤维细胞 DNA 的合成，从而抑制成纤维细胞的生长与增殖，阻止了胶原增生，促使瘢痕愈合过程正常化。类维生素 A 也能抑制皮脂生成，而病灶处皮脂的过多合成也是形成瘢痕疙瘩的一个重要因素。一般外用 0.05% 维 A 酸霜剂，每天 2 次外涂，连用数月。

（3）手术联合放疗：对于发生已久、硬而面积较大呈深红或红色者可先行外科切除，然后植皮，植皮后 2 周，再照射新皮与原皮肤的联合处（不照射移植的新皮）。X 线可抑制纤维组织增殖和新血管增生。

2. 中医治疗

（1）内治

1）瘀毒积滞

证候：瘢痕结块初起或出现数月，色鲜红或暗红，质地较硬，偶有针刺样瘙痒疼痛不适，伴口干，大便秘结，小便短赤，舌红有瘀点，苔薄黄，脉弦。

治则：活血化瘀，解毒散结。

方药：桃红四物汤加减（桃仁 15 g、红花 15 g、赤芍 15 g、牡丹皮 9 g、生地黄 15 g、蒲公英 15 g、金银花 10 g、连翘 15 g、香附 9 g、丹参 15 g、水蛭 3 g、当归 15 g）。

用法：每天 1 剂，水煎，分 2 次（每次 200 mL）口服。

2）气虚血瘀

证候：瘢痕疙瘩日久不消，色淡红或紫暗，质地坚韧或硬橡胶样，无任何不适感，伴体弱或倦怠，或面色萎黄，舌淡，苔薄白，脉细涩。

治则：活血化瘀，益气散结。

方药：丹芪散瘀汤［丹参 15 g、黄芪 30 g、川芎 12 g、桃仁 10 g、红花 10 g、赤芍 12 g、香附（后下）12 g、当归 12 g、地龙 9 g、石菖蒲（后下）12 g、茯苓 12 g、甘草 10 g、鸡血藤 30 g］。

用法：每天 1 剂，水煎，分 2 次（每次 200 mL）口服。

（2）外治

1）熏洗：常用赤芍 30 g、丹参 30 g、三棱 30 g、莪术 30 g、紫草 30 g、红花 15 g、乌梅 20 g。煎水 1 500 mL，熏洗，每天 2 次。

2）外擦：将五倍子 860 g、蜈蚣 10 条、蜂蜜 180 g、黑醋 2 500 g，制成黑布药膏。外擦患处，每天换药 1 次；或取白芷、芫花、甘遂等份研制成细末，配米醋调成糊状外敷患处，每天 1 次；或用鸦胆子 30 g，凡士林 70 g，将鸦胆子去壳研成细泥状，加入凡士林调匀，48 h 后即成鸦胆子膏，将药膏直接涂于患处，注意保护瘢痕块周围正常皮肤，每 2 天换药 1 次。

【预防与护理】

（1）瘢痕体质者应尽量避免一切外伤、搔抓等各种刺激及皮肤感染。

（2）禁用单纯手术切除及腐蚀剂，避免瘢痕扩大。

（3）少食辛辣刺激及鱼腥发物。

第三节 血 管 瘤

血管瘤是由胚胎期间成血管细胞增生而形成的常见于皮肤和软组织内的先天性良性肿瘤或血管畸形，多见于婴儿出生时或出生后不久。残余的胚胎成血管细胞、活跃的内皮样胚芽向邻近组织侵入，形成内皮样条索，经管化后与遗留下的血管相连而形成血管瘤，瘤内血管自成系统，不与周围血管相连。血管瘤随着身体发育而缓慢增大，到一定程度后就不再增大，有的可自然消失。

有研究表明，妊娠期应用黄体酮或接受绒毛膜穿刺、妊娠期高血压病及婴儿出生时低体重可能与血管瘤的形成有关。有学者认为血管瘤是人体胚胎发育过程中，特别是在早期血管性组织分化阶段，由于其控制基因段出现小范围错构，而导致其特定部位组织分化异常，并发展成血管瘤。在胚胎早期（8~12 个月）胚胎组织遭受机械性损伤，局部组织出血造成部分造血干细胞分布到其他胚胎性细胞中，其中一部分分化成为血管样组织，并最终形成血管瘤。

血管瘤的中医名为"血瘤"，如《外科正宗》曰："血瘤者，微紫，微红，软硬兼杂，缠若红丝，擦破血流，禁之不住。"又如《外科大成》曰："血瘤属心，皮肤缠隐红丝，软硬间杂。"多由肾中伏火为胎毒，血行失常，凝于脉络，溢于肌肤而成。中医称为"血瘤""血痣""赤疵"。

【诊断要点】

1. 临床表现

血管瘤可发生于全身各处，发生于口腔颌面部的血管瘤占全身血管瘤的60%，其次是躯干（25%）和四肢（15%）。其中大多数发生于颜面皮肤、皮下组织及口腔黏膜，如舌、唇、口底等组织，少数发生于颌骨内或深部组织。女性多见，男女比例为（1：4）~（1：3）。

临床上可分为鲜红斑痣、单纯性血管瘤、海绵状血管瘤、混合型血管瘤4种。

（1）鲜红斑痣：又名毛细血管扩张痣或葡萄酒样痣，肿瘤是由大量交织、扩张的毛细血管组成。表现为鲜红或紫红色斑块。与皮肤表面平齐或稍隆起，边界清楚，形状不规则，大小不等。以手指压迫肿瘤时，颜色褪去；压力解除后，颜色恢复。常在出生时出现，头、颈、面部多见，随着人体长大而增大。发生于枕部、额部及鼻梁者可在2岁前自行消退。

（2）单纯性血管瘤：又称草莓状血管瘤，为紫红或鲜红色柔软扁平隆起，质软，压之褪色，也可呈桑椹或草莓分叶状小肿瘤。多发于面部和头皮，受伤后易出血。通常在出生后1~3个月发生，3~6个月内迅速生长，1岁以内可长到最大限度，2~3岁后停止发展，约3/4以上的患者于5~7岁以内自行消退。

（3）海绵状血管瘤：由扩大的血管腔和衬有内皮细胞的血窦组成。损害为大小不等的紫红、暗红或青红色结节及斑块，质软，血窦大小不一，有如海绵状结构，窦腔内充满静脉血，彼此交通。表面呈半球形或分叶状，压之体积可缩小。多为单发。组织病理示真皮下部和皮下组织的血管扩大成不规则的空腔，腔内充满血液。血管外膜细胞增生。表现为无自觉症状、生长缓慢的柔软肿块。头低位时，肿瘤因充血而扩大，恢复正常体位后，肿块即恢复原状。表浅的肿瘤，表面皮肤或黏膜呈青紫色。深部者，皮色正常。触诊时肿块柔软，边界不清，无压痛。挤压时肿块缩小，压力解除后则恢复原来大小。此型血管瘤可持续存在或不断增大，少数损害在十数年内变小甚至消退。

（4）混合型血管瘤：上述3型中，两者或三者同时存在。

2. 组织病理

鲜红斑痣组织病理表现为真皮内毛细血管增多与管壁扩张，内皮细胞增生。单纯性血管瘤组织病理表现为毛细血管增生，婴儿期以血管内皮增生为主，细胞大而多层，管腔窄小或不清。海绵状血管瘤组织病理为真皮深层及皮下有多数广泛扩张的薄壁、大而不规则的血管腔，形似静脉窦。

【治疗】

1. 西医治疗

治疗原则：鲜红斑痣一般不需要治疗，单纯性及海绵状血管瘤可观察数年至 7 岁，如不消退再进行治疗。过早治疗会遗留瘢痕和萎缩，但无法确定一定会消退者，故可采用一些治疗。

（1）鲜红斑痣：可试用同位素^{90}Sr 敷贴、液氮冷冻、氩离子激光器治疗，有一定疗效。脉冲染料激光治疗有良好效果。

（2）单纯性血管瘤：小的可用脉冲染料激光、液氮冷冻、激光治疗、同位素敷贴或手术切除，大者用浅层 X 线治疗，均可达到满意疗效。

（3）海绵状血管瘤：瘤体较小的可行手术切除，或用硬化剂局部注射；深而大的瘤体可使用放疗、浅层 X 线照射或激光，如 Nd：YAG 激光疗效较好。对瘤体增长迅速，并伴有血小板减少者，可考虑短程皮质类固醇激素治疗，必要时采取手术切除并行植皮术。

2. 中医治疗

（1）辨证论治

1）气滞血瘀

证候：皮肤出现柔软海绵状肿块，皮色暗红或淡红色，指压之可消退或变小，松手后即恢复原状，无痛痒等不适感，舌质暗紫，苔白，脉细。

治则：行气活血，化瘀通络。

方药：活血散瘀汤加减（川芎 3 g、当归 3 g、防风 3 g、赤芍 3 g、苏木 3 g、连翘 3 g、天花粉 3 g、皂角刺 3 g、红花 3 g、黄芩 3 g、枳壳 3 g、大黄 6 g）。

用法：每天 1 剂，水煎，分 2 次（每次 200 mL）口服。

2）血热瘀阻

证候：皮肤出现柔软海绵样肿块，微高起皮肤或与皮肤平齐，皮肤呈鲜红色或暗紫红色，压之渐消退，放松后又充血鼓起，不痛不痒，肿块大部分出生时即有，且渐渐增大，舌质暗红或有瘀点，脉细数或涩滞。

治则：活血化瘀，凉血消肿。

方药：桃红四物汤加减（桃仁 15 g、红花 15 g、赤芍 15 g、牡丹皮 9 g、生地黄 15 g、蒲公英 15 g、金银花 10 g、连翘 15 g、香附 9 g、丹参 15 g、水蛭 3 g、当归 15 g）。

用法：每天 1 剂，水煎，分 2 次（每次 200 mL）口服。

（2）外治

1）消痔灵硬化剂：局部注射用0.25%利多卡因与消痔灵硬化剂按1∶1.25比例配制，刺入瘤体0.3 cm，缓慢注入药液3~5 mL，待瘤体发白变硬为止。

2）五妙水仙膏：鲜红斑痣可酌情选用。

3）花蕊石散：花蕊石15 g，天南星、白芷、厚朴、羌活、没药、紫苏、轻粉、煅龙骨、细辛、檀香、乳香、苏木、蛇含石、当归各6 g，麝香1 g，共研细末，用于血管瘤触破流血处。

4）火针法：适用于直径小的毛细血管瘤。局部消毒后采用大小适宜的针，在酒精灯上烧红针尖，快速垂直插入瘤体中央凸出部位0.1~0.2 cm，随即拔针，外盖消毒敷料。一般皮损小者1次即愈，不留瘢痕；大者每次刺2~3针，每周2次。

【预防与护理】

（1）未治疗前保护好瘤体，防止碰伤出血。

（2）禁用或慎用剧毒药物或强腐蚀性药物，避免中毒和出血不止。

第四节　脂溢性角化病

脂溢性角化病，又称为老年疣、老年斑、基底细胞乳头瘤，是一种临床最常见的良性皮肤肿瘤，多发于中老年人，是因为角质形成细胞增生所致的表皮良性增生。多发于头面部、背部及手背等部位。病因不明，其特点为淡褐色至黑色的疣状物，上有油脂性角化鳞屑。病程发展缓慢，可长期存在，极少发生恶变。

【诊断要点】

1. 临床表现

本病大多发生于40岁以后，多发于头皮、面部、躯干、上肢、手背等部位，但不累及掌跖。开始为淡褐色斑疹或扁平丘疹，表面光滑或略呈乳头瘤状，随年龄而增大，数目增多，直径0.1~1 cm，或数厘米，境界清楚，表面呈乳头瘤样，有油腻性痂，痂容易刮除。有些损害色素沉着可非常显著，呈深棕色或黑色，陈旧性损害的颜色变异很大，可呈正常皮色、淡褐色、暗褐色或黑色。本病可以单发，但通常多发，多无自觉症状，偶有瘙痒感。皮损发展缓慢，极少恶变。临床上有几种特殊类型。

（1）刺激性脂溢性角化病：发生于皮脂溢出部位或摩擦部位，皮损可因被刺激而发生炎症，基底变红，表面呈不规则增生。

（2）发疹性脂溢性角化病：短期内突然发生并迅速增多，应注意是否并发内脏肿瘤。

（3）灰泥角化病：主要发生于老年人，多发于下肢，皮损为多发角化性丘疹，容易被剥去，不出血。

2. 组织病理

基本特点为向外生长，角化过度，棘层肥厚，呈乳头瘤样增生，有假性角囊肿。有的损害在增生的角质形成细胞中有多数黑色颗粒。

3. 鉴别诊断

（1）老年性雀斑样痣：本病位于日晒部位，故也称日光样雀斑样痣，为大小不等的浅褐色或深褐色斑，不高出皮面，与脂溢性角化病早期损害相似，但后者角化明显，略高出皮面，可有脂溢性鳞屑。组织病理不同，可以区别。

（2）色素痣：表面光滑，不呈疣状，无脂溢性鳞屑，组织病理可鉴别。

（3）日光性角化病：是一种癌前皮肤病，多见于中年以上的成年人，且暴露部位多见。皮损初发类似脂溢性角化病，为扁豆大的圆形或不规则形非炎症斑片，质硬，微隆起于皮面，不久即发展为肥厚性扁平隆起，表面干燥，覆有黄褐色或黑褐色鳞屑，与下面组织紧密粘连，强力剥去易出血，皮损单发。组织病理显示表皮突向下不规则增长，有角化不良和不典型细胞，常见角化不全。

【治疗】

1. 西医治疗

治疗原则：一般不需要治疗，单发者可酌情使用三氯乙酸外涂，也可用冷冻、电凝、激光、微波或手术治疗。

（1）30%～60%三氯乙酸溶液涂抹：较小的损害一般几次即可脱落。

（2）液氮冷冻疗法：用棉签蘸液氮，迅速涂于较小的皮损上，反复2次。治疗后可涂2%甲紫，以预防继发性感染。冷冻局部发白，数分钟后解冻肿胀，1～2天内局部发生水疱或大疱，此时可按冻伤处理，干燥结痂后，1～2周脱痂而愈。

（3）激光疗法：利用激光的热效应，使皮肤组织发生凝固、坏死、碳化和气化。在老年皮损处常规消毒，用1%～2%普鲁卡因或利多卡因局部麻醉，再调试所需光束烧灼或切除皮损。

（4）手术治疗：是将单个比较大的疣体在局部麻醉下进行切除，对黑棘皮瘤型应切除并做病理检查，以区别黑色素瘤。

2. 中医治疗

中医治疗以外治为主。

（1）五妙水仙膏：用生理盐水局部清洁后，根据瘤体大小用药膏局部反复点涂至瘤体脱落即可。

（2）水晶膏：用法同上。

【预防与护理】

（1）注意避免过度日晒。

（2）注意保持局部清洁，避免搔抓、摩擦，以防感染。

（3）饮食宜清淡，忌食辛辣刺激性食物。

第五节 蕈样肉芽肿

蕈样肉芽肿是一种原发于皮肤的低恶性的 T 淋巴细胞淋巴瘤。多发于老年人，男性多于女性。本病的病因尚不明确，认为可能与遗传、病毒感染、化学物品刺激和免疫功能障碍有关。中医认为本病早期多为血热风燥，中后期多为瘀热火毒夹湿。若瘀毒内攻脏腑，耗伤气血，可导致正气内虚。本病属中医学"蕈样恶疮"的范畴。

【诊断要点】

1. 临床表现

典型的蕈样肉芽肿临床上大致可分为三期，即红斑期、斑块期、肿瘤期。

（1）红斑期：又称蕈样前期或湿疹样期，主要的临床表现是皮肤剧痒，伴有扁平、淡红色、鳞屑性非萎缩性红斑或表面萎缩、光亮，毛细血管扩张，色素增多或减退的萎缩性红斑。皮疹多型，瘙痒剧烈，一般的抗组胺止痒药治疗不能止痒是本期的特征。多型性的皮疹常表现为类似银屑病、副银屑病、湿疹、脂溢性皮炎、神经性皮炎、鱼鳞病、玫瑰糠疹、肥大细胞增生病。皮损多发生于躯干，通常持续 2~5 年。

（2）斑块期：又称浸润期，通常由红斑期发展而来，但亦有部分患者第一期症状极其短暂而不明显，似乎一开始就表现为斑块期。本期的皮损特征是浸润型斑块，呈暗红色不规则隆起，表面紧张、发亮、高低不平。有的可呈环状、疣状，有的皮疹颜色可为淡红、黄红、砖红、紫红或棕褐色。浸润性斑块可溃破或不溃破。通常无明显瘙痒感，除少数浸润性斑块可自行消退并留下萎缩及色素沉着或减退外，一般浸润性皮损可持续多年或增生呈疣状。

（3）肿瘤期：这是蕈样肉芽肿的后期损害，通常在陈旧性浸润皮损的边缘发生，一般不出现在新起的浸润斑块上。表现为向表面隆起的蕈样损害或向皮下生长的结节性肿块。蕈样损害常有破溃，结节状肿块多有分叶。肿块的大小不一，可短期内迅速增大，数目增多，表面呈灰白色、黄红色或棕红色。完整的肿块一般无痛感，但破溃后可有剧痛并可留下萎缩性瘢痕或伴有色素改变。本病除皮肤损害外还可伴有毛发脱落甚至全秃，但黏膜一般不累及。

本病除皮肤以外，淋巴结、内脏等也受累及。

2. 组织病理

红斑期无萎缩的皮损病理改变早期在真皮乳头及乳头下层见单纯性炎症浸润细胞，主要是 T 淋巴细胞和多少不等的组织细胞，并可见亲表皮现象。在有萎缩的皮损中其组织象类似血管萎缩性皮肤异色病，可见表皮变平，基底细胞空泡化，表皮下有带状单一核细胞浸润和部分区域侵入表皮。

斑块期的病理特征是有亲表皮现象，表皮内出现 Pautrier 微脓肿；真皮浸润呈带状或斑片状；出现相当多的所谓蕈样肉芽肿细胞（核深染，外形不规则）。肿瘤期的病理特征是真皮内有大片浸润并侵入皮下组织。浸润主要由蕈样肉芽肿细胞组成，核异形，深染，大小不一。

3. 鉴别诊断

第一类疾病是良性皮肤病，如湿疹、银屑病、浅部真菌病及药疹，通过组织病理学检查及其他常规皮肤检查容易区分。大斑块副银屑病临床表现为红色斑片或斑块，伴轻度脱屑，有时表面发生萎缩，多发于躯干和臀部，很难与早期斑片期或斑块期蕈样肉芽肿鉴别，但两者的病理学表现不同。长期随访发现大约 10% 的大斑块副银屑病会转化成蕈样肉芽肿。目前普遍的观点认为大斑块副银屑病应该是蕈样肉芽肿的一种表现，而不是蕈样肉芽肿的前驱改变。

第二类疾病包括组织学改变提示蕈样肉芽肿的良性皮肤病，如淋巴瘤样接触性皮炎、淋巴瘤样药物反应、光线性类网状细胞增生症。除组织学上有细微差别外，临床表现也有不同，常可明确鉴别。

第三类疾病包括其他类型的（亲表皮性）皮肤 T 细胞淋巴瘤，组织学上两者类似。

【治疗】

1. 西医治疗

（1）早期蕈样肉芽肿：治疗以控制或缓解症状为目的，常以局部治疗为主。

1）氮芥凝胶：Valchlor 为氮芥凝胶，2013 年美国食品药品监督管理局

（FDA）批准其治疗早期蕈样肉芽肿。

2）以 Toll 样受体（TLR）为靶位的治疗：人树突细胞主要包括表达 TLR8 的骨髓树突细胞和表达 TLR7、TLR9 的浆细胞样树突细胞。TLR 通过识别相应配体，可使树突细胞激活，产生多种细胞因子参与免疫调节，还可引起抗细胞凋亡分子 Bcl-2 下调，诱导肿瘤细胞凋亡。目前临床应用的有咪喹莫特与瑞奎莫德。

3）光疗法：传统光疗法如光化学疗法和窄谱中波紫外线已广泛用于治疗早期蕈样肉芽肿，且具有良好的反应率及安全性。

（2）晚期蕈样肉芽肿：应采用个体化方案，联合多种系统治疗和局部治疗。系统治疗常包括干扰素、贝扎罗汀等维 A 酸类、化疗药物及各种靶向药物。

1）维 A 酸类：为维生素 A 的衍生物，作用于细胞核内维 A 酸受体和维 A 酸 X 受体，调节细胞增殖、分化和凋亡，同时抑制恶性 T 细胞在皮肤迁移，调节免疫应答。

2）单克隆抗体：作用机制为调节抗体依赖细胞介导的细胞毒作用、补体介导的细胞溶解作用及诱导细胞凋亡。

3）免疫偶联物：由单克隆抗体或其片段与细胞毒性效应分子共价连接组成，单克隆抗体与肿瘤细胞表面抗原特异性结合，使效应分子聚集并选择性杀伤肿瘤细胞。根据效应分子类型分为抗体药物偶联物、免疫毒素和放射性免疫偶联物。

4）组蛋白去乙酰化酶抑制剂（HDACI）：通过增加组蛋白的乙酰化程度，使核小体结构松弛，激活抑癌基因表达，抑制肿瘤细胞增殖，诱导分化和凋亡。

5）抗代谢药物：① 普拉曲沙，是新型叶酸类似物，可抑制二氢叶酸还原酶及 DNA 合成，导致细胞凋亡。并可在细胞内聚集，增加肿瘤细胞对化疗药物的敏感性，有潜在逆转肿瘤耐药的作用。② 呋咯地辛，是嘌呤核苷磷酸化酶抑制剂，可使细胞毒性物脱氧鸟苷在细胞内积累，抑制 DNA 合成和细胞增殖，诱导凋亡。

6）蛋白酶体抑制剂：硼替佐米是基于硼酸盐的 26S 可逆性蛋白酶体抑制剂，可抑制核因子 κB 抑制剂的降解和核因子 κB 信号传导，抑制细胞增殖。可使促凋亡蛋白积累，诱导细胞凋亡。近年来研究发现，18%蕈样肉芽肿患者编码肿瘤坏死因子受体的基因突变，表达突变体的蕈样肉芽肿细胞中核因子 κB 信号转导明显增强，因此，硼替佐米对该类蕈样肉芽肿患者的疗效较好。

7）免疫系统哨点抑制剂：共抑制分子细胞毒性 T 淋巴细胞抗原与共刺激

分子 CD28 竞争抗原提呈细胞相关配体 CD86，抑制 T 细胞活化，导致免疫耐受及免疫逃逸。易普利单抗为免疫系统哨点抑制剂，可抑制 T 细胞的细胞毒性 T 淋巴细胞抗原，增强抗肿瘤免疫反应。

2. 中医治疗

（1）内治

1）血热风燥证

证候：皮肤红斑，剧烈瘙痒，或伴有血痂脱屑，萎缩，抓痕鲜红，口干心烦，大便干结，舌红苔少，脉弦细数。

治则：凉血润燥，祛风止痒。

方药：凉血祛风止痒汤加减（生地黄 20 g、沙参 20 g、麦冬 20 g、牡丹皮 15 g、玉竹 20 g、土茯苓 20 g、白鲜皮 15 g、蒺藜 15 g、徐长卿 12 g、紫草 12 g、墨旱莲 15 g、甘草 5 g）。

用法：每天 1 剂，水煎，分 2 次（每次 200 mL）口服。

2）瘀热火毒证

证候：皮肤浸润性红色斑块、结节肿块或隆起如蕈样，或肿块溃破剧痛，口干口苦，大便秘结，小便短赤，舌红苔黄，脉滑数。

治则：活血清热，解毒散结。

方药：桃红散结汤加减（桃仁 15 g、红花 5 g、赤芍 12 g、生地黄 20 g、三棱 12 g、莪术 12 g、半枝莲 30 g、白花蛇舌草 30 g、石上柏 20 g、丹参 15 g、郁金 15 g、甘草 5 g）。

随症加减：若肿块溃破剧痛者，加土茯苓 20 g、三七（冲服）5 g、蒲公英 20 g。

用法：每天 1 剂，水煎，分 2 次（每次 200 mL）口服。

3）气血亏虚证

证候：病久体弱，气短声低，头晕目眩，心悸失眠，口干唇黑，舌质淡，脉细无力。

治则：补益气血，扶正祛邪。

方药：八珍汤加减（党参 20 g、白术 12 g、茯苓 20 g、当归 10 g、熟地黄 20 g、白芍 20 g、白花蛇舌草 20 g、半枝莲 20 g、丹参 15 g、黄芪 20 g、大枣 15 g、炙甘草 5 g）。

（2）外治

1）外洗方：荆芥 30 g、苦参 30 g、紫草 30 g、赤芍 30 g、大黄 30 g、地肤子 30 g，煎水外洗患处。若肿块溃破剧痛，加枯矾 20 g、野菊花 20 g。

2）喜树软膏：喜树果粉 20 g，用凡士林配至 100 g，每天 2 次外搽患处。

【预防与护理】

（1）避免日光过度暴晒。

（2）注意局部皮肤清洁护理，避免搔抓、摩擦，以防感染。

（3）饮食宜清淡，忌食辛辣刺激性食物。

第六节　Bowen 病

鲍温病（Bowen 病），为发生于皮肤或黏膜的原位鳞状细胞癌，多为单发，也可泛发，绝大多数患者终身保持原位癌状态，约 5% 发展为侵袭性肿瘤，其中 30% 有转移的可能。男性多于女性，发病年龄在 40~70 岁，平均 60 岁。肿瘤可发生在身体任何部位的皮肤和黏膜，女性多见于颊部和下肢，男性更常见于头皮和躯干。本病发病原因尚不十分清楚。大多为原发性，可能的有关因素：①皮损处含砷量较高，可能与接触砷剂有关；②可在 HPV-5 引起的疣状表皮发育不良的基础上发生，故可能与病毒有关，但需进一步验证；③部分损害发生于外伤或虫咬处，外界刺激（如长期接触煤焦油制剂）可能是致病因素；④许多病损发生于原有色痣或色素痣的基础上；⑤皮损也可发生于日光暴晒的部位；⑥遗传因素。

【诊断要点】

1. 临床表现

（1）多发部位：可发于身体任何皮肤、黏膜部位，多发于头面和四肢，也可见于口鼻腔黏膜、女阴部、龟头和包皮、眼结膜、角膜及角膜与巩膜交界处等。一般无自觉症状，少数发于外生殖器处者可有痛、痒感。

（2）皮损特点：初发时为一个或多个淡红色或暗红色丘疹或小斑片，逐渐扩大，可融合成较大斑块，直径可达 10 cm 或更大，呈圆形、多环形、匐行形或不规则形。损害表面有少许增厚的角质层、鳞屑或结痂，不易剥离。强行除去痂皮后显出红色颗粒状创面，稍湿润，不易出血。损害境界清楚，表面扁平或不规则隆起，或呈结节状，损害较硬。出现溃疡常为侵袭性生长的标志，溃疡愈合后可有萎缩性瘢痕和色素沉着黏膜部损害，可为点状、线状或不规则形的白色、红色及棕色斑片，表面粗糙不平，可呈息肉样增厚，若有糜烂或破溃，应警惕恶变。

（3）病程：缓慢，可持续数年至数十年，绝大多数保持原位癌状态，据称有 3%~5% 患者演变为侵袭癌，即 Bowen 病。还可并发内脏或皮肤肿瘤，约半数可涉及呼吸道、消化道、泌尿生殖系统、淋巴网状组织系统、皮肤及乳腺等，故应定期随访。

2. 组织病理

表皮角化过度，常有角化不全，棘层肥厚，表皮突增宽并延长，基底膜完整。表皮内细胞排列紊乱，呈高度不典型性，大小形态不一，核大而深染，有异常核分裂，常见瘤巨细胞。少数表皮细胞角化不良，表现为细胞大而圆、胞质呈均质性强嗜伊红性、核染色质深。真皮上部伴慢性炎症细胞浸润。

3. 鉴别诊断

早期皮损呈局限性红斑鳞屑性损害，故需要与局限性神经性皮炎、银屑病及其他丘疹鳞屑性病变相鉴别。特别是面部应用糖皮质激素制剂治疗不见好转者要考虑本病的可能性，但上述皮肤病无肿瘤性病变，故通过活检可以鉴别。此外，还应与光线性角化病、砷角化病及 Paget 病相区别。光线性角化病皮损较小，而且基底层内有异形细胞。此两点同样也适用于对砷角化病的鉴别。Paget 病虽然也有空泡化细胞，角化不良少见，而且基底细胞往往被大的 Paget 细胞挤压变扁。此外，Paget 细胞与本病的空泡化细胞不同，其中含有 PAS 染色阳性并且耐淀粉酶的物质。浅表性基底细胞瘤也能出现类似本病的临床外观，但其边缘隆起如荷叶边状是其特点，病理检查时两者鉴别无困难。

【治疗】

1. 西医治疗

最有效的治疗为手术切除。皮损较小则可采用电烧灼、冷冻或激光治疗，也可外用氟尿嘧啶软膏、5%咪喹莫特霜进行治疗。

（1）手术切除：为首选治疗，手术切除治疗最彻底，复发率最低。

（2）放射疗法：对特殊部位不易切除者可考虑放射疗法。

（3）冷冻疗法：复发率高，一般不推荐使用。

（4）光动力治疗：对特殊部位不易手术者是值得推荐的治疗方法，治愈率高但费用昂贵且费时。

2. 中医治疗

（1）内治

1）湿热毒盛证

证候：皮肤或黏膜持久性红斑，表面结痂，粗糙不平，或糜烂流滋，或溃破流脓，伴大便秘结，小便黄，苔黄腻，脉滑数。

治则：清热利湿，解毒散结。

方药：五神汤合萆薢渗湿汤加减〔紫花地丁15 g、金银花15 g、茯苓15 g、车前子（包煎）15 g、牛膝15 g、萆薢15 g、牡丹皮15 g、滑石（包煎）

15 g、泽泻 15 g、黄柏 15 g、生薏苡仁 15 g]。

随症加减：痛甚者加延胡索 15 g、川芎 10 g；血瘀者加当归 16 g、红花 9 g、丹参 15 g；血热者加赤芍 15 g、玄参 15 g、生地黄 15 g。

用法：每天 1 剂，水煎，分 2 次（每次 200 mL）口服。

2）气虚血虚证

证候：病程日久，皮损暗红不鲜，痂皮干燥，伴面淡而暗，身倦乏力，少气懒言，口渴咽干，舌淡紫，或有瘀斑，脉沉涩无力。

治则：益气活血，扶正祛邪。

方药：八珍汤加减（人参 30 g、白术 30 g、白茯苓 30 g、当归 30 g、川芎 30 g、白芍 30 g、熟地黄 30 g、甘草 30 g）。

用法：每天 1 剂，水煎，分 2 次（每次 200 mL）口服。

3）肝肾阴虚证

证候：病程日久，皮损结痂干燥，伴眩晕耳鸣，五心烦热，低热颧红，腰膝酸软，舌红，少苔，脉细数。

治则：滋补肝肾，理气散结。

方药：六味地黄汤加减（熟地黄 15 g、山茱萸 6 g、牡丹皮 6 g、泽泻 6 g、山药 6 g、茯苓 9 g）。

用法：每天 1 剂，水煎，分 2 次（每次 200 mL）口服。

（2）外治

1）中药外洗：生大黄、露蜂房、三棱、莪术、野菊花、蒲公英、桔梗等，煎水外洗。

2）中药散剂：如千金散、砒矾散、倍枣散等外用。

【预防与护理】

（1）注意口腔、女阴卫生，尽量避免不良刺激，如吸烟、辛辣、腐蚀性药物、搔抓等。

（2）定期观察随访，积极治疗口腔、外阴、阴道炎症。

第七节　Paget 病

佩吉特病（Paget 病）又名湿疹样癌，是一种特殊类型的癌性病变，女性多见，多发生于女性乳头部位，占所有乳腺癌的 1%～3%，也可以发生在男性乳头，这种情况称为乳房 Paget 病。另外，本病可以发生于其他富有大汗腺的区域，如腋窝、阴囊或肛周等部位，此时称为乳房外 Paget 病。临床以顽固性湿疹样皮损表现为特点。

乳房 Paget 病在我国古代就有医家对其进行详尽的描述。《证治准绳》描述曰："凡妇人女子，乳头生小浅热疮，搔之黄汁出，浸淫为长，百种疗不瘥者，动经年月，名为妒乳病。"唐代的孙思邈的《备急千金要方》中提出："妇人女子乳头生小浅热疮，痒搔之黄汁出，浸淫为长百种，治不瘥者，动经年月，名为妒乳。"古文云，乳房 Paget 病发于女子妇人，症状有乳头瘙痒，反复糜烂生疮，结痂，并有黄汁浆液流出，应用各种治法不见效果，且病程较长，迁延不愈，动则几个月甚至几年，名为"妒乳"。可见古代医家对于乳房 Paget 病的症状早已进行准确的描述。乳房 Paget 病属于中医学"乳岩"的一种，依据中医的整体观念，其在中医的病因病机、辨证论治等方面与中医学"乳岩"无差别。

【诊断要点】

1. 临床表现

（1）乳房 Paget 病：多数起源于乳腺导管细胞，偶见原发于乳头皮肤顶泌汗腺。多见于女性，平均发病年龄为 55 岁，一般无明显自觉症状。多发于单侧乳头和乳晕部，并以其为中心逐渐扩大，皮损初发为外观湿疹样、界线清楚的红色斑片，稍隆起，表面有渗出、糜烂、结痂、鳞屑，有不同程度瘙痒感。病程缓慢，无自愈倾向。后期可形成浸润、溃疡、乳头回缩。常伴发乳腺肿块，可有腋窝淋巴结转移。

（2）乳房外 Paget 病：分为原发性和继发性。原发性乳房外 Paget 病的损害如同乳房部湿疹样癌，呈界线清楚的浸润性红斑，有糜烂、渗出及结痂，有时呈结节状，病程缓慢，自觉有不同程度的瘙痒。继发性乳房外 Paget 病由直肠癌、子宫内膜癌、尿道癌、膀胱癌或前列腺癌沿黏膜扩展至表皮而来。多见于中老年男性。皮损外观同乳房 Paget 病，常有痛痒感。

本病多发于大汗腺分布部位，如肛周、外生殖器、腋窝等处，也可见于变形大汗腺分布处，如耵聍腺或睑腺区。

2. 组织病理

早期表皮棘层肥厚，表皮突延长，晚期则表皮变薄变平，常有表皮缺损及渗出，真皮内有慢性炎症细胞浸润。特征性组织病理学改变为表皮内可见单个散在或成巢状排列的 Paget 细胞，有丰富淡染的胞质，呈空泡化，细胞异型性明显，肿瘤细胞可以侵犯毛囊等附属器；肿瘤细胞黏蛋白和 PAS 染色阳性，免疫组化癌胚抗原及角蛋白 K-7 染色阳性。

3. 鉴别诊断

（1）湿疹：皮损呈多形性，常对称分布，边界清楚，反复发作，慢性病

临床皮肤病中西医结合诊疗手册

程，瘙痒明显，按湿疹治疗有效。组织病理学检查无 Paget 细胞。

（2）Bowen 病：可发生于任何部位的皮肤或黏膜。组织病理检查有角化不良及多核巨细胞，无 Paget 细胞。

（3）乳头侵蚀性腺瘤病：早期与 Paget 病相似，但晚期乳头呈结节状肿大。组织病理可见从表皮向下伸展的不规则扩张管结构。

【治疗】

1. 西医治疗

乳房 Paget 病首选手术切除治疗，如伴发乳房肿块，应进行乳房根治术。乳房外 Paget 病应进行广泛深切除，以免复发。可疑转移病例的局部淋巴结廓清是必要的。辅助治疗可有放射和局部化学疗法。

2. 中医治疗

（1）内治

1）肝脾湿热证

证候：局部红斑、糜烂、渗出、结痂，瘙痒相兼，伴胁胀，口苦微干，恶心，大便不畅，舌红，苔黄腻，脉弦滑数。

治则：清热利湿解毒。

方药：龙胆泻肝汤加减（龙胆草 9 g、青连翘 15 g、干生地黄 15 g、车前子 12 g、淡黄芩 9 g、生栀子 9 g、粉丹皮 9 g、泽泻 6 g、生甘草 9 g）。

用法：每天 1 剂，水煎，分 2 次（每次 200 mL）口服。

2）瘀痰阻络证

证候：局部结块明显，色泽暗褐，自觉疼痛，伴头昏肢软，腋窝、股内肿胀，舌暗红或有瘀斑、瘀点，苔黄腻，脉滑数或涩。

治则：活血化瘀，软坚通络。

方药：桃红四物汤合香贝养营汤加减（当归尾 15 g、川芎 10 g、赤芍 10 g、牡丹皮 9 g、香附 9 g、延胡索 15 g、生地黄 15 g、红花 10 g、桃仁 9 g、白术 15 g、人参 10 g、茯苓 15 g、陈皮 15 g、熟地黄 15 g、贝母 6 g、白芍 10 g、桔梗 6 g、甘草 6 g、生姜 3 g、大枣 15 g）。

用法：每天 1 剂，水煎，分 2 次（每次 200 mL）口服。

3）正虚邪恋证

证候：肿块溃破以后，长期渗流脓血，不能愈合，创面色暗不鲜，胬肉翻花，伴低热，神疲乏力，气短懒言，消瘦，舌淡红或暗红，苔白或无苔，脉沉细。

治则：补益气血，解毒化瘀。

方药：归脾汤加减（白术 10 g、人参 10 g、黄芪 15 g、当归 15 g、甘草

302

6 g、茯苓 15 g、远志 10 g、酸枣仁 15 g、木香 6 g、龙眼肉 10 g、生姜 3 g、大枣 15 g）。

用法：每天 1 剂，水煎，分 2 次（每次 200 mL）口服。

（2）外治

1）中药外洗：如马齿苋、黄柏、苦参、白鲜皮、枯矾等煎水外洗，适用于局部糜烂、渗出时。

2）中药散剂：如青黛散、鹿角散、珠红散，调麻油外涂，适用于局部糜烂、渗液减少后。

3）中药膏剂：如藜芦膏、黑布膏外涂，适用于局部无渗液糜烂的皮损。

【预防与护理】

（1）避免日光过度暴晒及各种射线、化学药物的长期接触，及时治疗皮肤慢性炎症或慢性溃疡。

（2）注意皮肤护理，早发现，早治疗，定期复查，以防复发。

（3）忌食辛辣鱼腥发物。

第八节　基底细胞癌

基底细胞癌是一种起源于表皮及其附属器基底细胞的恶性上皮肿瘤。发生转移率低，比较偏向于良性，故又称基底细胞上皮瘤。基于它有较大的破坏性，又称侵袭性溃疡。多见于老年人，男女发病无明显差异，多发于头、面、颈及手背等处，尤其是面部较突出的部位。病因尚不明确，发病可能与长期日晒、大剂量 X 线照射、烧伤、瘢痕、砷剂等致癌因素有不同程度的关系。本病为来自基底细胞的恶性肿瘤，与日光照晒有密切关系，所以其多发于日光照晒的头、面、颈或手背等处。

中医认为本病的内因为情志不畅，肝脾两伤，气郁血瘀，痰凝湿聚，结滞肌肤；外因为风湿热邪侵袭，内外合邪，湿热相蕴，日久化毒，毒蚀肌肤。

本病属中医学中"癌疮"的范畴。

【诊断要点】

1. 临床表现

本病多发于老年人，50 岁以上多见，小于 30 岁者发生比较少见，男女发病率无明显差异。多发于曝光部位，主要为头面部，其中鼻部、鼻唇沟、眼周、口周和额头多见，其损害多为浅表型的皮疹。开始为表面有珍珠光泽样的凸起的圆形斑片，表层较薄，表面可见少量扩张的毛细血管，还可见黑点，也可为粉红色的光亮丘疹或斑块。表面有些许角化物，或有浅表破溃与结痂，通常可将其分为以下几种类型：色素型、结节溃疡型、浅表型、硬斑病样或者纤维化型及其他少见型等。

2. 组织病理

瘤细胞的胞质少，胞核较大，呈卵圆形或长菱形，大小和形状及着色程度极其一致，无不典型性，无细胞间桥，核分裂象较少见，瘤细胞间边界不清，瘤细胞排列成团，或在周边呈栅栏状排列，而结缔组织基质包绕肿瘤团块并以平行的多股排列，基质内出现收缩间隙。

3. 鉴别诊断

本病应注意与鳞状细胞癌、Bowen 病、Paget 病、日光性角化病、脂溢性角化病等相鉴别。

【治疗】

1. 西医治疗

（1）外科手术切除：对损害在凹凸不平的特殊部位或侵袭性溃疡很深，不宜做其他治疗时，可做外科手术切除和植皮治疗。

（2）X 线照射：基底细胞癌对放射线比较敏感，而且无痛苦，患者乐意接受，最适于高龄老年人。

（3）电烧术：对于早期较小的基底细胞癌，可做电烧术予以彻底烧除，但愈后会留瘢痕。

（4）锐匙刮除术：有报道用锐匙刮除治疗基底细胞癌，5 年以上未复发，而且美容效果极佳。

（5）液氮冷冻：液氮达-195 ℃有极好的破坏作用，对小面积的基底细胞癌可做液氮冷冻治疗。对于大面积的基底细胞癌也能做冷冻治疗，但愈合时间较长。

（6）激光治疗：有人采取 CO_2 激光治疗基底细胞癌取得了极佳疗效，愈合快速，术后痛苦较轻，但会留下瘢痕。

（7）外用细胞毒药物治疗：常用于治疗基底细胞癌的细胞毒药物有 5% 氟尿嘧啶，其可以将基底细胞癌完全破坏，但用药甚为痛苦，而且必定会发生红肿等刺激反应。

（8）新方法

1）维 A 酸类：虽然有不良反应和需要长时间的治疗，但多发性基底细胞癌患者用维 A 酸类治疗是有希望的。

2）免疫疗法：近来有许多报道用α-2a干扰素做局部注射免疫疗法治疗基底细胞癌。

3）光动力学治疗：是全身用血卟啉衍生物或双血卟啉之后再用可调的染料激光（波长为 630 nm）照射。其用来治疗基底细胞癌效果很好，肿瘤的部分根治率和完全根治率分别为 44% 和 82%，主要不良反应为光敏感。

4）化疗：局部外用氟尿嘧啶可以成功地治疗多发性表浅性基底细胞癌，而且还可以预防发生进展。全身性化疗药物用于治疗皮损范围大的和侵袭性非转移性基底细胞癌。用顺铂和多柔比星合并或不合并放射性治疗多数是有效的。采用博来霉素治疗也有较好的疗效。

2. 中医治疗

（1）内治

1）痰瘀互结证

证候：皮肤起疹或小结节，质硬，逐渐扩大，中央部糜烂，结黄色痂，边缘隆起或伴有色素，不痛不痒，伴肢体麻木，胸闷痰多，舌质紫暗或有斑点，苔腻，脉弦涩。

治则：运气化痰，祛瘀散结。

方药：活血逐瘀汤加减（白僵蚕 12 g、三棱 15 g、莪术 10 g、白芥子 15 g、厚朴 12 g、橘红 12 g、土贝母 15 g、沉香 3 g）。

用法：每天 1 剂，水煎，分 2 次（每次 200 mL）口服。

2）湿毒蕴结证

证候：损害以结节、溃疡为主，常有浆液性分泌物及出血，其味恶臭，日久不愈，可形成较深溃口，如鼠咬状，舌质红，苔黄腻，脉弦滑。

治则：化湿解毒，行气散结。

方药：除湿解毒汤加减（白鲜皮 15 g、大豆黄卷 12 g、生薏苡仁 12 g、土茯苓 12 g、栀子 6 g、牡丹皮 9 g、金银花 15 g、连翘 12 g、紫花地丁 9 g、滑石 15 g、生甘草 6 g）。

用法：每天 1 剂，水煎，分 2 次（每次 200 mL）口服。

3）气血两虚证

证候：病变后期溃疡久不愈合，时流稀薄血水，局部疼痛，夜间更甚，伴神疲乏力，气短懒言，面色淡白或萎黄，头晕目眩，唇甲色淡，心悸失眠，舌质淡，苔薄白，脉细无力。

治则：补气益血，解毒利湿。

方药：八珍汤加减（人参 30 g、白术 30 g、白茯苓 30 g、当归 30 g、川芎 30 g、白芍 30 g、熟地黄 30 g、甘草 30 g）。

用法：每天 1 剂，水煎，分 2 次（每次 200 mL）口服。

（2）外治：根据病情选用五虎丹、五烟丹、皮癌净、蟾酥软膏、白砒条、砒矾散等外用。

【预防与护理】

（1）避免日光过度暴晒及各种射线、化学药物的长期接触，及时治疗皮肤慢性炎症或慢性溃疡。

（2）讲究个人卫生，注意体表皮肤、黏膜的清洁。

第九节　鳞状细胞癌

鳞状细胞癌通常简称为鳞癌，又称棘细胞癌、表皮样癌，是一种起源于表皮棘细胞或皮肤附属器角朊细胞的恶性肿瘤，约占所有皮肤癌的60%。鳞状细胞癌可发生于皮肤或黏膜，常发生于某些皮肤癌的基础上，如日光性角化病、慢性放射性皮炎、寻常狼疮、慢性溃疡、瘢痕组织及黏膜白斑病。本病主要发生于老年人，男女比例为（1.5~2.2）∶1。

中医病机初期多为肝郁气滞而致血瘀，肝木克脾土，脾失健运，湿浊久聚成瘀，痰瘀互结于皮肤；中期多为痰瘀郁结，日久化火，火毒瘀浊搏结于皮肤，热甚则肉腐而出现溃疡；后期因久病耗伤气血，阴阳失调，脾肾亏损，终致阴阳两虚。

本病属中医学"翻花疮""恶疮""癌疮"的范畴。

【诊断要点】

1. 临床表现

本病多发于老年人，常见于头皮、面、颈和手背等暴露部位，但通常继发于原有皮肤病皮损基础上。

早期鳞状细胞癌与基底细胞癌相似，一般为红斑样皮损，伴有不同程度的鳞形脱屑和痂皮形成，临床上常难以鉴别。但鳞状细胞癌常在老年性角化过度、慢性溃疡及烧伤瘢痕等病变的基础上发展而来，表现为红色、坚硬、高出皮面的结节；当其表面角质层脱落后可愈合结痂，但不久痂皮脱落而现糜烂面，伴有渗液、渗血，起初糜烂面可愈合结痂，但不久痂皮脱落而再向深部浸润时则形成边缘略隆起的溃疡，基底高低不平，呈红色颗粒状，常伴有坏死组织及肉芽样增生，肿瘤质脆，有继发性感染时常伴有恶臭的分泌物。部分鳞状细胞生长迅速而突出于皮面，呈典型的菜花样肿物。部分则呈蕈样隆起或疣状突起，表面无溃疡形成，称乳头型鳞状细胞癌。

与基底细胞癌相比，鳞状细胞癌发展较快，且易转移至区域淋巴结，其转移率随病灶部位而异，头面部鳞状细胞癌转移至耳前、耳后及颈淋巴结者占5%左右，发生于手背者滑车淋巴结的转移率约为20%，位于下肢者腹股沟淋巴结的转移率为33%左右；发生血道转移者罕见，肺为最常见的转移部位。

2. 组织病理

癌团由异形的鳞状细胞组成，侵入真皮达网状层或更深。癌细胞的特点为细胞大小和形态不一，排列紊乱；核增大，染色深，出现病理性核分裂；细胞间桥缺乏；癌细胞朝角化方向分化，而角化常以角珠的方式存在，后者由同心排列的鳞状细胞组成，越近中心角化越明显，但其中心常为角化不全，其内的透明角质颗粒稀少或缺乏。根据癌细胞分化成熟的程度，可将鳞状细胞癌分为4级。

3. 鉴别诊断

本病应与慢性溃疡、日光性角化病、寻常疣、尖锐湿疣、脂溢性角化病、角化棘皮瘤、Bowen病、小汗腺汗管瘤、恶性黑色素瘤等相鉴别。

【治疗】

1. 西医治疗

（1）药物局部治疗：主要方式有局部外涂、局部敷贴及局部注射，适用于部位表浅和范围较小的病变。对于不能耐受手术或行不完全手术及放疗的患者，药物全身化疗可作为辅助治疗。主要的几种药物如：①维A酸类药物，可通过抑制细胞增生、诱导细胞凋亡和分化等途径抑制肿瘤的生长，有效降低皮肤癌变的发生率；②组蛋白去乙酰化酶抑制剂类药物，可干扰细胞周期，从基因水平阻断癌细胞复制，并激活凋亡基因，从而抑制并杀灭肿瘤细胞；③顺铂，是铂的金属络合物，作用靶点为细胞的DNA，在DNA链间及链内交链发挥作用，进而形成顺铂-DNA复合物，扰乱细胞复制周期，从而达到杀伤肿瘤细胞的效果。

（2）放疗：当肿瘤发生于眼睑、鼻、耳及头皮等敏感部位时，局部用药危害较大，手术治疗可影响美观，此时适宜选择放疗。目前浅层X线、低兆伏电子束可依据肿瘤位置、深浅来调节电能，控制穿透深度，减少射线对骨和软骨的照射，即使大面积照射也不会对深层正常皮肤组织或骨髓造成损伤，其治疗效果较好。

（3）手术治疗：病变较为局限时，采用手术治疗可减少化学药物对机体的全身不良反应。皮肤鳞状细胞癌手术治疗的基本原则是广泛切除病灶，切除肉眼所见肿瘤边缘外3~5 cm，深度超过肿瘤下界1 cm以上，术中送冷冻切片，明确切缘无残留后更换手术器械，修复创面。虽然传统手术治疗能够彻底切除肿瘤，但在切除肿瘤的同时，大量正常组织缺损、皮肤外观严重改变，给患者增加了负面影响。新的 Mohs 微创手术既能保证肿瘤得到彻底清除，又使皮肤外观得以维持。

2. 中医治疗

（1）内治

1）痰瘀互结证

证候：初起表现为皮肤浸润性斑块或疣状结节，继之形成坚硬如乳头状或菜花状的肿块，色淡红至暗红，伴胸胁胀闷不舒，或有刺痛，心烦易怒，舌质暗红，或有瘀点，苔薄，脉弦滑。

治则：活血祛瘀，化痰散结。

方药：桃红四物汤加减（桃仁9 g、红花9 g、生地黄15 g、郁金15 g、赤芍15 g、厚朴12 g、白花蛇舌草20 g、浙贝母12 g、莪术12 g、三棱12 g、半枝莲20 g、甘草5 g）。

用法：每天1剂，水煎，分2次（每次200 mL）口服。

2）火毒瘀浊证

证候：初起为坚硬小结节或疣状物，很快形成火山口状溃疡，其边缘坚硬，外翻隆起，溃疡面有脓性分泌物和恶臭味，触之易出血，伴口苦，大便不畅，小便赤黄，舌红，苔黄腻，脉滑。

治则：清热解毒，祛浊化湿。

方药：解毒利湿化癌汤加减（白花蛇舌草30 g、半枝莲20 g、蒲公英15 g、土茯苓20 g、赤芍15 g、重楼12 g、白芷10 g、莪术12 g、三棱12 g、连翘15 g、红花5 g、皂角刺12 g、甘草5 g）。

用法：每天1剂，水煎，分2次（每次200 mL）口服。

3）脾肾亏损，气血两虚证

证候：皮肤鳞状细胞癌日久不愈，形体消瘦，面色苍白无华，四肢不温，神疲，腰酸乏力，纳呆，舌质淡暗，苔白，脉细弱。

治则：补益脾肾，扶正祛邪。

方药：八珍汤加减（黄芪30 g、党参20 g、茯苓15 g、川芎10 g、白术15 g、白芍15 g、黄精15 g、何首乌15 g、怀山药20 g、枸杞子12 g、白花蛇舌草20 g、炙甘草5 g）。

用法：每天1剂，水煎，分2次（每次200 mL）口服。

（2）外治

1）中药外洗：如皮癌外洗2号方（大黄、五倍子、紫草、枯矾、苦参、荆芥、牡丹皮、三棱、莪术）煎水微温外洗患处，适用于鳞状细胞癌上药前清洁癌肿创面。

2）膏、丹、散外用：如皮癌净、五虎丹、信枣散、砒矾散、藜芦膏、五烟丹等外用，具有促进解毒及溃疡腐肉脱落、破坏瘤体、缩小病变范围等作用。

【预防与护理】

（1）讲究个人卫生，注意皮肤与黏膜清洁，积极预防与治疗老年性慢性皮肤病。

（2）避免局部长时间强烈日光暴晒。

（3）保持心情舒畅，避免焦虑，建立信心。

第十节　恶性黑素瘤

恶性黑素瘤，简称恶黑或黑素瘤，是一种来源于黑素细胞的具有高度恶性的肿瘤，多发生于皮肤，占皮肤恶性肿瘤的第三位。常见于中老年人，尤以老年患者为多，男女发病无明显差异。本病的病因尚不完全清楚，一般认为与以下因素有关。①种族与遗传：白种人发病率比有色人种高，3%~10%的患者有家族史；②创伤与刺激：本病发生在容易摩擦部位，有10%~60%的恶性黑素瘤患者恶变前有创伤病史；③病毒：有人在田鼠和人的黑素瘤细胞中发现病毒颗粒，但在病因方面所起作用尚难肯定；④日光：恶性黑素瘤的发病率与日光，特别是紫外线的照射有关；⑤良性黑素细胞肿瘤恶变：如后天发育不良色素痣、先天性色素痣等恶变。

中医认为本病发生内因禀赋不耐、情志内伤、脏腑功能失调，外因邪毒外袭、跌仆损伤、摩擦刺激，致使色滞血瘀、瘀久化热、热毒蕴结所致。

【诊断要点】

1. 临床表现

恶性黑素瘤的临床表现主要为迅速长大的黑素结节，病损有的呈隆起、斑块及结节状，有的呈蕈状或菜花状。颜色以杂色常见，边缘常参差不齐，呈锯齿状，表面不光滑，局部常有发痒、灼痛或压痛感。

皮肤恶性黑素瘤的临床症状还可包括出血、瘙痒、压痛、溃疡等，一般来讲，恶性黑素瘤的症状与发病年龄相关，年轻患者一般表现为瘙痒、皮损的颜色变化和界线扩大，老年患者一般表现为皮损出现溃疡，通常提示预后不良。

皮肤恶性黑素瘤的皮损表现与解剖部位及肿瘤的生长方式相关，即与组织学类型相关，组织学类型又因年龄、性别、种族的不同而有很大差异。不同类型的恶性黑素瘤具有不同的病因和遗传学背景，目前恶性黑素瘤的临床组织学分型采用 Clark 分型，包括四型：恶性雀斑样痣黑素瘤、浅表扩散性黑素瘤、肢端雀斑样黑素瘤/黏膜黑素瘤、结节性黑素瘤。在患恶性黑素瘤的白种人中，约70%为浅表扩散性黑素瘤，但在所有恶性黑素瘤的亚洲人中，发生于较少日光照射部位的肢端雀斑样黑素瘤占72%。

2. 组织病理

表皮内有许多黑素瘤细胞分散或呈巢状分布，瘤细胞可以水平方向或垂直方向扩散直达真皮甚至皮下组织。黑素瘤细胞形态多样，大致可分为四型。①上皮样细胞：常见，特别见于浅表扩散性恶黑。比交界痣细胞大，呈多边形，边界清楚，排列非常松散，胞质丰富，呈颗粒状至"粉尘样"，可见"假核"包涵体，胞核大而圆，核仁清楚，明显多形核深染。②梭形细胞：常见于恶性雀斑样痣与肢端雀斑样痣样恶性黑素瘤。胞质呈原纤维核，核伸长、多形，常深染，排列呈束状或无排列方式。③痣样上皮样细胞：树枝状细胞，比正常黑素细胞大，胞核异形，对多巴胺反应呈阳性。④少见型细胞：表现为巨细胞、多核细胞和气球状细胞。

恶性黑素瘤真皮内有炎症细胞浸润，晚期肿瘤向深部侵袭时，炎症细胞减少或消失。

3. 鉴别诊断

本病应与色素性基底细胞上皮瘤、脂溢性角化病、化脓性肉芽肿、Kaposi 肉瘤、甲下外伤性血肿、黑踵病等相鉴别。

【治疗】

1. 西医治疗

（1）手术治疗：早期完整手术切除是恶性黑素瘤的首选治疗方法，手术方式可根据病变分期选择。目前公认最重要的预后指标为病变厚度（Breslow 厚度）。因此，根据现行美国癌症联合委员会（American Joint Committee on Cancer，AJCC）分期标准，无转移的局部原发病变，先进行包括全部深度病变的切取活检，再根据 Breslow 厚度行广泛切除，术后辅助其他治疗。

（2）放化疗：一般认为恶性黑素瘤对放疗不敏感，但在某些特殊情况下，如有骨转移、脑转移、淋巴结清扫后残留或复发累及头颈部（特别是鼻咽部）的患者，放疗仍是一种重要的治疗手段。黑素瘤细胞对化疗药物不敏感，但对于病程中晚期或具有高危因素的早期病变应予以全身辅助化疗，尤其是使用联合化疗方案有一定的积极意义。

（3）基因治疗：随着分子生物学的发展，基因治疗已经用于肿瘤的治疗并取得了一定的效果，但是针对恶性黑素瘤的治疗还处在探索阶段。基因治疗是将人的正常基因或有治疗作用的基因通过一定方式导入人体靶细胞以纠正基因的缺陷或者发挥治疗作用，从而达到治疗疾病的目的，常见的有自杀基因疗法、抑癌基因的治疗、癌基因信号通路的阻断等。

（4）免疫治疗：指的是刺激人体自身免疫系统来抵抗癌症的治疗方法，已成为肿瘤的疗法之一，包括单克隆抗体、细胞因子等多种方法，将细胞因子（如IL-2、IL-4、IL-7、肿瘤坏死因子、粒细胞、巨噬细胞集落刺激因子、微球蛋白等）转染黑素瘤细胞，使肿瘤细胞增强免疫原性，并通过分泌细胞因子促进免疫杀伤力。但恶性黑素瘤的基因治疗研究目前正处在实验和观察阶段，也是目前研究的热点。

（5）恶性黑素瘤肿瘤疫苗：肿瘤疫苗通过激发特异性免疫功能来攻击肿瘤细胞，克服肿瘤产物所引起的免疫抑制状态，增强肿瘤相关抗原的免疫原性，提高自身免疫力来消灭肿瘤，近年来已成为生物治疗的研究热点之一。

2. 中医治疗

（1）内治

1）气滞血瘀证

证候：肿块乌黑，疼痛，伴胸胁脘腹胀闷窜痛，偶有刺痛，肌肤甲错，舌暗红，或有瘀点、瘀斑，苔薄白或薄黄，脉弦涩。

治则：行气活血，化瘀通络。

方药：逍遥散合桃红四物汤加减（柴胡9g、当归15g、茯苓15g、白芍15g、白术15g、甘草6g、生姜3g、薄荷3g、桃仁9g、红花9g、川芎12g、熟地黄15g）。

用法：每天1剂，水煎，分2次（每次200 mL）口服。

2）瘀毒蕴结证

证候：肿块乌黑，或红或溃烂流脓血水，或散漫一片，流滋，疼痛，伴口干口苦，大便干结，小便黄赤，舌质红，苔黄腻，脉弦滑数。

治则：清热解毒，活血祛瘀。

方药：五味消毒饮加减（金银花15g、野菊花15g、蒲公英15g、紫花地丁15g、天葵子15g）。

用法：每天1剂，水煎，分2次（每次200 mL）口服。

3）气血两虚证

证候：病程日久或行手术切除、化疗、放疗之后，纳差，便溏，神疲乏力，少气懒言，动则汗出，面色苍白或萎黄，头晕眼花，心悸失眠，舌质淡嫩，苔薄白，脉细弱。

治则：益气养血，扶正培本。

方药：八珍汤加减（人参30g、白术30g、白茯苓30g、当归30g、川芎30g、白芍30g、熟地黄30g、甘草30g）。

用法：每天1剂，水煎，分2次（每次200 mL）口服。

（2）外治：药、膏、丹、散，如藜芦膏、五虎丹、皮癌净、信枣散、砒矾散等外用，以解毒拔毒、祛腐散结。

【预防与护理】

（1）注意保护皮肤，避免长时间暴晒及接触煤焦油类物质。

（2）皮肤上雀斑、黑素痣应避免搔抓、外伤等刺激；如在短期内雀斑、黑素痣颜色加深，出现浸润、疼痛或出血等应及时诊治。

第二十一章　性传播疾病

第一节 梅　　毒

梅毒是由梅毒螺旋体引起的慢性、系统性性传播疾病。其主要通过性途径传播，临床上可分为一期梅毒、二期梅毒、三期梅毒、潜伏梅毒和先天梅毒（胎传梅毒）等。在《中华人民共和国传染病防治法》中，其被列为乙类防治管理的病种。梅毒是人类独有的疾病，显性和隐性梅毒患者是传染源，感染梅毒的人的皮损及其分泌物、血液中含有梅毒螺旋体。感染后的前 2 年最具传染性，而在 4 年后性传播的传染性大为下降。梅毒螺旋体可通过胎盘传给胎儿，早期梅毒的孕妇传染给胎儿的危险性很大。

本病于 1505 年传入我国，明代陈司成撰写了我国第一部梅毒专著《霉疮秘录》，书中详细记载了梅毒的传播途径、临床表现及治疗方案。本病的发生总由淫秽疫毒与湿、热、风邪杂合所致。梅毒的传染主要有精化传染、气化传染及胎中染毒。邪毒初染，疫毒结于阴器或肛门，则发为疳疮；后期疫毒内侵，伤于脏腑、骨髓、官窍，变化多端，证候复杂。

中医称为"霉疮""广疮""杨梅疮""疳疮"等。

【诊断要点】

1. 临床表现

（1）获得性显性梅毒

1）一期梅毒：标志性临床特征是硬下疳。多发部位为阴茎、龟头、冠状沟、包皮、尿道口、大小阴唇、阴蒂、子宫颈、肛门、肛管等，也可见于唇、舌、乳房等处。①硬下疳特点为感染梅毒螺旋体后 7~60 天出现，大多数患者硬下疳为单发、无痛无痒、圆形或椭圆形、边界清晰的溃疡，高出皮面，疮面较清洁，有继发感染者分泌物多。触之有软骨样硬度。持续时间为 4~6 周，可自愈。硬下疳可以和二期梅毒并存，须与软下疳、生殖器疱疹、固定性药疹等的生殖器溃疡性疾病相鉴别。②出现硬下疳后 1~2 周，部分患者出现腹股沟或近卫淋巴结肿大，可单个也可多个，肿大的淋巴结大小不等、质硬、不粘连、不破溃、无痛。

2）二期梅毒：以二期梅毒疹为特征，有全身症状，一般在硬下疳消退后相隔一段无症状期再发生。梅毒螺旋体随血液循环播散，引发多部位损害和多样病灶。侵犯皮肤、黏膜、骨骼、内脏、心血管、神经系统。梅毒进入二期时，梅毒血清学试验几乎 100% 阳性。全身症状发生在皮疹出现前，如发热、头痛、骨关节酸痛、肝脾肿大、淋巴结肿大。男性发生率约 25%；女性约

50%。3~5天好转。接着出现梅毒疹，并有反复发生的特点。①皮肤梅毒疹：80%~95%的患者发生。特点为疹型多样和反复发生、广泛而对称、不痛不痒、愈后多不留瘢痕、驱梅治疗后可迅速消退。主要疹型有斑疹样、丘疹样、脓疱性梅毒疹及扁平湿疣、掌跖梅毒疹等。②复发性梅毒疹：初期的梅毒疹自行消退后，约20%的二期梅毒患者于1年内复发，以环状丘疹最为多见。③黏膜损害：约50%的患者出现黏膜损害。发生在唇、口腔、扁桃体及咽喉，为黏膜斑或黏膜炎，有渗出物，或发生灰白膜，黏膜红肿。④梅毒性脱发：约占患者的10%。多数为稀疏性，边界不清，如虫蚀样；少数为弥漫样。⑤骨关节损害：骨膜炎、骨炎、骨髓炎及关节炎，伴疼痛。⑥二期眼梅毒：梅毒性虹膜炎、虹膜睫状体炎、脉络膜炎、视网膜炎等，常为双侧。⑦二期神经梅毒：多无明显症状，脑脊液异常，脑脊液快速血浆反应素试验（RPR）阳性，可有脑膜炎或脑膜血管症状。⑧全身浅表淋巴结肿大。

3）三期梅毒：1/3的未经治疗的显性梅毒螺旋体感染者发生三期梅毒。其中，15%为良性晚期梅毒，15%~20%为严重的晚期梅毒。①皮肤黏膜损害：结节性梅毒疹多发于头皮、肩胛、背部及四肢的伸侧。树胶样肿常发生在小腿部，为深溃疡形成，萎缩样瘢痕；发生在上额部时，组织坏死，穿孔；发生于鼻中隔者则骨质破坏，形成马鞍鼻；发生于舌部者为穿凿性溃疡；阴道损害则出现溃疡，可形成膀胱阴道瘘或直肠阴道瘘等。②近关节结节：是梅毒性纤维瘤缓慢生长的皮下纤维结节，对称、大小不等、质硬、不活动、不破溃、表皮正常、无炎症、无痛、可自消。③心血管梅毒：主要侵犯主动脉弓部位，可发生主动脉瓣闭锁不全，引起梅毒性心脏病。④神经梅毒：发生率约为10%，可在感染早期或数年、十数年后发生。可无症状，也可发生梅毒性脑膜炎、脑血管梅毒、脑膜树胶样肿、麻痹性痴呆。脑膜树胶样肿为累及一侧大脑半球皮质下的病变，可发生颅内压增高、头痛及脑局部压迫症状。实质性神经梅毒系脑或脊髓的实质性病损，前者形成麻痹性痴呆，后者表现为脊髓后根及后索的退行性变，有感觉异常、共济失调等多种病征，即脊髓痨。

（2）获得性隐性梅毒：后天感染梅毒螺旋体后未形成显性梅毒而呈无症状表现，或显性梅毒经一定的活动期后症状暂时消退，梅毒血清试验阳性、脑脊液检查正常，称为隐性（潜伏）梅毒。感染后2年内的称为早期潜伏梅毒；感染后2年以上的称为晚期潜伏梅毒。

（3）妊娠梅毒：是孕期发生的显性或隐性梅毒。妊娠梅毒时，梅毒螺旋体可通过胎盘或脐静脉传给胎儿，可导致所生婴儿患胎传梅毒。孕妇因发生小动脉炎导致胎盘组织坏死，造成流产、早产、死胎，只有少数孕妇可生健康儿。

（4）先天性显性梅毒

1）早期先天梅毒：患儿出生时即瘦小，出生后3周出现症状，全身淋巴结肿大，无粘连、无痛、质硬。多有梅毒性鼻炎。出生后约6周出现皮肤损害，呈水疱-大疱型皮损（梅毒性天疱疮）或斑丘疹、丘疹鳞屑性损害，可发生骨软骨炎、骨膜炎，多有肝脾肿大，血小板减少和贫血。可发生神经梅毒，不发生硬下疳。

2）晚期先天梅毒：发生在2岁以后。一类是早期病变所致的骨、齿、眼、神经及皮肤的永久性损害，如马鞍鼻、郝秦森齿等，无活动性。另一类是仍具活动性损害所致的临床表现，如角膜炎、神经性耳聋、神经系统表现异常、脑脊液变化、肝脾肿大、鼻或颚树胶肿、关节积水、骨膜炎、指炎及皮肤黏膜损害等。

（5）先天潜伏梅毒：生于患梅毒的母亲，未经治疗，无临床表现，但梅毒血清反应阳性，年龄小于2岁者为早期先天潜伏梅毒，大于2岁者为晚期先天潜伏梅毒。

2. 辅助检查

（1）暗视野显微镜检查：取患者的可疑皮损（如硬下疳、扁平湿疣、湿丘疹等），在暗视野显微镜下检查，见到可运动的梅毒螺旋体，可作为梅毒的确诊依据。

（2）梅毒血清学试验：方法很多，所用抗原有非螺旋体抗原（心磷脂抗原）和梅毒螺旋体特异性抗原两类。前者有RPR、甲苯胺红不加热血清学试验（TRUST）等，可做定量试验，用于判断疗效、判断病情活动程度。后者有梅毒螺旋体颗粒凝集试验（TPPA）、梅毒螺旋体酶联免疫吸附试验（TP-ELISA）等，特异性强，用于梅毒螺旋体感染的确诊。

（3）梅毒螺旋体IgM抗体检测：感染梅毒后，首先出现IgM抗体，随着疾病发展，IgG抗体随后才出现并慢慢上升。经有效治疗后IgM抗体消失，IgG抗体则持续存在。TP-IgM抗体不能通过胎盘，如果婴儿TP-IgM阳性则表示婴儿已被感染，因此，TP-IgM抗体检测对诊断婴儿的胎传梅毒意义很大。

（4）脑脊液检查：梅毒患者出现神经症状者，或者经过驱梅治疗无效者，应行脑脊液检查。这一检查对神经梅毒的诊断、治疗及预后的判断均有帮助。检查项目应包括细胞计数、总蛋白测定、RPR及TPPA试验等。

3. 鉴别诊断

（1）一期梅毒硬下疳应与软下疳、固定性药疹、生殖器疱疹等相鉴别。

（2）一期梅毒近卫淋巴结肿大应与软下疳、性病、性淋巴肉芽肿引起的淋巴结肿大相鉴别。

（3）二期梅毒的皮疹应与玫瑰糠疹、多形红斑、花斑癣、银屑病、体癣等相鉴别，其扁平湿疣应与尖锐湿疣相鉴别。

【治疗】

1. 西医治疗

（1）治疗原则：强调早诊断，早治疗，疗程规范，剂量足够。治疗后定期进行临床和实验室随访。性伴侣要同查同治。早期梅毒经彻底治疗可临床痊愈，消除传染性。晚期梅毒治疗可消除组织内炎症，但已破坏的组织难以修复。

青霉素如水剂青霉素、普鲁卡因青霉素、苄星青霉素等为不同分期梅毒的首选药物。对青霉素过敏者可选四环素、红霉素等。部分患者青霉素治疗之初可能发生吉海反应，可由小剂量开始或使用其他药物加以防止。梅毒治疗后第一年内应每3个月复查血清一次，以后每6个月1次，连续3年。神经梅毒和心血管梅毒应终身随访。

（2）早期梅毒（包括一期、二期梅毒及早期潜伏梅毒）：主要是青霉素疗法。苄星青霉素G（长效西林），分两侧臀部肌内注射，每周1次，连用2~3周。普鲁卡因青霉素G，肌内注射，连用10~15天，总量800万~1 200万U。

（3）晚期梅毒（包括三期皮肤、黏膜、骨骼梅毒，晚期潜伏梅毒）及二期复发梅毒

1）青霉素：苄星青霉素G，每周1次，肌内注射，连用3次。普鲁卡因青霉素G，肌内注射，连用20天，可间隔2周后重复治疗1次。

2）对青霉素过敏者：盐酸四环素，口服，连用30天；多西环素，连用30天。

（4）神经梅毒：应住院治疗，为避免治疗中产生吉海反应，在注射青霉素前1天口服泼尼松，每天1次，连用3天。

1）水剂青霉素G，静脉滴注，连用14天。

2）普鲁卡因青霉素G，肌内注射；同时，丙磺舒，口服，连用10~14天。上述治疗后，再接用苄星青霉素G，每周1次，肌内注射，连用3周。

（5）妊娠期梅毒：按相应病期的梅毒治疗方案给予治疗，在妊娠最初3个月内，应用1个疗程；妊娠末3个月应用1个疗程。对青霉素过敏者，用红霉素治疗，早期梅毒连服15天，二期复发及晚期梅毒连服30天。其所生婴儿应用青霉素补治。

（6）胎传梅毒：早期先天梅毒（2岁以内）脑脊液异常者用水剂青霉素G或普鲁卡因青霉素G治疗，具体剂量遵医嘱。脑脊液正常者用苄星青霉素G，一次性肌内注射（分两侧臀肌）。如无条件检查脑脊液者，可按脑脊液异常治疗。

（7）孕妇的梅毒治疗

1）有梅毒病史的已婚妇女在孕前一定要进行全面梅毒检查。曾有不洁性

生活或者曾感染过梅毒的女性在打算怀孕前，最好去正规医院做全面梅毒检测。对于那些梅毒治疗完成、梅毒症状不明显的已婚女性也要在确定梅毒治愈后，才能怀孕。

2）妊娠期的梅毒检查和治疗：在妊娠初3个月及末3个月均应做梅毒血清学检查。如发现感染梅毒应行正规治疗，以减少发生胎传梅毒的机会。

（8）梅毒治疗中的吉海反应：首次用药后数小时内，可能出现发热、头痛、关节痛、恶心、呕吐、梅毒疹加剧等情况，属吉海反应，症状多会在24 h内缓解。为了预防发生吉海反应，青霉素可由小剂量开始逐渐增加到正常量，对神经梅毒及心血管梅毒可以在治疗前给予1个短疗程泼尼松，分次给药，抗梅治疗后2~4天逐渐停用。皮质类固醇可减轻吉海反应的发热，但对局部炎症反应的作用还不确定。

（9）饮食注意事项：患梅毒后的饮食调养与其他感染性疾病一样，均要食用新鲜富含维生素的蔬菜、水果，少食油腻的饮食，忌食辛辣刺激食物，戒烟、酒，适当多饮水，有利于体内毒素的排出。

梅毒经过治疗后，如何判断是否痊愈，通常是用梅毒血清学的检测来加以判断，各大医院比较常用的是RPR和TPPA。RPR是非特异性梅毒血清学试验，常用于疗效的判断。TPPA检测血清中特异性梅毒螺旋体抗体，有较高的敏感性和特异性。本法检测一旦呈阳性，无论治疗与否或疾病是否活动，通常终身保持阳性不变，其滴度变化与梅毒是否活动无关，故不能作为评价疗效或判定复发与再感染的指标，只能够作为梅毒的确认试验。

凡确诊为梅毒者，治疗前最好做RPR定量试验。两次定量试验滴度变化相差2个稀释度以上时，才可判定滴度下降。梅毒患者在经过正规治疗以后，每3个月复查一次RPR，半年后每半年复查一次RPR，随访2~3年，观察比较当前与前几次的RPR滴度变化情况。在治疗后3~6个月，滴度有4倍以上的下降，说明治疗有效。滴度可持续下降乃至转为阴性。如果连续3~4次检测的结果都是阴性，则可以认为该患者的梅毒已临床治愈。

梅毒患者在抗梅治疗后，其血清反应一般有3种变化的可能：①血清阴转。②血清滴度降低不阴转，或血清抵抗。③转阴后又变为阳性，或持续下降过程中又有上升，表明有复发或再感染。

各期梅毒接受不同药物的治疗，血清反应阴转率可有差别。一、二期梅毒接受任何抗梅药物治疗，血清阴转率皆高，通常在1~2年内可达70%~95%不等。当一期梅毒正规抗梅治疗后12个月，二期梅毒24个月后，血清反应仍然维持阳性，在临床上称为血清抵抗或血清固定，发生原因可能与体内仍有潜在的活动性病变、患者免疫力下降、抗梅治疗剂量不足或有耐药等因素有关，也有查不到原因的。对这类患者，应该做包括脑脊液检查、艾滋病检查在内的全面体检，以发现可能存在的原因并给予相应的处理。如果没有特殊异常发现，可以定期随访观察，不要盲目给予抗生素过度治疗。

2. 中医治疗

（1）内治

1）肺脾蕴毒证

证候：见于气化染毒者，疳疮发于手指、乳房、口唇等部位，多发于躯干上部、头面，疮小而干，可伴有发热、咳嗽、咽痛、纳差、神疲等症状，舌质淡红，苔薄黄盛，脉滑。

治则：清泄肺脾，祛风解毒。

方药：杨梅一剂散加减（麻黄3 g、威灵仙15 g、大黄9 g、羌活10 g、白芷5 g、防风10 g、荆芥9 g、连翘15 g、芒硝6 g、滑石15 g、土茯苓15 g、栀子10 g、金银花15 g、皂角刺10 g、当归15 g、黄芩15 g、甘草6 g）。

用法：每天1剂，水煎，分2次（每次200 mL）口服。

2）肝经湿毒证

证候：见于精化染毒者，疳疮生于男子龟头、包皮系带，女子阴户及阴道内，质硬，有横痃，可伴有胸胁胀闷、神情抑郁或心烦易怒、口苦口干、小便黄赤、大便干结等症状，舌质偏红，苔黄腻，脉弦滑。

治则：清肝利湿，解毒驱梅。

方药：复方土茯苓汤合龙胆泻肝汤加减（茯苓15 g、苍耳子10 g、白鲜皮15 g、地肤子10 g、金银花15 g、萆薢15 g、泽泻9 g、栀子19 g、黄芩15 g、龙胆草5 g、当归15 g、甘草6 g、黄柏15、蒲公英15 g）。

用法：每天1剂，水煎，分2次（每次200 mL）口服。

3）血热蕴毒证

证候：见于精化传染之二期梅毒，周身遍生杨梅疮，色如玫瑰，不痛不痒，或有丘疹、脓疱、鳞屑，可伴有口舌生疮，口渴喜饮，大便秘结等，舌质红，苔黄，脉细滑。

治则：凉血解毒，泄热散瘀。

方药：清血搜毒丸合三仙丹合剂。

用法：成人用药10天为1个疗程，第一、三天各服清血搜毒丸1剂，以泻为度，如不泻可连服；第五、六天各服三仙丹合剂1剂；第九、十天再各服清血搜毒丸1剂。

4）毒结筋骨证

证候：见于杨梅结毒者（三期梅毒），病延越久，于四肢、头面、鼻咽部出现树胶肿，伴关节、骨疼痛，行走不便，肌肉消瘦，疼痛夜甚，舌质暗红，苔黄，脉细而涩。

治则：活血解毒，通络止痛。

方药：蠲痹消毒散合升麻解毒汤加减（姜黄 9 g、土茯苓 15 g、独活 9 g、白术 15 g、当归 15 g、白芷 10 g、赤芍 10 g、升麻 10 g、羌活 9 g、牛膝 15 g、蜈蚣 2 条、全蝎 6 g、僵蚕 10 g、乳香 15 g、没药 6 g）。

用法：每天 1 剂，水煎，分 2 次（每次 200 mL）口服。

5）肝肾亏损证

证候：见于晚期骨髓痨者，患梅毒数十年，逐渐两足瘫痪或痿弱不行，肌肤麻木或如蚁行作痒，筋骨串痛，腰膝酸软，头晕耳鸣，心悸恍惚或短气，小便困难，舌质淡红，苔少，脉沉细。

治则：温补肝肾，滋阴息风。

方药：地黄饮子合归灵汤加减（熟地黄 12 g、巴戟天 15 g、山茱萸 15 g、肉苁蓉 15 g、茯苓 15 g、石菖蒲 15 g、麦冬 15 g、五味子 15 g、肉桂 15 g、附子 15 g、石斛 9 g、当归 3 g、白芍 3 g、川芎 3 g、薏苡仁 3 g、木瓜 3 g、防己 3 g、人参 3 g、威灵仙 15 g、羌活 9 g、独活 9 g、桑寄生 15 g、续断 15 g、骨碎补 15 g）。

用法：每天 1 剂，水煎，分 2 次（每次 200 mL）口服。

（2）外治：可用蛇床子、忍冬藤、大青叶、川椒、紫花地丁、白鲜皮煎汤熏洗或蒸汽治疗。

【预防与护理】

（1）提倡洁身自好，杜绝不洁性交。

（2）早诊断，早治疗，规范用药，坚持疗程，并建立追踪随访制度。

（3）对患者的性伴侣要进行检查和预防性治疗。

（4）疗程结果要追踪观察，以防复发，定期随访。

第二节 淋 病

淋病是淋病奈瑟菌（简称淋球菌）引起的以泌尿生殖系统化脓性感染为主要表现的性传播疾病。其发病率居我国性传播疾病第二位。淋球菌为革兰阴性双球菌，离开人体不易生存，一般消毒剂容易将其杀灭。淋病多发生于性活跃的青年男女。以排出脓性分泌物为特征。成人主要通过性交或异常性交传染。在经典的性传播疾病中，淋病的发病率最高，流行范围也最广。淋病潜伏期短、传染性强，可导致多种并发症和后遗症。

本病属中医学"花柳毒淋"等范畴。

【诊断要点】

1. 临床表现

（1）无合并症的淋病

1）男性淋病：①男性急性淋病，潜伏期一般为 2~10 天，平均 3~5 天。开始尿道口灼痒、红肿及外翻。排尿时灼痛，伴尿频，尿道口有少量黏液性分泌物。3~4 天后，尿道黏膜上皮发生多数局灶性坏死，产生大量脓性分泌物，排尿时刺痛，龟头及包皮红肿显著。尿道中可见脓液或血液，晨起时尿道口可结脓痂。伴轻重不等的全身症状。②男性慢性淋病，一般多无明显症状，当机体抵抗力减低，如过度疲劳、饮酒、性交时，即可出现尿道炎症状。

2）女性淋病：①女性急性淋病，在感染一开始症状轻微或无症状，一般经 3~5 天的潜伏期后，相继出现尿道炎、子宫颈炎、尿道旁腺炎、前庭大腺炎及直肠炎等，其中以子宫颈炎最常见。70% 的女性淋病患者存在尿道感染。淋菌性子宫颈炎常见，多与尿道炎同时出现。②女性慢性淋病，一般是急性淋病如未充分治疗可转为慢性。表现为下腹坠胀、腰酸背痛、白带较多等。③妊娠合并淋病，多无临床症状。患淋病的孕妇分娩时，可经产道感染胎儿，特别是胎位呈臀先露时尤易被感染，可发生胎膜早破、羊膜腔感染、早产、产后败血症和子宫内膜炎等。④幼女淋菌性外阴阴道炎，一般表现为外阴、会阴和肛周红肿，阴道脓性分泌物较多，可引起尿痛、局部刺激症状和溃烂。

（2）有合并症的淋病

1）男性淋病的合并症：①前列腺炎和精囊炎，如精囊受累，精液中可混有血液。并发前列腺炎时，会阴部疼痛，直肠指诊前列腺肿大、疼痛，精囊腺肿大。②附睾炎与尿道球腺炎，附睾疼痛、肿大及触痛。并发尿道球腺炎时，会阴部可触及肿大腺体，患者感不适或钝痛。并发急性附睾炎时，阴囊红肿、疼痛，附睾肿痛，精索增粗。③淋菌性包皮龟头炎，即脓性分泌物的刺激可引起龟头和包皮炎症。④腺性尿道炎、潴留囊肿、淋巴管炎、淋巴结炎及包皮腺脓肿。前尿道的隐窝及腺体可受侵犯，称为腺性尿道炎。这些腺体如被堵塞，可形成潴留囊肿，囊肿破裂后可形成尿道周围囊肿。尿道旁腺或尿道周围炎症可向阴茎海绵体扩延，常并发淋巴管炎、单侧或双侧腹股沟淋巴结炎。阴茎系带两侧的包皮腺也可被累及而形成脓肿。

2）女性淋病的合并症：①淋菌性前庭大腺炎，前庭大腺开口处红肿、向外突出，有明显压痛及脓性分泌物，严重者腺管口被脓性分泌物堵塞而不能排泄，形成前庭大腺脓肿，有明显疼痛，行动时感困难，可伴发热、全身不适等症状。②淋菌性尿道旁腺炎，挤压尿道旁腺处有脓性分泌物从尿道外口流出。③淋菌性肛周炎，阴道分泌物较多时可引流至肛周和会阴引起炎症。④淋菌性盆腔炎性疾病，包括急性输卵管炎、子宫内膜炎、继发性输卵管卵巢脓肿、盆腔腹膜炎和盆腔脓肿等。少数淋菌性子宫内膜炎可上行感染，发生淋菌性盆腔炎、输卵管炎、卵巢炎、附件炎及子宫体炎，可引起输卵管阻塞、积水及不孕。如与卵巢粘连，可导致输卵管卵巢脓肿，一旦脓肿破裂可引起化脓性腹膜炎。多数盆腔炎发生于月经后，主要见于年轻育龄妇女。典型症状为双侧下腹剧痛，一侧较重，发热、全身不适，发热前可有寒战，常伴纳差、恶心和呕吐。患者多有月经延长或不规则阴道出血、脓性白带增多等。

（3）泌尿生殖器外的淋病

1）淋菌性结膜炎：本病少见，可发生于新生儿和成人，表现为结膜充血、水肿，有脓性分泌物，严重者可致角膜溃疡和失明。

2）淋菌性咽炎：多无症状，有症状者可表现为咽喉部红肿、脓性分泌物。

3）淋菌性直肠炎：多为肛门瘙痒和烧灼感，排便疼痛，排出黏液和脓性分泌物，直肠充血、水肿、脓性分泌物、糜烂、小溃疡及裂隙。

（4）播散性淋病：即播散性淋球菌感染，较罕见。表现为低中度发热，体温多在 39 ℃以下，可伴乏力、食欲下降等其他症状，可出现心血管、神经系统受累的表现。

2. 辅助检查

（1）涂片检查：取材于尿道或子宫颈分泌物，进行革兰氏染色，高倍镜下可见多形核白细胞内有呈革兰阴性的双球菌。本法简单易行，对男性有尿道炎者，阳性率可达 90%，女性 50%~60%。慢性淋病由于分泌物中淋球菌较少，阳性率低。因此男性要取前列腺按摩液，以提高检出率。女性子宫颈分泌物中杂菌多，敏感性及特异性差，有假阳性，因此世界卫生组织推荐用培养法检查女性患者。

（2）培养检查及药敏试验：淋球菌培养是诊断淋病的重要佐证，是目前世界卫生组织推荐的过筛淋病患者的主要方法。对女性淋病及男性慢性淋病，为了进一步证实诊断及做药敏试验，应进行培养。

3. 鉴别诊断

淋菌性尿道炎应与沙眼衣原体性尿道炎相鉴别。女性淋菌性子宫颈炎应与沙眼衣原体性子宫颈炎鉴别。由于淋菌性子宫颈炎可出现阴道分泌物异常等症状，因此还应该与阴道滴虫病、外阴阴道念珠菌病和细菌性阴道病相鉴别。

（1）非淋球菌尿道炎：由衣原体或支原体感染所致，尿道分泌物少而稀薄，或是无分泌物，排尿困难较轻。尿道口涂片检查无胞内革兰阴性双球菌，实验室检查有衣原体或支原体。

（2）念珠菌性尿道炎：反复感染，尿道口头包皮潮红，可有白色垢物，明显瘙痒。实验室检查可见菌丝。

（3）滴虫性尿道炎：可见尿频、尿急、尿道口有分泌物，有异味，涂片镜检可有阴道毛滴虫。

【治疗】

1. 西医治疗

（1）治疗原则为早期诊断，早期治疗，及时、足量、规范用药，治疗方案应个体化，性伴侣应同时接受治疗。对于顽固的患者，可在使用抗生素的基础上，配合中医辨证治疗。

（2）对于无并发症淋病，如淋菌性尿道炎、子宫颈炎、直肠炎，给予头孢曲松，肌内注射，单次给药；或大观霉素肌内注射，单次给药；或头孢噻肟肌内注射，单次给药。次选方案为其他第三代头孢菌素类，如已证明其疗效较好，亦可选作替代药物。如果沙眼衣原体感染不能排除，可加抗沙眼衣原体感染药物。

（3）对于有并发症淋病，如淋菌性附睾炎、精囊炎、前列腺炎，则采用头孢曲松，每次 1 g，每天 1 次，肌内注射，连用 10 天；或大观霉素，每次 1 ~ 2 g，每天 1 次，肌内注射，连用 10 天；或头孢噻肟，每次 1 g，每天 1 次，肌内注射，连用 10 天。

2. 中医治疗

（1）内治

1）下焦湿热证

证候：小便频数，灼热刺痛，尤以排尿起始为甚。尿道口有大量黄色脓性分泌物，尿道口及包皮潮红，下腹拘急，兼见口苦咽干，大便秘结，或伴发热、口渴，舌质红，苔黄腻，脉滑数。

治则：清热利湿，化浊解毒。

方药：龙胆泻肝汤加减（龙胆草 9 g、青连翘 15 g、干生地黄 15 g、车前子 12 g、淡黄芩 9 g、生栀子 9 g、粉丹皮 9 g、泽泻 6 g、生甘草 9 g）。

用法：每天 1 剂，水煎，分 2 次（每次 200 mL）口服。

2）脾虚湿滞证

证候：小便频数，余沥不尽，时有白色分泌物流出，尿道内刺痒微痛，伴神疲、胸闷、腹胀、纳差、面黄、大便不畅，舌质淡红，苔白或白腻，脉濡缓。

治则：健脾利湿，行气化浊。

方药：五苓散加减（茯苓 15 g、泽泻 15 g、炒白术 9 g、猪苓 9 g、肉桂 3 g、土茯苓 9 g、金银花 9 g、车前子 15 g、萆薢 15 g、益智仁 15 g、薏苡仁 15 g）。

用法：每天1剂，水煎，分2次（每次200 mL）口服。

（2）外治

1）伴有急性龟头或包皮炎及阴道炎的患者，可用外洗方法。艾叶、枯矾、千里光、蒲公英、马齿苋各15~30 g，煎水外洗。

2）可酌情用冰硼散外擦。

【预防与护理】

（1）加强宣传教育，普及性病防治知识；提倡使用避孕套；洁身自好，拒绝不洁性交。

（2）性伴侣共同诊疗，一方患病，另一方应接受检查和治疗。

（3）执行新生儿硝酸银溶液或其他抗生素滴眼的制度，防止发生淋球菌性眼炎。

（4）治疗期间忌烟酒及辛辣刺激性食物。

第三节　非淋菌性尿道炎

非淋菌性尿道炎是指由淋菌以外的其他病原体，主要是沙眼衣原体和支原体等引起的一种性传播疾病。在临床上有尿道炎的表现，但在分泌物中查不到淋球菌，细菌培养也无淋球菌生长。女性患者常合并子宫颈炎等生殖道炎症。本病目前在欧美国家已超过淋病而跃居性传播疾病的首位，在我国日益增多，成为最常见的性传播疾病之一。

本病主要由性交传播，以青年人为多见，女性多于男性。临床以尿道刺痒、疼痛和烧灼感，伴有或轻或重的尿急、尿痛和排尿困难为特征。本病属中医学"淋病"的范畴。

【诊断要点】

1. 临床表现

本病主要发生于15~29岁青年人，25岁以下的占60%，性别上女性较男性为多，可达（3.3~5.9）:1，婴儿可通过产道感染。

（1）男性非淋菌性尿道炎：潜伏期为10~20天。典型症状为尿道刺痒、疼痛和烧灼感，伴有或轻或重的尿急、尿痛和排尿困难，但较淋病性尿道炎轻。分泌物亦较淋病少、稀薄，自行流出现象很少见。当长时间不排尿或晨起首次排尿前，尿道外口可逸出少许黏液性分泌物，有时仅有薄薄的痂膜封口或裤裆污染。检查时尿道口可有炎症性水肿。同性恋患者则会引起直肠炎，肛门灼热，有黏液分泌物。

还有些患者可无任何症状，由于发病缓慢，症状不典型，往往容易漏诊或误诊。

并发症较为多见的是附睾炎和前列腺炎。附睾炎常与尿道炎同时存在，附睾多为坠胀。前列腺炎有局部轻度疼痛，性欲高潮时加重，直肠指检前列腺肿大、柔软。

（2）女性非淋菌性尿道炎：潜伏期和男性无差别，但症状往往不典型，开始时常无任何症状或仅有白带增多等征象，感染的主要部位为子宫颈，偶尔也有尿频、排尿困难等症状，80%的患者为无症状带菌者。

主要并发症有子宫颈炎、阴道炎、输卵管炎等，是宫外孕和不孕症的重要病因。衣原体还可经输卵管扩散至腹腔而引起肝周炎，症状主要表现为胁下刺痛，常和胆囊炎、胸膜炎混淆，实验室检查肝功能正常。

此外，妊娠期还可发生早产、流产、死产和低体重婴儿。

（3）儿童病症

1）新生儿衣原体结膜炎：因经母体产道时感染，出生后 1~3 周发生结膜充血，常伴有鼻咽腔的感染而表现为咽炎。

2）衣原体肺炎：有报道婴儿 6 个月以内肺炎中有 30%~40%是由衣原体感染而引起，表现为强力犬吠样咳嗽，起病缓慢，低热或不发热，青霉素、磺胺药治疗无效或疗效不佳。

2. 辅助检查

（1）直接免疫荧光法：将特异的衣原体单克隆抗体用荧光素标记后检测标本中的衣原体抗原，如标本中有衣原体，则和抗体结合，在荧光镜下可见苹果绿色的荧光，一张涂片中衣原体数在 10 个以上时为阳性，特异性>97%，敏感性为 70%~92%。

（2）酶联免疫法：用光谱测相仪检测泌尿生殖道中的衣原体抗原，发现颜色改变为阳性，24 h 获得结果，敏感性为 60%~90%，特异性为 92%~97%。

（3）沙眼衣原体培养：沙眼衣原体为专性细胞内寄生物，只有在活细胞中才能生长繁殖，常用于衣原体培养的细胞是 McCoy 细胞和 Hela229 细胞，特异性为 99%~100%，敏感性为 68.4%~100%，是目前诊断沙眼衣原体的金标准。沙眼衣原体是在柱状上皮细胞内寄生的微生物，合适的培养标本是应用拭子从距尿道内口 2~4 mm 以内的尿道内取出，而不是取尿道口的分泌物或尿液做培养。

（4）解脲支原体培养：利用解脲支原体能分解精氨酸产氨，发酵葡萄糖产酸的原理，分别使含精氨酸的肉汤培养基变为碱性，指示剂颜色由黄变红，葡萄糖肉汤培养基由粉红色变为黄色，该方法已广泛应用于临床。

（5）PCR 和连接酶链反应（ligas chain reaction，LCR）：敏感性和特异性均优于其他方法，但要注意防止污染造成的假阳性。

3. 鉴别诊断

（1）淋球菌性尿道炎：潜伏期短，一般为 2～3 天，尿道炎症状重，分泌物多而稠，呈脓性，淋病奈瑟菌检查呈阳性。

（2）霉菌感染：常伴有阴囊、会阴皮炎。

（3）疱疹病毒感染：分泌物增多，排尿困难明显，外生殖器有皮疹，腹股沟淋巴结肿大，对抗生素治疗无效。

【治疗】

1. 西医治疗

治疗原则：早期诊断，早期治疗，及时、足量、规范用药，治疗方案个体化，性伴侣应同时接受治疗。对于顽固的患者，可在使用抗生素的基础上，配合中医辨证治疗。

（1）推荐方案：阿奇霉素 1 g，饭前 1 h 或饭后 2 h 口服 1 次，或多西环素每天 200 mg，分 2 次口服，连服 7～10 天。

（2）替代方案：米诺环素每次 100 mg，每天 2 次，口服，连用 10 天；或罗红霉素每次 0.15 g，每天 2 次，口服，连用 10 天；或盐酸四环素每次 500 mg，每天 4 次，口服，连服 7～10 天；或克拉霉素每次 0.25 g，每天 2 次，口服，连用 7～10 天；或氧氟沙星每次 0.3 g，每天 2 次，口服，连服 7～10 天；或司帕沙星每次 0.2 g，每天 1 次，口服，连服 10 天。

1）妊娠期：红霉素每次 500 mg，每天 4 次，口服，连用 7 天；或阿奇霉素每次 1 g，每天 1 次，口服。不宜用四环素类药物。

2）新生儿衣原体眼结膜炎：红霉素干糖浆粉剂每天 50 mg/kg，分 4 次口服，连服 14 天；如有效再延长 1～2 周。0.5%红霉素眼膏或 1%四环素眼膏出生后立即滴入眼中，对衣原体感染有一定预防作用。

2. 中医治疗

（1）内治

1）热毒下迫证

证候：尿急，尿频，尿痛，尿道刺痒、烧灼感，有时尿道中有稀薄黏液流出，妇女白带增多，外阴瘙痒，口渴，舌质红，苔黄，脉数。

治则：清热解毒，利湿通淋。

方药：八正散合导赤散加减（栀子 10 g、黄柏 10 g、车前草 10 g、萹蓄 10 g、瞿麦 10 g、淡竹叶 6 g、滑石 10 g、生地黄 6 g、甘草 6 g）。

用法：每天 1 剂，水煎，分 2 次（每次 200 mL）口服。

2）湿热内蕴证

证候：小便涩痛，尿时有浑浊，少腹胀满拘急，脘窬纳差，如女黄白带下，外阴瘙痒，小腹坠胀，舌质红，苔黄腻，脉滑数或濡数。

治则：清热利湿，通畅三焦。

方药：龙胆泻肝汤合三仁汤加减（栀子9 g、黄芩9 g、黄柏9 g、苍术6 g、薏苡仁18 g、杏仁15 g、白豆蔻6 g、通草9 g、鱼腥草15 g、连翘15 g、茯苓皮15 g、龙胆草6 g）。

用法：每天1剂，水煎，分2次（每次200 mL）口服。

3）瘀热互结证

证候：排尿不畅，尿道口红肿痒痛，睾丸坠痛、肿胀，妇女腰酸腹痛，白带绵绵，经来涩，少紫暗，久不受孕，舌质暗红，苔少，脉细涩。

治则：清热利湿，活血祛瘀。

方药：石韦散加减（芍药15 g、白术9 g、滑石6 g、天葵子9 g、瞿麦9 g、石韦15 g、王不留行3 g、当归6 g、甘草6 g、马鞭草15 g、蒲黄5 g、刘寄奴10 g、桃仁9 g、泽兰15 g）。

用法：每天1剂，水煎，分2次（每次200 mL）口服。

（2）外治

1）伴有急性龟头炎或包皮炎及阴道炎的患者，可用外洗方法。艾叶、枯矾、千里光、蒲公英、马齿苋各15~30 g，煎水外洗。

2）可酌情用冰硼散外擦。

【预防与护理】

（1）加强宣传教育，普及性病防治知识；提倡使用避孕套；洁身自好，拒绝不洁性交。

（2）提倡淋浴，公共浴池要严格消毒。

（3）性伴侣共同诊疗，一方患病，另一方应接受检查和治疗。

（4）治疗期间忌烟酒及辛辣刺激性食物。

（5）早发现，早治疗，避免后遗症。

（6）长期随访，以防复发。

第四节　软　下　疳

软下疳是由杜克雷嗜血杆菌引起的一种急性性传播疾病，是经典性病之一，以生殖器处的痛性溃疡和腹股沟淋巴结化脓性病变为临床特征。本病主要流行于热带、亚热带卫生条件较差的地区，如东南亚、非洲、中南美洲，但发达国家也有小的流行。本病属中医学"疳疮""横痃"的范畴。

【诊断要点】

1. 临床表现

本病潜伏期为3~14天，平均4~7天。男性多发部位有冠状沟、包皮、包皮系带、龟头、阴茎体、会阴部及肛周等处，女性为小阴唇、大阴唇、阴唇系带、前庭、阴蒂、子宫颈、会阴部及肛周等处。也有报告溃疡见于乳房、大腿内侧、手指及口腔内。

在接触病原体后，感染部位出现一个小炎性丘疹或脓疱，以后迅速变为脓疱，3~5天后损害继续侵袭患处，形成疼痛剧烈的深溃疡。溃疡呈圆形或卵圆形，质地柔软，容易出血，边缘粗糙不整齐。表面覆有恶臭的黄灰色渗出物。

大多数患者在出现溃疡以后，继而出现腹股沟化脓性淋巴结炎，有疼痛，进一步可以发生化脓、表面皮肤发红现象。肿大的淋巴结常有波动感，可自然破溃流脓，形成溃疡和窦道。合并症包括包皮炎、嵌顿包茎、尿道瘘、尿道狭窄、阴茎干淋巴管炎、阴囊或阴唇象皮肿及溃疡的继发其他感染等。

2. 组织病理

溃疡由三个炎症带组成：①浅层，有坏死组织、红细胞、纤维蛋白、变性的中性粒细胞和大量杜克雷嗜血杆菌；②中层，有许多新生的毛细血管、血管栓塞和继发性坏死；③深层，有弥漫性浆细胞和淋巴细胞浸润。

3. 辅助检查

（1）涂片检查：于溃疡底部和潜行边缘取材进行革兰染色，可见革兰阴性单个球杆菌或"鱼群"状杆菌，后者在细胞或黏液碎片之间呈平行柱状排列。细菌培养证实这种典型染色结果的阳性率仅为5%~36%，故其诊断价值不大。

（2）细菌培养：取材后应在2 h内（最好在1 h内）接种。菌落在接种后24 h一般为针尖大小，48~72 h增加至1~2 mm，呈灰黄色颗粒状，致密，隆起，非黏液样，大小不等。

（3）免疫荧光检查：用单克隆抗体行免疫荧光快速检测，敏感性为93%。

（4）DNA探针：有研究用P标记的DNA探针检测此菌，特异性和敏感性均很高。

（5）HIV检测：如首次梅毒及HIV检测结果为阴性，3个月后需重做检测。

4. 鉴别诊断

（1）腹股沟淋巴肉芽肿：感染后2~4周发病，病变为进展性和浸润性，淋巴结破溃后形成多数瘘孔，弗莱试验阳性。

（2）硬下疳：潜伏期长，浸润性糜烂或单发性硬结，分泌物为浆液，无痛性横痃，不化脓破溃，梅毒螺旋体及梅毒血清反应阳性。

（3）阴部疱疹：集簇性小疱，表浅性糜烂，有浆液性分泌物，1周可自行痊愈，易复发。

【治疗】

1. 西医治疗

（1）系统治疗

1）增效磺胺制剂：首选药物。每次 1 g，每天 2 次，口服，连服 10～20 天。

2）红霉素：每次 0.5 g，每天 4 次，口服，连服 7～14 天。

3）四环素：每次 0.5 g，每天 4 次，口服，连服 7～14 天

4）链霉素：每次 1 g，肌内注射，连用 8～10 天。

5）头孢曲松钠：250 mg，单次，肌内注射。

6）头孢克肟：400 mg，单次，口服。

其他抗生素如多西环素、卡那霉素，庆大霉素亦可应用，按常规剂量给药。

（2）局部治疗

1）溃疡：1∶5 000 高锰酸钾或过氧化氢冲洗，外用红霉素软膏或聚维酮碘敷料覆盖。

2）淋巴结脓肿：一般不应切开，可通过正常部位皮肤进针进行抽吸，亦可全身使用抗生素时切开引流。

3）包皮环切术：未做包皮环切者，疗效不及已做包皮环切者。包茎患者在活动性损害愈合后应行包皮环切术。

4）合并 HIV 感染：治疗方案中的短疗程或单剂用药方法，可能需要延长，其愈合可能较 HIV 阴性者缓慢。有报告 HIV 感染者对治疗反应较差，虽经有效治疗，淋巴结化脓仍可发展。

2. 中医治疗

（1）内治

1）湿热蕴毒证

证候：疳疮疼痛，迅即溃破流脓，疮面痂膜黄白相间，触之出血疼痛，或有横痃，肿痛溃脓，形成鱼口疮，或包皮红肿，或阴茎肿胀，排尿涩痛，舌质红，苔黄腻，脉滑数。

治则：清热解毒，排脓消疮。

方药：八正散合二子清毒散加减（萹蓄 15 g、大黄 3 g、滑石 15 g、黄柏

15 g、栀子 9 g、甘草 6 g、皂角 9 g、金银花 9 g、僵蚕 9 g、防风 6 g、荆芥 9 g、土茯苓 15 g、牛膝 15 g)。

用法：每天 1 剂，水煎，分 2 次（每次 200 mL）口服。

2）火毒外发证

证候：疳疮多发，来势迅猛，脓肿溃烂成片，或隆起肿痛，或腐蚀出血，伴横痃肿痛，化脓溃破后形成鱼口疮，疼痛剧烈，时有发热，口渴，小便黄，大便秘结，舌红，苔黄，脉数而有力。

治则：泻火解毒，排脓消疳。

方药：黄连解毒汤合芦荟丸加减（黄连 6 g、黄芩 15 g、黄柏 15 g、栀子 9 g、芦荟 5 g、青皮 5 g、雷丸 15 g、鹤虱 3 g、薏苡仁 15 g、赤小豆 10 g、连翘 15 g、蒲公英 15 g、土茯苓 15 g、紫花地丁 15 g、皂角刺 10 g)。

用法：每天 1 剂，水煎，分 2 次（每次 200 mL）口服。

（2）外治

1）熏洗：大豆甘草汤（黑豆 50 g，生甘草 30 g，槐条 60 g）水煎浓，待温后，每天外洗 2 次。

2）外敷：凤衣散（凤凰衣 3 g，轻粉 1.2 g，冰片 0.6 g，黄丹 3 g)，用鸭蛋清调敷。

3）外擦：三黄膏（黄柏、黄连、黄芩、栀子）每天换药 1 次，或紫花地丁软膏每天换药 1 次。

【预防与护理】

（1）加强宣传教育，普及性病防治知识；提倡使用避孕套；洁身自好，拒绝不洁性交。

（2）便前便后洗手；注意洗浴卫生，提倡淋浴，公共浴池要严格消毒。

（3）明确诊断后应及时行正规治疗，未愈前禁止性生活。

第五节　生殖器疱疹

生殖器疱疹是由单纯疱疹病毒（herpes simplex virus，HSV）引起的性传播疾病，主要是 HSV-2 型，少数为 HSV-1 型。本病是常见的性病之一。生殖器疱疹可反复发作，对患者的健康和心理影响较大；还可通过胎盘及产道感染新生儿，导致新生儿先天性感染。因此本病也是较为严重的公共卫生问题之一，应对其有效的防治引起重视。

其临床特征是在泌尿生殖器官部位（外阴）反复发生红斑水疱，与癌症发生有一定关系。中医病因病机为正气不足，触染毒邪。①肝经湿热：嗜食肥甘厚味，损伤脾胃，脾失健运，水湿内蕴，与外邪相合，以致湿热蕴积于下焦，注于阴部（肝经循行过阴器）。②热毒蕴结：由于不洁性交，触染毒邪，搏结肌肤而发。③阴虚邪恋：由于房事过度，耗伤肾阴，或由于湿热淫毒久蕴，耗气伤阴，造成阴虚邪恋而发病。

本病属中医学"阴疮"的范畴。

【诊断要点】

1. 临床表现

（1）初发生殖器疱疹：分为原发性生殖器疱疹和非原发的初发生殖器疱疹。前者为第一次感染 HSV 而出现症状者为原发性生殖器疱疹，其病情相对严重。而部分患者既往有过 HSV-1 感染（主要为口唇或颜面疱疹）又再次感染 HSV-2 而出现生殖器疱疹的初次发作，为非原发的初发生殖器疱疹，其病情相对较轻。

1）潜伏期 3~14 天。

2）外生殖器或肛门周围有群簇或散在的小水疱，2~4 天后破溃形成糜烂或溃疡，自觉疼痛。

3）腹股沟淋巴结常肿大，有压痛。

4）患者可出现发热、头痛、乏力等全身症状。

5）病程 2~3 周。

（2）复发性生殖器疱疹：原发皮损消退后皮疹反复发作，复发性生殖器疱疹较原发性全身症状及皮损轻，病程较短。

1）起疹前局部有烧灼感、针刺感或感觉异常。

2）外生殖器或肛门周围有群簇小水疱，很快破溃形成糜烂或浅溃疡，自觉症状较轻。

3）病程 7~10 天。

2. 辅助检查

（1）细胞学检查（Tzanck 涂片）：以玻片在疱底做印片，Wright 染色或 Giemsa 染色，显微镜下可见到具特征性的多核巨细胞或核内病毒包涵体。

（2）检测病毒抗原：从皮损处取标本，以单克隆抗体直接荧光法或酶联免疫吸附试验检测 HSV 抗原。

（3）病毒培养：从皮损处取标本做病毒培养，发现有 HSV 和细胞病变。

（4）核酸检测：通过 PCR 等方法检测 HSV-2 病毒核酸以明确诊断。

3. 鉴别诊断

本病主要应与硬下疳、软下疳、接触性皮炎及带状疱疹等相鉴别。

【治疗】

1. 西医治疗

（1）抗病毒治疗：仍然是目前生殖器疱疹主要的治疗方法。常用的抗 HSV 药物有阿昔洛韦、伐昔洛韦和泛昔洛韦等。①首次发作治疗推荐方案：阿昔洛韦每次 200 mg，每天 5 次，口服，连用 7~10 天；或阿昔洛韦每次 400 mg，每天 3 次，口服，连用 7~10 天；或伐昔洛韦每次 300 mg，每天 2 次，口服，连用 7~10 天；或泛昔洛韦每次 250 mg，每天 3 次，口服，连用 7~10 天或至皮损愈合。有疱疹性直肠炎及口炎、咽炎者，可适当增大剂量或延长疗程。②复发治疗推荐方案（发作时的抗病毒治疗，最好在出现前驱症状或皮损出现 24 h 内开始用药）：阿昔洛韦每次 200 mg，每天 5 次，口服，连用 5 天；或阿昔洛韦每次 400 mg，每天 3 次，口服，连用 5 天；或伐昔洛韦每次 300 mg，每天 2 次，口服，连用 5 天；或泛昔洛韦每次 125~250 mg，每天 3 次，口服，连用 5 天。③频繁复发性生殖器疱疹（每年复发超过 6 次）可采用长期抑制疗法推荐方案：阿昔洛韦每次 400 mg，每天 2 次，口服；或伐昔洛韦每次 300 mg，每天 1 次，口服；或泛昔洛韦每次 125~250 mg，每天 2 次，口服，需长期持续给药，连用 4 个月至 1 年为 1 个疗程。本法虽然可减少 75% 的复发次数，但不能阻断病毒的无表现排毒。

（2）免疫治疗：近年来在对生殖器疱疹的研究中，发现其发生、发展及预后与机体的免疫状态有密切的关系，所以，在抗病毒治疗的同时，应用免疫调节剂也成了临床上治疗生殖器疱疹的一种方法。常用的免疫调节剂有干扰素、胸腺素、转移因子、IL-2、左旋咪唑和咪喹莫特等。

2. 中医治疗

（1）内治

1）肝经湿热证

证候：患处成簇水疱，糜烂或溃疡，自觉轻痒或疼痛，小便黄赤，大便干结；舌质红，苔黄腻，脉弦。

治则：清热泻火，利湿解毒。

方药：龙胆泻肝汤加减（龙胆草 9 g、青连翘 15 g、干生地黄 15 g、车前子 12 g、淡黄芩 9 g、生栀子 9 g、粉丹皮 9 g、泽泻 6 g、生甘草 9 g）。

用法：每天 1 剂，水煎，分 2 次（每次 200 mL）口服。

2）热毒蕴结证

证候：阴部疱疹大而红，局部肿胀，疼痛明显，腹股沟淋巴结肿大，或有低热、排尿困难，舌红绛，脉滑数。

治则：清热解毒，凉血利湿。

方药：五味消毒饮合黄连解毒汤加减（紫花地丁 12 g、天葵子 9 g、金银花 9 g、蒲公英 15 g、菊花 9 g、黄连 5 g、黄芩 12 g、黄柏 10 g、栀子 12 g、皂角刺 9 g、赤芍 9 g）。

用法：每天 1 剂，水煎，分 2 次（每次 200 mL）口服。

3）阴虚邪恋证

证候：外生殖器反复出现潮红、疱疹、糜烂，自觉灼痒或灼痛，伴有腰膝酸软，神疲乏力，心烦口干，五心烦热，失眠多梦，舌质红，苔少或薄腻，脉细数。

治则：滋阴降火，解毒除湿。

方药：知柏地黄丸合萆薢渗湿汤加减（黄柏 9 g、知母 9 g、熟地黄 24 g、泽泻 9 g、山药 9 g、茯苓 9 g、山茱萸 9 g、牡丹皮 9 g、萆薢 30 g、薏苡仁 30 g）。

用法：每天 1 剂，水煎，分 2 次（每次 200 mL）口服。

（2）外治

1）青黛散：皮疹未破时可用青黛散加麻油调涂于患处。

2）中药水剂：皮疹为糜烂、溃疡者，采用马齿苋、地榆、苦参、野菊花各 30 g，水煎去渣，冷却后湿敷或外洗，每天 2~3 次。

【预防与护理】

（1）加强宣传教育，普及性病防治知识；提倡使用避孕套；洁身自好，拒绝不洁性交。

（2）无症状排毒期，阴茎套可能会减少疾病的传播；出现生殖器损害时，使用阴茎套也不能避免传播，此时应避免性生活。

（3）明确诊断后应及时予以正规治疗，未愈前禁止性生活。

（4）避免受凉感冒和过度疲劳等复发诱因；加强营养，增强体质，提高免疫力；忌酒，忌食辛辣刺激性饮食。

第六节　尖锐湿疣

尖锐湿疣是由人乳头瘤病毒（human papilloma virus，HPV）感染所致的以肛门生殖器部位增生性损害为主要表现的性传播疾病。大多发生于 18~50 岁的中青年人。大约经过半个月至 8 个月，平均 3 个月的潜伏期后发病。本病较为常见，主要通过性接触传播。本病的病原体为 HPV。HPV 是一种 DNA 病毒，人类是其唯一的宿主，主要通过直接与患者发生性接触或间接接触被患者传染的物品而患病。引起尖锐湿疣的病毒主要是 HPV-6、HPV-11、HPV-16、HPV-18 等，HPV 主要感染上皮组织，对肛门生殖器癌的发生有一定致病作用。

本病属中医学"臊瘊"的范畴。

【诊断要点】

1. 临床表现

潜伏期为 1~8 个月，平均 3 个月，主要发生在性活跃的人群。多发于生殖器和肛周，男性多见于包皮、系带、冠状沟、龟头、尿道口、阴茎体、肛周、直肠内和阴囊，女性多见于大小阴唇、后联合、前庭、阴蒂、子宫颈和肛周。偶可见于阴部及肛周以外的部位，如腋窝、脐窝、口腔、乳房和趾间等。女性阴道炎和男性包皮过长是尖锐湿疣发生的促进因素。

损害初起为细小淡红色丘疹，以后逐渐增大增多，单个或群集分布，湿润柔软，表面凹凸不平，呈乳头样、鸡冠状或菜花样突起，红色或污灰色，根部常有蒂，且易发生糜烂渗液，触之易出血。皮损裂缝间常有脓性分泌物郁积，有恶臭，且可因搔抓而引起继发感染。本病常无自觉症状，部分患者可出现异物感、痛、痒或性交痛。直肠内尖锐湿疣可发生疼痛、便血、里急后重。

大量流行病学资料表示，HPV 感染（主要是高危型 HPV，如 HPV-16、HPV-18 型）与生殖器癌的发生有密切的关系，如子宫颈癌、阴茎癌等。

治疗后一般预后良好。但不论何种方法治疗，均可能复发。

2. 组织病理

表皮呈乳头瘤样增生，棘层肥厚，角化过度或角化不全。棘细胞层有特征性的凹空细胞，该细胞核大小不一，核深染而固缩，核周胞质空泡化。真皮水肿，血管扩张和炎性细胞浸润。

3. 辅助检查

（1）醋酸白实验：用 3%~5% 醋酸液局部外涂或湿敷 5~10 min 可在 HPV 感染区域发白，即所谓"醋酸白现象"。但特异性不高，有些慢性炎症，如念珠菌性外阴炎、生殖器部位外伤和非特异性炎症均可出现假阳性。

（2）细胞学检查：用阴道或子宫颈疣组织涂片，巴氏染色，可见到两种细胞，即空泡化细胞及角化不良细胞同时存在，对尖锐湿疣有诊断价值。

（3）免疫学试验：采用抗 HPV 蛋白的抗体检测病变组织中的 HPV 抗原。该方法敏感度不高，检出率只有 50% 左右。

（4）核酸杂交试验：是检测 HPV 感染的重要的手段，包括斑点印迹法、组织原位杂交法、核酸印记法。这些方法的特异度和敏感度均较高，是诊断 HPV 感染的敏感而可靠的方法。但技术操作烦琐，临床上没有普遍开展。

（5）PCR：是目前检测 HPV 感染最敏感的方法，又可做分型特异度分析，具有敏感度高、方法简便迅速的特点。已在临床上广泛使用。

4．鉴别诊断

本病尚应与扁平湿疣、假性湿疣及阴茎珍珠状丘疹相鉴别。

（1）扁平湿疣：为二期梅毒患者在生殖器或肛门出现的皮肤损害，为扁平潮湿的丘疹，表面较光滑，暗视野检查可见梅毒螺旋体，梅毒血清反应阳性。

（2）假性湿疣：又名绒毛状小阴唇，是发生在阴唇黏膜的一种良性乳头瘤，皮肤多发生于小阴唇内侧，表面光滑无菜花状改变，无不洁性接触史。病理检查可进一步明确诊断。

（3）阴茎珍珠状丘疹：为环绕阴茎冠状沟的小珍珠状丘疹，表面光滑，多见于青壮年。发病与不洁性接触无关。

【治疗】

1．西医治疗

（1）药物治疗

1）0.5%鬼臼毒素酊（或 0.15%鬼臼毒素霜）：适用于治疗直径≤10 mm 的生殖器疣，临床治愈率可达90%左右。用药疣体总面积不应超过 10 cm^2，每天用药总量不应超过 0.5 mL。用药后应待局部药物自然干燥。副作用以局部刺激作用为主，可有瘙痒、灼痛、红肿、糜烂及坏死。另外，此药有致畸作用，孕妇忌用。

2）5%咪喹莫特霜：治疗尖锐湿疣，疣体的清除率平均为56%。该疗法的优点为复发率低，约为13%。出现红斑不是停药指征，出现糜烂或破损需要停药并复诊，由医生处理创面及决定是否继续用药，副作用以局部刺激作用为主，可有瘙痒、灼痛、红斑、糜烂。妊娠期咪喹莫特的安全性尚未确立，孕妇忌用。

3）80%~90%三氯乙酸或二氯乙酸：需由医生实施治疗。使用时，在疣损害上涂少量药液，待其干燥，此时可见表面形成一层白霜。在治疗时应注意保护周围的正常皮肤和黏膜，如果外用药液量过剩，可敷滑石粉，或碳酸氢钠（苏打粉），或液体皂以中和过量的、未反应的酸。此药不能用于角化过度或较大的、多发性及面积较大的疣体。不良反应为局部刺激、红肿、糜烂等。

（2）冷冻疗法：利用-196 ℃低温的液氮，采用冷冻法治疗尖锐湿疣，促进疣组织坏死脱落，操作简便、高效，患者易耐受。本法适用于数量少、面积小的湿疣，可行 1~2 次治疗，间隔时间为 1 周。

（3）激光治疗：通常用 CO_2 激光，采用烧灼法治疗尖锐湿疣，对单发或少量多发疣体可行一次性治疗，对多发或面积大的疣体可行 2~3 次治疗，间隔时间一般为 1 周。

（4）电灼治疗：采用高频电针或电刀切除湿疣。本法适应数量少、面积小的湿疣。

（5）氨基酮戊酸光动力学疗法（ALA-PDT 疗法）：可选择性杀伤增生旺盛的细胞，不仅对肉眼可见的尖锐湿疣有破坏作用，还可清除亚临床损害和潜伏感染组织，具有治愈率高、复发率低、不良反应少且轻微、患者依从性好等优点。

（6）手术治疗：适用于巨大尖锐湿疣，对疣体整个或分批切除。

（7）免疫疗法：不主张单独使用，可作为辅助治疗以预防复发。可用干扰素于损害基底部肌内注射、皮下注射，白介素-2 皮下注射或肌内注射，聚肌胞肌内注射等。

2. 中医治疗

（1）内治

1）湿热下注证

证候：外生殖器或肛门等处出现疣状或菜花状赘生物，色褐或淡红，质软，表面秽浊潮湿，触之易出血，常伴恶臭，大便秘结，小便黄，苔黄腻，脉滑或弦数。

治则：清热解毒，利湿化浊。

方药：萆薢化毒汤加减（萆薢 30 g、当归尾 10 g、牡丹皮 10 g、牛膝10 g、防己 10 g、木瓜 10 g、薏苡仁 20 g、秦艽 10 g）。

用法：每天 1 剂，水煎，分 2 次（每次 200 mL）口服。

随症加减：皮损干燥、坚硬者，加红花 9 g、桃仁 9 g、浙贝母 9 g；瘙痒重者，加白鲜皮 15 g、地肤子 15 g。

2）脾虚毒蕴证

证候：外生殖器或肛门处反复出现疣状赘生物，屡治不愈，体弱肢倦，食少纳差，声低懒言，大便溏，小便清长，舌质淡胖，苔白，脉细弱。

治则：益气健脾，化湿解毒。

方药：参苓白术散合黄连解毒汤加减［党参 15 g、白术 15 g、茯苓 15 g，扁豆 15 g、黄连 6 g、山药 15 g、甘草 6 g、薏苡仁 15 g、砂仁（后下）6 g、黄连 6 g、黄芩 15 g、黄柏 15 g、栀子 9 g］。

用法：每天 1 剂，水煎，分 2 次（每次 200 mL）口服。

随症加减：皮损坚硬者，加莪术 15 g、红花 9 g、桃仁 9 g、浙贝母 9 g。

（2）外治

1）熏洗法：龙胆草、虎杖、大黄、香附各 30 g，枯矾、皂矾、莪术各20 g，侧柏叶、薏苡仁各 50 g，煎水先熏后洗，每天 1~2 次。

2）点涂法：疣体小而少者，可用五妙水仙膏点涂疣体。

3）灸法：局部麻醉后，将艾炷放在疣体上点燃，任其燃尽。视疣体大小每次灸 1~3 炷，每天 1 次，至疣体脱落。

【预防与护理】

（1）加强宣传教育，普及性病防治知识；提倡使用避孕套；洁身自好，拒绝不洁性交。

（2）明确诊断后应及时行正规治疗，患有本病时，性伴侣必须同时进行治疗。

（3）治疗期间应禁房事，保持局部清洁并对衣物进行消毒处理。

第七节　性病性淋巴肉芽肿

性病性淋巴肉芽肿，又名第四性病，是经典的性病之一，是由 L1、L2、L3 血清型沙眼衣原体引起的一种经典的性传播疾病，主要累及淋巴系统。其主要临床表现为生殖器部位出现一过性水疱性损害，局部淋巴结肿大，未经治疗晚期可发生象皮肿和直肠狭窄，对组织的破坏性强。本病现在在我国较为罕见。中医认为本病是由于纵欲淫乱、肾气亏虚、交合不洁、外感毒邪、郁久化热、热蕴成毒而发；或湿热下注，壅遏不行，阻于经脉而成；也可由湿热蕴阻、气滞血凝所致。本病属中医学"横痃""鱼口""便毒"的范畴。

【诊断要点】

1. 临床表现

本病有不洁性交史，潜伏期为 5~21 天，发病时可伴有发热、寒战、倦怠、头痛、关节痛、肝脾肿大等全身症状。病程可分为 3 期。

（1）初疮期：初疮多发生在男性阴茎体、龟头、冠状沟及包皮，女性阴道前庭、小阴唇、阴道口、尿道口周围的 5~6 mm 小水疱、丘疱疹、糜烂、溃疡，常为单个，有时数个，无明显症状，数天不愈，愈后不留瘢痕。

（2）淋巴结脓肿期：初疮出现 1~4 周后，男性腹股沟淋巴结肿大（第四性病性横痃）、疼痛、压痛、粘连、融合，可见"槽沟征"（腹股沟韧带将肿大的淋巴结上下分开，皮肤呈出槽沟状）。数周后淋巴结软化、破溃，排出黄色浆液或血性脓液，形成多发性瘘管，似"喷水壶状"，数月不愈，愈后遗留瘢痕。女性初疮多发生于阴道下部，向髂及直肠淋巴结回流，引起该部淋巴结炎、直肠炎和直肠周围炎，临床可有便血、腹痛、腹泻、里急后重及腰背疼痛，形成肛周肿胀、瘘管、直肠狭窄及大小阴唇象皮肿等。

（3）象皮肿期：数年或数十年后，长期反复性的腹股沟淋巴管（结）炎可致大量瘢痕形成，影响外阴部淋巴液回流受阻，长期淋巴结脓肿，瘘管与大量瘢痕形成，发生外阴部淋巴水肿，日久可致阴部象皮肿、直肠狭窄等。

2. 组织病理

（1）初疮为非特异性炎症。

（2）淋巴结有星状脓疡形成的肉芽肿，中央为坏死组织，有多形核白细胞及巨噬细胞浸润。脓肿为三角形或四角形，于诊断有参考意义。

（3）后期为广泛纤维化及大面积凝固性坏死。

3. 辅助检查

（1）血清抗体检测：主要有微量免疫荧光试验、酶联免疫吸附试验等。检出高滴度的抗沙眼衣原体对诊断本病有重要意义。

（2）衣原体培养、抗原检测法、核酸检测法：衣原体培养是诊断本病最特异的方法，但敏感性不太高。抗原检测法如酶免疫法较为简便、快速，但敏感性也不高。核酸检测法十分敏感和特异，也可用于本病的实验室检查。

4. 鉴别诊断

（1）梅毒性横痃：生殖器部位有硬下疳，腹股沟淋巴结孤立性肿大（横痃），坚硬，不融合，不破不疼痛，梅毒血清反应阳性。

（2）软下疳：疼痛明显，破溃后不形成瘘孔，化脓溃疡为单房性，病程短，原发病损中可查到嗜血克雷杆菌。

（3）化脓性淋巴结炎：无性病史，邻近组织有外伤或感染史，病程较急较短。

（4）丝虫病：局部象皮肿明显，血液检查丝虫阳性，可有乳糜尿，淋巴结不破溃，槽沟征阴性。

【治疗】

1. 西医治疗

治疗原则：诊断明确，尽早治疗，规范治疗，用药足量，完成规定疗程，治疗后定期随访，性伴侣同时接受检查治疗，治疗前及治疗期间避免性生活。

推荐的治疗方案：多西环素每次 100 mg，每天 2 次，口服，连用 21 天为 1 个疗程；或四环素每次 500 mg，每天 4 次，口服，连用 14~28 天为 1 个疗程；或米诺环素每次 100 mg，每天 2 次，口服，连用 21 天为 1 个疗程；或阿奇霉素每次 1.0 g，每周 1 次，口服，连用 2~3 周。上述治疗可根据病情适当延长用药时间。

对急性腹股沟综合征，波动的淋巴结可用针筒抽去脓液，或切开引流，以防形成腹股沟溃疡。直肠狭窄初起时可行扩张术，严重的直肠狭窄可采用手术治疗。手术前后必须完成数月或足够疗程的抗生素治疗。

2. 中医治疗

（1）内治

1）肝经湿热下注证

证候：初发时阴部热痒生疹，随之起疱溃烂，坚硬不痛，微热不红，伴寒热往来，头痛，口苦心烦，少腹拘急，或有里急后重，便脓血，肛门灼热，妇女则见外阴肿痛，白带增多，色黄而稠，肛门窘迫，或腹中结块，小腹痞闷，上攻两胁，小便涩滞等，舌质偏红，苔黄腻，脉弦数。

治则：清肝泻火，祛湿解毒，托邪散结。

方药：龙胆泻肝汤合红药散瘀汤加减（柴胡 10 g、龙胆草 6 g、栀子 9 g、黄芩 9 g、当归 8 g、生地黄 20 g、皂角刺 9 g、红花 9 g、苏木 10 g、穿山甲 9 g、僵蚕 10 g、连翘 15 g、大黄 3 g、浙贝母 9 g、乳香 5 g）。

用法：每天 1 剂，水煎，分 2 次（每次 200 mL）口服。

2）肝肾湿热外发证

证候：胯腹肿块红紫焮痛，行走艰辛，至夜尤甚，烦躁口渴，肿处溃破后流脓不止，形如鱼口，日久难愈，或溃后发为皮瘘，稀脓漏出不断，形体日瘦，纳差乏力，盗汗，舌质红，苔黄，脉弦大有力或弦细。

治则：清热解毒，托里透脓。

方药：仙方活命饮合托里透脓汤加减（金银花 6 g、蒲公英 6 g、白芷 3 g、皂角刺 3 g、天花粉 6 g、赤芍 6 g、贝母 9 g、人参 3 g、黄芪 9 g、防风 6 g、荆芥 6 g、升麻 3 g）。

用法：每天 1 剂，水煎，分 2 次（每次 200 mL）口服。

（2）外治

1）红膏药：湿贴皮损处，每次 1 剂，每天 1 次。

2）去腐生肌散：取适量撒于鱼口疮面上，或制成药捻纳入瘘道内，隔天或每天换药 1 次。

【预防与护理】

（1）初次疗程结束后，随访性病性淋巴肉芽肿补体结合试验的滴度，每 3 个月复查 1 次，至少复查 1 年。如果血清学滴度增高 4 倍或有复发的临床依据，应该重新治疗。

（2）坚持查出必治，治必彻底的原则。

（3）加强宣传教育，普及性病防治知识；提倡使用避孕套；洁身自好，拒绝不洁性交。

第八节 艾 滋 病

艾滋病是获得性免疫缺陷综合征的简称，是人类免疫缺陷病毒（human immunodeficiency virus，HIV）感染引起的致命性慢性性传播疾病。其主要通过性接触、血液或血液制品传染及母婴传播。

HIV 将人体免疫系统中最重要的 CD4 T 淋巴细胞作为主要攻击目标，大量破坏该细胞，使人体丧失免疫功能。因此，人体易于感染各种疾病，并可发生恶性肿瘤，病死率较高。HIV 在人体内的潜伏期平均为 8~9 年，患艾滋病以前，可以没有任何症状地生活和工作多年。

中医认为本病总因疫毒侵袭、正气虚亏所致；基本病机为疫毒入侵，内舍脏腑，五脏皆虚，脏腑功能失调，化生乏源，气血俱亏，导致五脏气血、阴阳兼虚，呈现全身虚劳之证。正如《素问·刺法论》所云："五疫之至，皆相染易，无问大小，病状相似。"这都是因为"正气存内，邪不可干"，而"邪之所凑，其气必虚"。

本病应归属于中医学"疫毒""虚劳""瘰疬"的范畴。

【诊断要点】

1. 临床表现

发病以青壮年较多，发病年龄 80% 在 18~45 岁，即性生活较活跃的年龄段。在感染艾滋病后往往患有一些罕见的疾病如肺孢子虫肺炎、弓形体病、非典型性分枝杆菌与真菌感染等。

HIV 感染后，最开始的数年至 10 余年可无任何临床表现。一旦发展为艾滋病，患者就可以出现各种临床表现。一般初期的症状如同普通感冒、流感样，可有全身疲劳无力、食欲减退、发热等，随着病情的加重，症状日见增多，如皮肤、黏膜出现白色念珠菌感染，出现单纯疱疹、带状疱疹、紫斑、血疱、瘀血斑等；以后渐渐侵犯内脏器官，出现原因不明的持续性发热，可长达 3~4 个月；还可出现咳嗽、气促、呼吸困难、持续性腹泻、便血、肝脾肿大、并发恶性肿瘤等。临床症状复杂多变，但每个患者并非上述所有症状全都出现。侵犯肺部时常出现呼吸困难、胸痛、咳嗽等；侵犯胃肠可引起持续性腹泻、腹痛、消瘦无力等；还可侵犯神经系统和心血管系统。

（1）一般症状：持续发热、虚弱、盗汗，持续广泛性全身淋巴结肿大。特别是颈部、腋窝和腹股沟淋巴结肿大更明显。淋巴结直径在 1 cm 以上，质地坚实，可活动，无疼痛。体重下降在 3 个月之内可达 10% 以上，最多可降低

40%，患者消瘦特别明显。

（2）呼吸道症状：长期咳嗽、胸痛、呼吸困难，严重时痰中带血。

（3）消化道症状：食欲下降、厌食、恶心、呕吐、腹泻，严重时可便血。通常用于治疗消化道感染的药物对这种腹泻无效。

（4）神经系统症状：头晕、头痛、反应迟钝、智力减退、精神异常、抽搐、偏瘫、痴呆等。

（5）皮肤和黏膜损害：艾滋病的皮肤表现多样，常见的有 13 种。①单纯疱疹，常常复发，累及唇及口周，严重者肛周环形溃疡可达 20 cm；②带状疱疹，同性伴侣之间易出现，有可能发生艾滋病；③传染性软疣，特点是多发于面颊、前额，短期内迅速发展；④尖锐湿疣；⑤口腔毛状黏膜白斑，有稍隆起的白膜，表面毛状，可检出 EB 病毒、HSV、HPV 及白色念珠菌；⑥口腔念珠菌病，舌和黏膜上白斑最常见于艾滋病患者并可感染食道；⑦隐球菌感染，常为疱疹样损害；⑧严重泛发的毛囊炎、脓疱疮和皮肤真菌感染；⑨反应疹，多为 0.2~5.0 cm 的肤色丘疹，几个至数百个，多发于头颈和躯干，瘙痒，可能是对 HIV 感染的反应；⑩药疹，使用复方磺胺甲噁唑治疗卡氏肺囊虫肺炎时，药疹发生率高达 50%~78%；⑪脂溢性皮炎，发生率为 22%~67%，可出现中度至重度的皮损；⑫黄甲，甲板远端变为黄色；⑬干皮病。

2. 辅助检查

（1）HIV 检查

1）病毒分离培养：目前分离病毒的技术尚不完善，且费时费力，一般不作为常规检查。

2）HIV 抗体的检测：分初筛试验和确诊试验两类。首次用酶联免疫吸附试验做单份标本检测，结果阴性即报告阴性；阳性者再做同一标本双份重复酶联免疫吸附试验测定；结果均阴性者报告阴性；一阴一阳或二阳性结果者再用蛋白印迹（Western-blot，WB）试验证实；若 WB 试验为阳性报告阳性，阴性者报告阴性；必要时需对患者随访一段时间再做最后决定。目前大部分试剂盒的生产厂家和血库采用 HIV-1 和 HIV-2 抗体联合测定。

1）初筛试验：包括酶联免疫吸附试验、明胶颗粒凝集试验、间接免疫荧光法、间接血凝法等。酶联免疫吸附试验是最早、最常用的检测方法，可作为 HIV 感染的基本诊断试验；此法敏感、快速，可用于大批人群的筛选，但假阳性率较高且不能检测早期感染。

2）确诊试验：包括 WB 试验、免疫沉淀试验等。WB 试验的灵敏度和特异性均较强，假阳性率<1/2 万，假阴性率约为 1/25 万。

3）抗原检测：一般检测 P24 抗原，用酶联免疫吸附试验间接法最普遍，但其敏感性仅为 30%~40%。用于早期 HIV 感染检测。

4）病毒载量（viral load，VI）测定：常用方法是采用 RT-PCR 法、bDNA 法或核酸依赖性扩增检测法（NASBA）定量测定单位血浆中 HIV RNA 的拷贝数。病毒载量是观察药物疗效、筛选抗 HIV 药物和疾病发展的重要指标。

（2）免疫功能缺陷的检查

1）外周血淋巴细胞计数：外周血淋巴细胞减少已作为 HIV 感染进展的标志之一，并按技术结果分为 3 组，即 $>2 \times 10^9/L$、$(1 \sim 2) \times 10^9/L$ 和 $<1 \times 10^9/L$。

2）CD4 T 细胞计数：可根据 CD4 T 细胞数目将 HIV 感染分为 3 组，即 $\geqslant 0.5 \times 10^9/L$、$(0.200 \sim 0.499) \times 10^9/L$ 和 $<0.2 \times 10^9/L$。

3）$CD4^+/CD8^+$ T 细胞比值 <1（由于 $CD4^+$ T 细胞减少所致），而正常人比值为 $1.75 \sim 2.10$。

4）β2-微球蛋白测定：艾滋病患者明显增高。

5）NK 细胞活性：常下降。

6）皮肤迟发型变态反应试验：常无反应。

7）B 细胞功能：常被激活，表现为血清 IgG 和 IgA 水平增高及循环免疫复合物形成、自身抗体形成、淋巴结中 B 细胞区增生。

3. 鉴别诊断

本病应与原发性和继发性免疫缺陷病、传染性单核细胞增多症、血液病之肺部真菌感染和中枢神经病变相鉴别。

【治疗】

1. 西医治疗

（1）抗病毒治疗：抗 HIV 药物主要有三类。①核苷类反转录酶抑制剂，如齐多夫定、拉米夫定、扎西他滨等。②非核苷类反转录酶抑制剂，如奈韦拉平、台拉维定等。③蛋白酶抑制剂，如沙奎那韦、英地那韦、瑞托那韦、尼非那韦等。目前常采用两种反转录酶抑制剂加一种蛋白酶抑制剂的联合化疗方案。实验研究表明：抗 HIV 治疗能抑制反转录酶，能阻止 HIV 在体内复制、繁殖，但不能杀灭病毒。

（2）联合治疗：应用两种反转录酶抑制药和一种蛋白酶制药的三联疗法可取得最佳疗效。

1）免疫调节剂：常用有干扰素、白细胞介素、粒细胞巨噬细胞集落刺激因子（CM-CF）等，均可调节机体免疫功能。

2）条件致病性感染治疗：卡氏肺囊虫病，可用复方磺胺甲噁唑（甲氧苄啶/磺胺甲噁唑）每天 20～100 mg/kg，分 4 次服用；或羟乙基磺酸喷他脒每天 4 ng/kg，肌内注射或静脉滴注。上述药物可单用或联合使用。

3）肿瘤治疗：卡波西肉瘤可使用α-干扰素等免疫调节剂，同时采用放疗、化疗。

2. 中医治疗

艾滋病作为一种特殊的疾病，在治疗中必须以中医辨证与西医辨病相结合才能做到诊断明确、灵活治疗。艾滋病中医辨证的基本点在于病机的判断，而正虚在病机中始终居于主导地位。治疗艾滋病的关键是遵循标本兼顾、虚实并治、以补虚为主的原则。一般早、中期可按温病卫气营血进行辨证施治；晚期多见虚劳表现，宜以扶正为主，兼以祛邪。

【预防与护理】

（1）宣传艾滋病的预防知识；加强道德教育，避免开放性皮肤伤口与污染性材料接触。

（2）宣传艾滋病的预防知识；加强道德教育，禁止滥交，取缔暗娼。

（3）禁止静脉药瘾者共享注射器、针头；接受输血时对供血者应严格检查；禁用进口血制品，必须用者须经 HIV 检测。

（4）女性艾滋病患者或处于艾滋病感染高危状态的妇女应避免妊娠，男性使用避孕套。

（5）不共享剃刀、牙刷等；加强入境检疫，严防艾滋病传入。

艾俩棣，1991. 中医外科学［M］，成都：四川科学技术出版杜.

蔡景龙，2008. 现代瘢痕学［M］. 北京：人民卫生出版社.

蔡云娥，姜慧敏，吕云竹，2008. 推拿治疗小儿麻疹的临床观察［J］. 中国民间疗法，16
　　（8）：14.

巢元方，1997. 诸病源候论［M］. 沈阳：辽宁科技出版社.

陈德宇，2012. 中西医结合皮肤性病学［M］. 北京：中国中医药出版社.

陈静，吕国忠，2014. 中医药治疗瘢痕的研究进展［J］. 内蒙古中医药，33（1）：
　　126，127.

陈荣，熊墨年，何晓晖，2007. 中国中医药学术语集成中医文献（上册）［M］：北京：中
　　医古籍出版社.

陈实功，1973. 外科正宗［M］. 北京：人民卫生出版社.

陈自明，1982. 外科精要［M］. 北京：人民卫生出版社.

范斌，李斌，2006. 中西医结合皮肤科大师秦万章教授的学术思想和成才之路［J］. 中国
　　麻风皮肤病杂志，22（10）：883，884.

封帅，穆宏，2014. 慢性唇炎中医治疗现状及研究进展［J］. 亚太传统医药，10（19）：
　　46，47.

高凯敏，2014. 中西医结合皮肤病学简史［D］. 北京：中国中医科学院.

葛洪，1982. 肘后备急方［M］. 北京：人民卫生出版社.

龚庆宣，1956. 刘涓子鬼遗方［M］. 北京：人民卫生出版社.

顾伯康，1986. 中医外科学［M］. 上海：上海科学技术出版社.

何翔，2014. 基于"以毒攻毒法"运用狼毒外洗方治疗肛周尖锐湿疣的疗效观察［J］. 辽宁
　　中医杂志，41（8）：1682，1683.

黄泰康，2000. 中医皮肤病性病学［M］. 北京：中国医药科技出版社.

江明，张旭，薛梅，2013. 百癣夏塔热胶囊治疗马拉色菌毛囊炎疗效观察［J］. 中国中西医
　　结合皮肤性病学杂志，12（5）：44，45.

金起凤，周德瑛，2000. 中医皮肤病学［M］. 北京：中国医药科技出版社.

雷鹏程，陈孟禄，2001. 皮肤病性病中医治疗学 ［M］. 北京：北京医科大学出版社.

李斌，强燕，2017. 中西医结合皮肤性病临床手册 ［M］. 北京：科学出版社.

李艳玲，王娟，李进龙，2014. 火针治疗扁平疣 38 例疗效观察 ［J］. 中国美容医学，23
　　（14）：1202，1203.

李聪甫，1959. 中医对麻风病的认识和治疗 ［J］. 江西中医药，9（8）：16，17.

林元珠，2008. 现代儿童皮肤病学 ［M］. 北京：学苑出版社.

林占军，2011. 《外科正宗》梅毒论治浅析 ［J］. 江苏中医药，43（7）：78，79.

刘巧，2014. 中西医结合皮肤病治疗学 ［M］. 北京：人民军医出版社.

刘巧，胡俊媛，王俭，等，2014. 中西医结合治疗恶性黑色素瘤的研究进展 ［J］. 中医药学
　　报，42（1）：103，104.

刘忠恕，1997. 现代中医皮肤病学 ［M］. 天津：天津科技翻译出版公司.

卢桂玲，丁素先，毛舒和，2001. 边天羽主任医师生平 ［C］//中国中西医结合学会. 中国中
　　西医结合皮肤性病学术会议论文汇编. 上海：2001 年中国中西医结合皮肤性病学术会议.

鲁功荣，许爱娥，2016. 白癜风的治疗现状与进展 ［J］. 安徽医科大学学报，51（11）：
　　1713-1716.

马继兴，1995. 神农本草经辑注 ［M］. 北京：人民卫生出版社.

马炎坤，1993. 辨证分型治麻风附：麻风病疑难验案 6 则 ［J］. 成都中医学院学报，16
　　（1）：13-19.

孟慧敏，周成霞，李利，2009. 瑞尔黑变病病因与发病机制研究进展 ［J］. 中国生物美容，
　　（4）：60-63.

祁坤，1959. 外科大成 ［M］. 上海：科技卫生出版社.

冉小峰，1962. 全国中药成药处方集 ［M］. 北京：人民卫生出版社.

山东医学院中医外科教研室，1974. 中医外科学 ［M］. 济南：山东人民出版社.

宋东燕，2008. 冰黄肤乐软膏治疗马拉色菌毛囊炎疗效观察 ［J］. 四川中医，27（3）：109.

宋居艳，贾敏，2019. 贾敏教授对瑞尔黑变病的临床证治经验 ［J］. 中国中医药现代远程
　　教育，17（12）：34-37.

孙思邈，1982. 备急千金要方 ［M］. 北京：人民卫生出版社.

王根会，2011. 中西医结合皮肤病学 ［M］. 石家庄：河北科学技术出版社.

王宏才，2017. 皮肤病中医特色诊疗 ［M］. 西安：世界图书出版公司.

王肯堂，2014. 疡医证治准绳 ［M］. 北京：人民卫生出版社.

王明蕾，高巧燕，2009. 中药金银花治疗头部马拉色菌毛囊炎的临床应用 ［J］. 中国医药，
　　4（7）：507.

王萍，1998. 皮科名医张志礼 ［J］. 北京中医，3：8-10.

王庆慧，2014. 48 例乳腺 Paget 病临床分析及中医认识 ［D］. 大连：大连医科大学.

王万方，曾丽平，2017. 浅谈黄褐斑的中医治疗 ［J］. 内蒙古中医药，36（10）：50.

王侠生，2007. 皮肤科鉴别诊断与治疗速查手册 ［M］. 北京：上海科学技术文献出版社.

王振瑞，李经纬，陈可冀，2004. 中国中西医结合学科史 ［M］. 北京：中国科学技术出版社.

翁丽丽，2005. 中医治疗黄褐斑研究进展 ［J］. 中华中医药杂志，20（12）：741-743.

乌新春，2008. 恶性黑色素瘤的研究进展 ［J］. 承德医学院学报，25（3）：309-312.

吴谦, 2007. 医宗金鉴心法集要 [M]. 沈阳：辽宁科学技术出版社.

吴尚先, 2007. 理瀹骈文 [M]. 北京：中国中医药出版社.

晓菡, 1974. 长沙马王堆汉墓帛书概述 [J]. 文物, 25 (9)：44-48.

邢梦, 李欣, 李斌, 2018. 中医辨治白癜风的研究进展 [J]. 国际中医中药杂志, 40 (6)：572-575.

徐明德, 1996. 蛇床子汤外治念珠菌性甲病 [J]. 中医研究, 9 (1)：34, 35.

褟国维, 1995. 皮肤性病中医治疗全书 [M]. 广州：广东科技出版社.

薛如君, 张锡宝, 2017. 中外最新梅毒指南的解读、比较及更新内容 [J]. 皮肤性病诊疗学杂志, 24 (1)：52-56.

严洲平, 刘代红, 2012. 新编中医皮肤病治疗学 [M]. 北京：中国中医药出版社.

叶姝, 陈可平, 2009. 多发性神经纤维瘤中医治验 [J]. 中国中医药信息杂志, 16 (2)：82.

余土根, 2006. 影响美容的色素性皮肤病治治进展 [C] //浙江省医学会. 浙江省整形外科与医学美容学术会议论文集. 湖州：浙江省整形外科与医学美容学术会议.

张建中, 2011. 皮肤病治疗学最新循证治疗学 [M]. 北京：人民卫生出版社.

张建中, 2015. 皮肤性病学 [M]. 北京：人民卫生出版社.

张润民, 2006. 针刺百会穴治疗风疹 [J]. 中国针灸, 26 (8)：546.

张炜, 2005. 商代医学文化史略 [M]. 上海：上海科学技术出版社.

张晓杰, 2009. 皮肤病常用中药 [M]. 北京：人民卫生出版社.

张学军, 2018. 皮肤性病学 [M]. 8 版. 北京：人民卫生出版社.

张志聪, 2014. 黄帝内经素问集注 [M]. 杭州：浙江书局.

张志礼, 杨慧敏, 1985. 中西医结合治疗天疱疮 30 例临床分析 [J]. 中西医结合杂志, 5 (3)：155-157.

赵辨, 2010. 中国临床皮肤病学 [M]. 南京：江苏科学技术出版社.

赵炳南, 张志礼, 2014. 简明中医皮肤病学 [M]. 北京：中国中医药出版社.

赵石麟, 1984. 麻风病专书《解围元薮》《疠疡机要》《疯门全书》的学术成就 [J]. 陕西中医, 5 (11)：31, 32.

赵雅梅, 涂惠英, 梁凤娟, 等, 2009. 气温、饮食习惯、舌象与马拉色菌毛囊炎中医辨证相关性的研究 [J]. 北京中医药大学学报 (中医临床版), 16 (1)：5-7.

赵颖, 2009. 中医皮肤科学术流派研究 [D]. 济南：山东中医药大学.

赵致镛, 1994. 中医治疗梅毒的最早专著考 [J]. 四川中医, 12 (11)：18.

中华医学会感染病学分会艾滋病学组, 2015. 艾滋病诊疗指南 (第三版) [J]. 中华传染病杂志, 33 (10)：577-593.

周兰, 陈国勤, 2008. 中医药治疗糠秕孢子菌性毛囊炎疗效观察 [J]. 中国麻风皮肤病杂志, 24 (9)：739.

朱学骏, 王宝玺, 孙建方, 等, 2017. 皮肤病学 (教材版) [M]. 北京：北京大学出版社.

邹明华, 林悦芹, 张晓东, 等, 2018. 内补黄芪汤治疗麻风溃疡的效果 [J]. 广东医学, 39 (14)：148, 149.